总主编　柳艳香

副总主编　姚孝元　吴　昊

健 康 气 象

气象与心脑血管疾病的那些事儿

主编　宋建洋　陈　运　王　情

科学出版社

北　京

内 容 简 介

　　心脑血管疾病作为慢性非传染性疾病的最主要类别，因高患病率、高致残率和高死亡率，威胁着我国亿万群众的健康和幸福。其危险因素除了生活行为方式、饮食习惯、相关疾病史、家族遗传史以外，与天气、气候与环境的变化也存在某些必然的联系。本书在介绍冠心病、脑卒中等常见心脑血管疾病特点的基础上，重点从气象角度出发，讲述了不同天气气候对疾病的影响规律与方式途径，还分享了一些实用的疾病气象风险预警服务获取途径及日常预防护理小知识。

　　本书内容丰富、图文并茂、通俗易懂，可供关注心脑血管健康的读者及从事医疗气象的研究人员使用，并可作为大众科普读物。

图书在版编目（CIP）数据

气象与心脑血管疾病的那些事儿 / 宋建洋，陈运，王情主编 . —北京：科学出版社，2022.1
　（健康气象 / 柳艳香总主编）
　ISBN 978-7-03-069575-8

　Ⅰ . ①气…　Ⅱ . ①宋…　②陈…　③王…　Ⅲ . ①气象学 – 影响 – 心脑血管疾病 – 研究　Ⅳ . ① R54-05

中国版本图书馆 CIP 数据核字（2021）第 164396 号

责任编辑：丁慧颖　韩　鹏 / 责任校对：张小霞
责任印制：肖　兴 / 封面设计：龙　岩

科 学 出 版 社 出版
北京东黄城根北街 16 号
邮政编码：100717
http://www.sciencep.com

北京九天鸿程印刷有限责任公司 印刷
科学出版社发行　各地新华书店经销
*
2022 年 1 月第 一 版　开本：720×1000　1/16
2022 年 1 月第一次印刷　印张：31
字数：370 000
定价：88.00 元（全 5 册）
（如有印装质量问题，我社负责调换）

"健康气象"编委会

总 主 编　柳艳香

副总主编　姚孝元　吴　昊

编　　委　（按姓氏汉语拼音排序）

　　　　　陈　辉　程义斌　段蕾蕾　冯蜀青

　　　　　李湉湉　李永红　鲁　亮　师金辉

　　　　　田　华　王　情　王　志　王松旺

　　　　　张　仪

绘　　图　梁　磊　陈　虓　周　婧

前　言

　　随着经济的快速发展，人民的生活质量得到大幅提升，生活方式也发生了深刻变化。然而，生活水平日益提高的现今，人们经常听到高血压、冠心病、脑出血等词语。的确，我国心脑血管疾病的发病率和死亡率仍在攀升，且有向年轻化发展的趋势，成为危害国民健康的"头号公敌"。疾病的救治不仅给患者身心带来了巨大痛苦，也给家庭乃至社会公共卫生系统带来严峻考验。

　　研究发现，心脑血管疾病对天气变化十分敏感，气温、气压、风速、湿度等气象要素的波动都可能引发或加重心脑血管疾病；尤其在出现寒潮、热浪等灾害性天气时，心脑血管疾病的发病率和死亡率均有显著增加。因此，重视天气与气候变化，从气象的视角开展疾病预防也是十分重要的。随着科学的进步与需求的牵引，气象影响心脑血管疾病的过程逐渐被揭晓，多地还推出了多样化的疾病气象风险预报，为关爱健康的群众送上贴心的"防护锦囊"。

　　本书以生动形象的语言介绍了几种主要的心脑血管疾病，分析了天气和气候对疾病发生或加重的影响，并从气象角度讲解了疾病的预防知识。本书分4章：第1章介绍了高血压、冠心病和脑卒中三类常见的心脑血管疾病；第2章详述了气象条件对心脑血管疾病的影响特点及作用过程；第3章归纳了国内外与心脑血管疾病有关的气象预报预警服务，以及如何解读和使用常见的预报术语；第4章给出了心脑血管疾病的早期筛查、日常预防与护理知识。

　　希望本书能够帮助读者朋友们加深对心脑血管疾病的了解，增强对气象影响的认识，并在疾病的预防和日常护理方面有更多的参考。书中疏漏、不足之处敬请广大读者批评、指正。

编　者

2021 年 3 月

目　录

第1章

心脑血管疾病知多少

　　心脑血管疾病是危害人体健康的第一杀手。据发表在《美国心脏病学杂志》的文章《全球心血管疾病和危险因素负担 1990—2019》显示，2019 年全球心血管疾病患病人数达到 5.23 亿（95%CI 4.97 亿～ 5.5 亿）。更可怕的是，它的病死率和致残率极高，多年稳居"死亡榜"之首，死亡人数占全球所有死亡人数的 1/3，我国的这一比例则在 40% 以上。

　　那什么是心脑血管疾病呢？这要从血液开始说起。血液是我们体内的一条营养之河，通过不停地循环流动，将营养物质带给每个器官，同时将身体代谢产生的废物运走。心脑血管疾病的发生就与血液流通受阻、血管堵塞或破裂等循环系统异常密切相关。心脑血管疾病泛指由于高脂血症、糖尿病、吸烟、动脉粥样硬化等导致的心脏、大脑及全身组织发生的缺血性或出血性疾病。我们经常听到的冠心病、脑卒中都属于这一类疾病。

心脑血管疾病的发生和加重受到多种危险因素共同影响，包括生活行为方式、饮食习惯、相关疾病史、家族遗传史及外部环境因素等。在外部环境中，天气、气候与环境的变化起到非常重要的作用。但在介绍这一部分之前，需要先了解心脑血管疾病本身，及其如何吞噬我们的健康。

1　不得不先说的高血压

许多心脑血管疾病的急性发作都与高血压密切相关，它就像是一支"先头部队"，为脑血管意外、心肌梗死等疾病的到来做好铺垫，提供有利环境，同时也给我们的健康敲响了警钟。

当我们去医院测量血压时，医生会告诉我们两个数字，其中数值大一些的是收缩压，小一些的是舒张压。它们分别表示了血液在血管内流动时，作用于血管壁压力的最大值和最小值。正常人的收缩压和舒张压分别低于 120mmHg 和 80mmHg。根据 2018 年修订的《中国高血压防治指南》，成年人在未使用降压药物情况下，收缩压 ≥ 140mmHg 和（或）舒张压 ≥ 90mmHg 定为高血压；收缩压处在 120 ～ 139mmHg 和（或）舒张压处于 80 ～ 89mmHg 定为正常高值血压（图 1.1）。但是，对于儿童，这一标准需随年龄的减小而降低，如学龄前儿童若多次诊室血压大于 110/70mmHg，即可诊断为高血压。

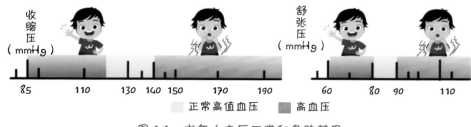

图 1.1　成年人血压正常和危险范围

这支"先头部队"非常狡猾，它推进缓慢，开始时可能症状并不明显。例如，我们时常感到头晕、头痛、耳鸣、失眠、烦躁、心悸、胸闷、乏力等，也许自认为是劳累过度，休息一下就好了，但极有可能是高血压在作祟。随着时间的推移，这些症状会逐渐加重，严重时甚至会在短时间内引起器官损害和病变。所以，一定要定期测量血压，确诊后及时采取治疗措施，千万不可掉以轻心。

高患病率、高致残率和高死亡率，你怕了吗

在我国，高血压患病情况不容乐观。最新调查数据显示，2012～2015年成年人中高血压患病率约为 27.9%，总体仍呈逐年增高的趋势。很多年轻人可能不以为意，嘀咕着"我怎么可能得高血压，那可是老年病"。但2012～2015 年全国调查显示，18～24 岁、25～34 岁和35～44 岁人群的高血压患病率已经分别达到 4.0%、6.1% 和 15.0%，高血压年轻化的态势已经非常明显。所以，"预防高血压，不分年龄，时刻警惕"才应是牢记于心的新观念。另外，我国人群高血压流行还有几个比较显著的特点：男性高于女性；北方高于南方；不同民族之间患病率也存在差异，其中藏族、满族和蒙古族患病率较高。

高血压本身并不可怕，可怕的是紧随其后的"第一杀手"脑卒中、死亡率极高的冠心病及心力衰竭、左心室肥厚、终末期肾病、其他血管病变等并发症。看一组数字，与血压正常人相比，高血压患者的心力衰竭风险增加6 倍，脑卒中风险增加 4 倍；收缩压每升高 10mmHg，脑卒中和致死性心肌梗死发生风险会分别增加 53% 和 31%。所以，要想身体健康，保持血压正常非常重要。而对于血压已经处于正常高值水平的人群，更不能掉以轻心，因为 10 年以后，近半数血压已经处于正常高值水平的中年人将成为新晋高血压患者。

仍然"三低"的防治状况

所谓"知己知彼，百战不殆"。高血压作为一种最常见的慢性病，它真

已被大家了解和重视吗？2015 年的调查结果显示，18 岁以上人群高血压的知晓率、治疗率和控制率分别为 51.5%、46.1% 和 16.9%。虽然与过去相比有所提高，但是整体防治情况仍呈现知晓率低、治疗率低、控制率低的特点。并且，这位"隐形杀手"会在患者没有自觉症状时持续恶化，直到脑卒中或心脏病等重大疾病突然发作，因此对高血压防治知识的普及还任重而道远。

"隐形杀手"是如何炼成的

动脉血管如同流水的管道，血量增加、血液黏稠或管腔变细都会造成管壁承受的压力增大，血压升高。若血管阻力加大，如同水泵的心脏必须以更大的动力才能把血液送到全身。久而久之，心脏就会因过度劳累而受到损害，从而出现功能衰竭。血管内压力过高，管道也容易出现损伤、形变和爆裂（图 1.2）。除了心脏，脑和肾最容易受到牵连，情况严重的患者还会出现致死性脑卒中、肾衰竭、尿毒症等。

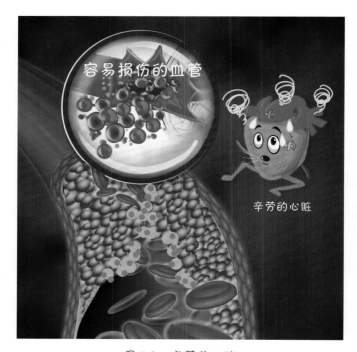

图 1.2　辛劳的心脏

　　"隐形杀手"——高血压是依靠多种因素炼成的，包括遗传、饮食习惯、不良生活方式、外部环境等。除去30%的遗传因素影响，最易引发疾病的应数高盐膳食、肥胖及过度饮酒（图1.3和图1.4）。

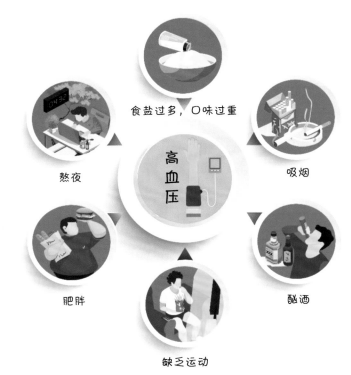

图 1.3　高血压炼成记

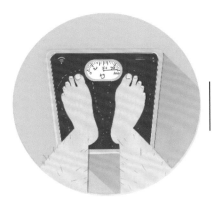

我国成人体重指数（BMI）规定
18.5～23.9kg/m² 为正常
≥24kg/m² 为超重
≥28kg/m² 为肥胖
计算公式：BMI=体重（kg）/身高²（m²）

图 1.4　你超重了吗

◇ 当身体长期摄入过多的盐分，会引起水钠潴留。血容量增加的同时，还会造成血管收缩，血管腔变狭窄，血压升高。

◇ 肥胖者由于脂肪组织的堆积，外周毛细血管床增加，引起循环血量和心输出量增加，心脏负担加重，长此以往，左心室壁增厚，血压升高。肥胖者摄入的油脂、钠盐也相对较多，易出现血脂、胰岛素、肾上腺素等水平异常，这也是高血压发生和加重过程中的重要因素。

◇ 吸烟、饮酒会引起交感神经兴奋，心输出量增加的同时还释放引发血管收缩的激素。大量脑力工作、精神高度紧张、长期生活在噪声环境中则容易造成身体激素水平紊乱，这些都会引发高血压。

2 "冷漠杀手"冠心病

心脏可以看作是一个由心肌细胞组成的泵，其大小和本人拳头差不多，通常一天收缩 8 万～ 10 万次及以上，通过每次收缩将 70 ～ 80ml 富含氧气和营养物质的血液送往全身。它是身体的指挥部，一旦发生病变，将是人体不能承受之重。所以，人们总是小心翼翼地呵护着心脏不受外界环境打扰，却依然没能阻挡心脏病，特别是容易受心脏血管性疾病——冠心病的"青睐"，为什么呢？大多是因为冠状动脉已不再柔韧、畅通。

心脏一刻不停地跳动，也需要大量氧和各种营养物质，但它们不是直接来自心腔，而是由心脏上面左右两条、犹如帽子似的冠状动脉血管来供应。如果胆固醇等脂质及其他细胞废物在管壁的最内层堆积，并逐渐形成斑块，会导致动脉粥样硬化。此时的冠状动脉就像生锈的水管，内径变得狭窄或阻塞，血流减小甚至被阻断，继而引起心肌功能障碍和（或）器质性病变，也就是我们常说的冠心病，全称是冠状动脉粥样硬化性心脏病（图 1.5）。

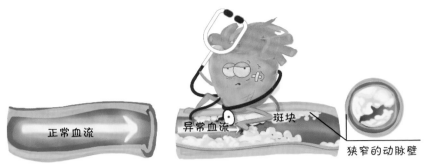

正常血流

异常血流　　斑块

狭窄的动脉壁

A. 正常动脉　　　　B. 变狭窄的动脉

图 1.5　认识心脏及冠状动脉

你认识的冠心病是这样吗

冠心病是一种最常见的心脏病，亦称为缺血性心脏病。世界卫生组织将冠心病分为五大类：无症状心肌缺血、心绞痛、心肌梗死、缺血性心力衰竭和猝死。以上几种类型可以合并存在，近年来临床常用稳定性冠心病和急性冠脉综合征来诊断。

心绞痛是冠心病的危险信号。当冠状动脉变窄，送往心肌组织的血流会不足，除急剧的暂时缺血缺氧外，冠状动脉内还会积聚过多的代谢产物，从而刺激心脏的传入性交感神经，使大脑感受到心肌受损折射出的疼痛感。典型的症状表现是胸口有压大石感或者被揪住似的阵发性疼痛，并可波及胸前、颈部和前臂，但通常会在 5 ～ 15 分钟消除。一旦出现了心绞痛，就说明冠心病的病情已经较为严重了（图 1.6）。

心肌梗死是冠心病的严重后果。心绞痛多是暂时性的，如果供应某部分心肌血液的动脉被完全阻塞，该部分心肌会因得不到供氧而陷入坏死状态，从而发生一种严重的冠心病——心肌梗死。更可怕的是，这种坏死是不可逆转的，无论范围大小，最终都将变成没有泵血功能的瘢痕组织而愈合，心脏将不再完整。心肌梗死的主要症状是胸口突然疼痛，并伴随冷汗。也有部分患者不会感到疼痛，只是觉着呼吸不顺、手脚无力、头晕目眩、烦躁不安等。

气象与心脑血管疾病的那些事儿

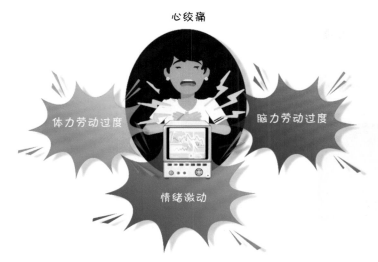

图 1.6　心绞痛最常见的诱发因素

上述症状一般持续 15 分钟以上，随之而来的可能就是心力衰竭、恶性心律失常、休克、猝死等一系列严重并发症，可危及生命。

近八成猝死是心脏惹的祸。猝死发病突然、时间短，总让患者和家人始料不及。心脏性猝死中最常见的病因就是冠心病猝死。但它隐藏极深，喜欢一招致命，约 25% 的冠心病患者就是以心脏性猝死为首发临床表现。猝死多见于急性冠脉综合征，完全闭塞引发的急性心肌梗死、不完全闭塞引发的不稳定性心绞痛也都有可能引发猝死，发病后的第 1 小时为救命的黄金时段（图 1.7）。

依然不可超越的杀伤力

心脏病自 1990 年起就是我国居民死亡的首要原因，杀伤力远高于肿瘤和其他疾病。据上海医科大学统计，20 世纪 50 年代的心脏病住院患者中，冠心病患者仅占 6%；短短 20 年后，这一比例增高至 29%，居各类心脏病患者首位。据高润霖院士在第二届中国血管大会上分享的数据显示，近年来，随着高血压防控的初见成效及救治水平的提高，年龄标准化的脑卒中死亡率已经下降，但属于心血管疾病死亡事件的拐点仍未到来，冠心病的死亡率仍在持续攀升。

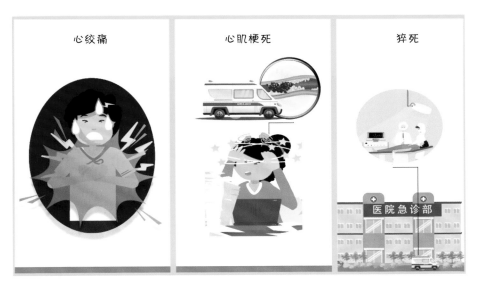

图 1.7　心绞痛、心肌梗死与猝死

　　总体而言，心脏病尤其是冠心病的杀伤力至今仍十分强悍。就患病率而言，城市高于农村，男性高于女性，绝经后女性的发病率会迅速增加。另外，经济快速发展下的高压力、弱防护，也造成我国 40 ～ 60 岁人群的冠心病患病率要高于发达国家，20 多岁就患冠心病、心肌梗死的事件也是屡见不鲜。死亡率中心肌梗死的上升态势尤为明显，并且受救治条件及预防观念的影响，农村患者死亡率已经超过城市患者。

谁是真正的"罪魁祸首"

　　年龄是心脏血管不可逾越的敌人。随着年龄的增长，动脉的损伤不断积累，管壁逐渐失去弹性、变厚，使冠状动脉发生硬化。这一情况多见于 40 岁以上的中老年人，49 岁以后进展较快。尽管这一因素不可避免，但绝不是冠心病的罪魁祸首，至少在对古代人群的尸体解剖中已证实，他们体内也存在一定程度的动脉粥样硬化，但却不曾患有心脏疾病。

　　既然古代没有，那难道是"现代病""富贵病"？这种说法看似有理，却经不起推敲。更合理的原因应该是当代社会环境下人们缺乏运动、不合理膳食、肥胖、吸烟、酗酒、心理失衡等，与古代还是现代、富贵还是贫贱没有必然联系。究其原因，应从始作俑者——斑块说起（图1.8）。

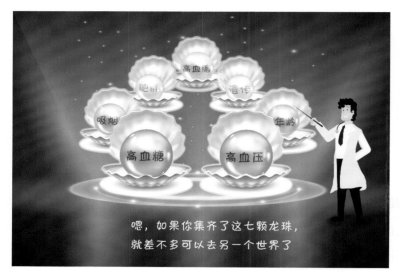

图1.8　七颗龙珠助斑块形成，催生心脑血管疾病

人体内的胆固醇和甘油三酯不溶于水，需要由脂蛋白这类特殊蛋白质来运输，其中低密度脂蛋白可以把胆固醇和甘油三酯从肝脏运载到机体的其他细胞，而高密度脂蛋白则负责将血液中或血管壁上的胆固醇运回肝脏。主要负责运输甘油三酯的低密度脂蛋白体积小、密度高，当它们停留在动脉壁时，会与经过的氧分子发生反应，触发细胞炎症，继而诱导白细胞前来清理战场。不幸的是，这场混战中会产生一种泡沫，将更多小的低密度脂蛋白包住并氧化。然后这种泡沫状的混合物就会在动脉壁上安家，堆积形成硬化的污垢，即血管斑块。如果斑块扩展，没能及时被高密度脂蛋白清除，那动脉就会变窄和硬化，在增加堵塞风险的同时，也可能"脱落"到血液中。

也许你认为斑块能从血液中流走是件好事，那就错了，事实上是危险倍增。因为当交感神经兴奋或心脏负荷过重时，会导致长在血管壁上的斑块破裂，暴露出来的脂质物质会引发新的炎症，吸引抗炎细胞、血小板的大量聚集，从而形成血栓（类似血豆腐的血凝块）。脱落的血栓随着血液流动，很容易就堵塞在心脏较小的动脉或窄化的管腔内，从而导致心脏病发作（图 1.9）。

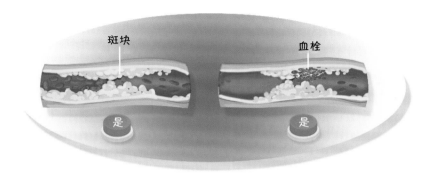

图 1.9　斑块与血栓的形成

上面所说的"不文明"生活方式中，缺乏运动、摄入过多饱和脂肪酸或者吸烟、过度饮酒损害肝脏功能都会使体内产生更多不健康的低密度脂蛋白，升高甘油三酯水平和（或）降低高密度脂蛋白水平。吸烟还会带入毒素，使动脉壁发生炎症，刺激斑块形成。另外，正如"高血压"部分所说，摄入过多盐分、肥胖或情绪激动会使得动脉血压升高，从而增加对心脏和动脉壁的损伤。异常兴奋的神经及忽冷忽热下的血管强力缩放也容易促使已形成的斑块牵拉破裂，一旦血栓形成，对于冠心病患者来说是致命的。

快来测测你的血管老了吗

血管年龄是指心脑血管的老化损伤程度，血管老化越快，血管年龄越大。一般来说，血管年龄会随着生理年龄的增长而增长，但如果高出生理年龄 10 岁以上，则患糖尿病、心脏病、脑卒中的可能性比较大。

想知道自己的血管年龄吗？做一下由首都医科大学宣武医院提供的小测试吧！

1. 你经常情绪压抑吗（是 / 否）

2. 你比较容易较真吗（是 / 否）

3. 你喜欢吃方便面、饼干、点心吗（是 / 否）

气象与心脑血管疾病的那些事儿

4. 你喜欢吃肉类食品吗（是 / 否）

5. 你是否不喜欢运动（是 / 否）

6. 你是否每天吸烟支数乘以年龄＞ 400（是 / 否）

7. 你爬楼梯时会胸痛吗（是 / 否）

8. 你是否总感觉手脚发凉，有麻木感（是 / 否）

9. 你是否忘性大，经常丢三落四（是 / 否）

10. 你是否近期血压升高（是 / 否）

11. 你血脂或血糖高吗（是 / 否）

12. 你直系亲属中有人死于冠心病或脑卒中吗（是 / 否）

注：本测试结果仅供参考不代表正式诊断。

以上 12 个测试题，如果回答为"是"不超过 4 项，恭喜，您的血管年龄尚属正常！需要做的就是继续保持良好的生活习惯，让年轻停留得久一点。如果回答为"是"5 ～ 7 项，很遗憾，您的血管年龄可能比生理年龄大 10 岁以上，再不改变生活方式，就会有罹患心脏病、脑卒中的危险！如果回答为"是"8 项及以上，您的血管年龄可能已经比生理年龄大 20 岁以上，血管健康问题已经非常严峻，患心脏病、脑卒中、糖尿病的可能性较大，希望您能尽快去医院做健康检查！

3　突然来袭的脑卒中

人类的大脑是一台复杂而精密的"仪器"，它储存记忆和情感，指挥身体的大部分活动，同时将外界信息通过上百亿个神经元转化为我们的情绪和认知。大脑如此强大，却也脆弱不堪，一场小小的意外都有可能夺去主人的语言、行动和感知能力。本节将介绍大脑中最凶险的一种突发性疾病——脑卒中。

认识人类健康的头号杀手

脑卒中又称脑血管意外，是急性脑血管疾病的总称。在正常情况下，心脏将血液送入脑动脉，然后通过逐渐变细的小动脉，最后到达最细的毛细血管。毛细血管的管壁很薄，氧气和营养物质就由此进入脑细胞。若血管突然破裂或阻塞，血液淤积脑内或受到阻碍无法输送到毛细血管，脑细胞就会因接收不到氧气和营养物质而逐渐死亡，即发生脑卒中。

根据发病机制不同，脑卒中可以分为两类：一类是由于血管阻塞引起的缺血性脑卒中，如脑梗死，它是 70%～80% 脑卒中患者的主要病因；另一类是由于脑血管破裂造成的出血性脑卒中，占脑卒中发病人数的 20%～30%，如脑出血，它的急性期病死率达 30%～40%（图 1.10）。

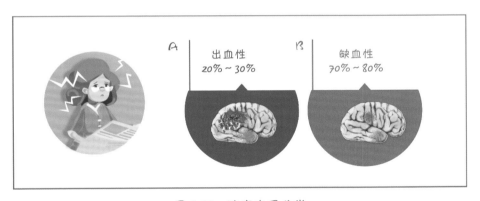

图 1.10　脑卒中及分类

脑卒中有"四高"，即高发病率、高死亡率、高致残率和高复发率。根据世界卫生组织（WHO）的调查，我国脑卒中的发病率居世界第一，平均每12 秒就有 1 例新增病例，疾病负担很高且不断增加，发病年龄也趋年轻化。从地理区域来看，脑卒中发病率和死亡率从北到南的地理梯度变化很明显，在东北、华中及西部地区最高，南方地区最低。另外，农村的发病率一直高于城市。在这群数量庞大的患者中，有 70%～80% 的患者因此遗留功能障碍，10% 的急性脑卒中患者则需要重症监护。因此，脑卒中则名副其实地成为头号健康杀手。

面对起病急骤且病情凶险的脑卒中，我们有必要先"进入"大脑，了解这些"意外事件"是如何发生的，这也有利于后续的预防管理与疾病治疗。

大脑里的"交通阻塞"

作为人体的指挥官，大脑和心脏一样，全年不分昼夜地工作，这也要求血液不间断地向其提供高质量"燃料"。当脑部血液输送减少或完全停止，养分燃料无法到达脑细胞，脑组织就会发生缺血性坏死或软化，即发生脑梗死。它的"罪魁祸首"与冠心病相似——没错，就是斑块和血栓。一旦这两大黑手出现在脑部，就不会消停，将通过制造一场场"交通堵塞"来诱发脑梗死（图 1.11）。

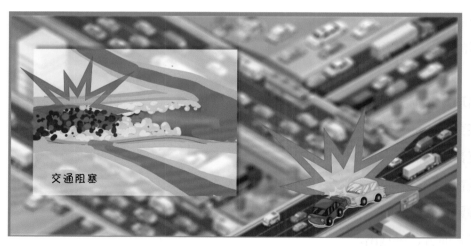

图 1.11　大脑里的"交通阻塞"

根据阻塞血管方式的差异，脑梗死可以细分为脑血栓和脑栓塞两类（图 1.12）。

坐地户——脑血栓。当脑部局部血管形成动脉斑块并逐渐增大堵塞血管时就会引发脑血栓。脑血栓是脑梗死最常见的类型。这种温水煮青蛙式的阻塞形成往往发生在安静状态下或睡眠中，典型症状表现有手脚麻痹、口眼歪斜、口齿不清等。一般来说，这些症状会逐渐恶化，直到难以行走，致残率高。

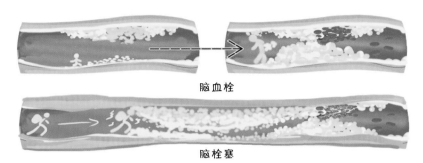

脑血栓

脑栓塞

图 1.12 脑血栓和脑栓塞

外来户——脑栓塞。若其他部位的斑块、血栓、脂肪、肿瘤细胞等栓子，随着血流进入大脑动脉，就非常容易堵塞脑部血管，从而引发脑栓塞。其中，以心源性脑栓塞（栓子来源于心脏并栓塞于脑部）最为常见。脑栓塞会引发严重的急性肢体瘫痪，甚至导致昏迷；若栓子分解碎裂，向远端前移，恢复血流后的血管破裂形成出血性梗死；目前，多发于有心房颤动和心脏瓣膜病的患者。

无论是因为坐地户还是外来户，在"交通阻塞"正式形成前，患者都会出现一些前兆症状。较为常见的是短暂性脑缺血发作，即患者在数日、数周甚至数月前，突然出现手脚无力、口齿不清、视力减退等症状，但在数分钟至数小时后又自然痊愈，后又反复出现。除了短暂性症状，也有患者会出现昼夜嗜睡、握手后很难放手（大脑额叶缺血所致的强握症）、舌头出现疼痛、频繁头晕头痛、多次鼻出血等前兆，这些都是危险信号，特别是对于高血压患者而言，一旦出现，应立即检查治疗。

致命的破裂

古语有云"千里之堤，溃于蚁穴"，即使绵延千里的坚实堤坝，也会因为小小的蚂蚁洞而被摧毁。同样，对于构造精良的大脑，细小脑血管上的一处微小破裂，流出的血液也会迅速压迫脑组织，导致周围脑水肿，脑出血由此发生。脑出血常发生于 50～70 岁人群，男性多于女性，冬春季高发。与脑梗死有前兆和暂时性发作不同，脑出血十之八九是"突然"发作，且病情凶险，患者通常出现头痛、意识障碍、肢体偏瘫、失语等神经系统损害，致死率很高。

引发脑出血的原因有很多，除了血管本身问题（如动脉硬化、颅内血管畸形等），还有绕不开的高血压。并且，"高压性血管病"是脑出血最为常见的病因。因为脑部血管的管壁非常脆弱，对压力的承受能力也较其他部位低，一旦血压过高，更容易出现破裂（图1.13）。并且，这一特征会随着年龄的增长而变得更为显著。有统计显示，55岁以上人群脑出血的发病率明显上升，而后每增加10岁，发病率可增加1倍甚至更多，如80岁以上发病率可达70岁以上发病率的25倍。但是，近些年来，这一疾病也呈现出年轻化的趋势，30来岁的青壮年突发脑出血的案例不在少数。他们的共同特征主要是血压偏高，当然这可能与年轻人过度疲劳或精神极度紧张有关。所以说，对于脑出血而言，最重要的预防方式是保持血压的正常。

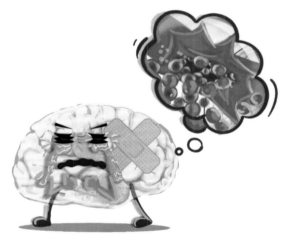

图1.13　脑出血

揪住危险因子的尾巴

在心脑血管的一生中，前有高血压、冠心病穷追不舍，后有脑卒中虎视眈眈。它们或潜移默化式地改变周遭，或杀鸡儆猴式地给你提个醒，或搞突然袭击以一招致命，总之，煞费心机地让心脏、大脑及全身组织出点血或缺点血。若不能及时抓住危险因子的狐狸尾巴，最终会失去健康的身体，受到后遗症的侵扰，甚至会失去生命。

敌人虽然狡猾可怕，但致病机制相似，并且危险因子已经暴露，因此防患未然是切实可行的。如果能够做到严格要求自己，做好个人行为管理，就可能远离高血压、冠心病、脑卒中的威胁，显著降低发病率及死亡的可能性。关于脑卒中和冠心病的发病机制，前面已经详细介绍了。下面是一个小测试，看看聪明的你能否揪出这些危险因子。

将以下可能的危险因子填入括号中：

A. 高血压　　　　　B. 高血糖　　　　　C. 高血脂

D. 心脏疾病　　　　E. 情绪激动　　　　F. 吸烟

G. 饮酒　　　　　　H. 饮食不合理　　　I. 缺乏运动

J. 肥胖

❖ （　　　）使脑血管管壁持续性地承受超负荷的压力，容易形成脑血栓或造成脑血管破裂。

❖ （　　　）使神经突然处于极度紧张或愤怒的状态，会促使末梢动脉收缩，血压骤然升高，从而引起脑血管破裂，导致脑卒中。

❖ （　　　）意味着血液黏度增加，因此更容易形成血栓。

❖ （　　　）会摄入 100 多种有害物质，加速动脉硬化，促进血小板聚集，从而导致血液黏度增加，为脑卒中的发生创造了条件。

❖ （　　　）使心脏和血管负担加重，与高血压、心脏病、糖尿病等疾病关系密切，增加了脑卒中发病的风险。

❖ （　　　）可增加脑梗死的发病率并加重脑梗死带来的损害。

❖ （　　　）会使体内产生大量的脂质过氧化物，造成动脉粥样硬化，导致脑卒中。

气象与心脑血管疾病的那些事儿

◆ （　　　）中的心房颤动是导致脑栓塞的重要原因，心房颤动患者缺血性脑卒中的发病风险增加 4～5 倍。还有心肌梗死、心脏瓣膜病等都能使心脏不能正常输出血液，增加发生脑卒中的危险性。

◆ （　　　）如大量摄入高盐、高脂、高能量、高嘌呤的食物，还有糖类和甜食，都会增加脑血管疾病的风险。

◆ （　　　）的后果是血液循环变差，易出现动脉粥样硬化或形成血栓。

答案：A、E、C、F、J、B、G、D、H、I

第2章

知否知否，应是气象
敏感性疾病

在日常生活中，我们的身体状况时常受到天气变化的影响。人体是一个恒温系统，体温通常在 $36 \sim 37^{\circ}\text{C}$（腋窝）波动。当外界气温剧烈变化时，为了维持正常体温，末梢神经会收缩或舒张，血压、血液黏度、心率等指标也会相应地发生显著变化，由此增加了心脑血管的负担，也提高了发病的风险。诸多事实已经证明，除了气温，气压、湿度等气象要素的变化也很重要，心脑血管疾病是名副其实的"气象敏感性疾病"，也就是人们常说的"气象病"。

老天变脸不可逆，提前预警减风险。为了降低天气、气候与环境带来的疾病伤害，可以通过预报预警的方式进行人群干预。从气象预报角度提供心脑血管疾病的干预服务，是一次新的尝试。要想做好预报服务，首先要全面了解疾病与气象的关系，探究不同气象条件下心脑血管疾病的发病规律及发病机制便成为首要工作。现在就让我们先来了解一下，不同的气候特点、天气状况、气象灾害事件及空气污染等对心脑血管疾病的影响途径和方式。

 认识气候影响，做到"相时而动"

一年之中，四季交替，周而复始。春季气温逐渐回暖，万物复苏；夏季高温炎热，枝繁叶茂；秋季天气转凉，果实成熟；冬季寒冷萧瑟，风雪交加。随着时间的推移，除了可以直接感受到气温，气压、湿度、风等气象要素都在有规律地波动变化，形成了不同季节独特的气候特点。另外，我国幅员辽阔，地形复杂，不同区域的气候特征大不相同。地域的变换也会让我们感受到气候的差异。例如，东部地区有典型的季风气候，冬季盛行偏北风，寒冷而干燥；夏季盛行偏南风，温暖而湿润；西北地区则终年干旱少雨，降水多集中在夏季；青藏高原则呈现终年低温低压的独特高原气候。

无论是四季的更替还是地域的变换，气象要素的变化都会对我们的身心健康产生重要的影响。特别是在全球变暖的大背景下，热浪、寒潮、台风等极端气候事件频发，对心脑血管的健康产生很大的威胁。越是在这种时候，越应该掌握不同气候条件下心脑血管疾病的发病规律，以提前做好应对和准备工作（图2.1）。

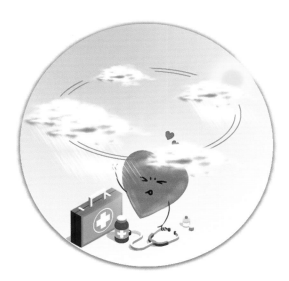

图 2.1　心脏和天气变化

高发时节记心间

在我国，心脑血管疾病四季均可发生，但不同病种的发病率还是呈现出明显的季节分布特征。总体而言，心脑血管疾病和温度之间呈现 U、V 或 J 型的关系曲线，当曲线温度低于冷温度阈值及高于热温度阈值时，心脑血管疾病死亡率就会"水涨船高"，其中，低温寒冷对患者的冲击力可能更大。一项来自 15 个城市，包括 193.61 万例心血管疾病死亡数据的研究结果显示，在我国心血管疾病死亡病例中，17.1% 归因于温度或气候，其中 15.8% 是由于寒冷所导致的死亡，1.3% 是因炎热引发的死亡。

秋末至冬季是心脑血管疾病最为高发的"魔鬼"季节，发病率可占全年的 80%。研究证实，大气温度每下降 10℃，冠状动脉事件的发生风险增加 13%，死亡率增加 11%，"寒冷刺激"不容小觑。其中，冠心病在 1 月发病率最高，脑出血在每年 12 月至次年 1 月迎来发病高峰。地处北纬 45° 附近的哈尔滨，一年中有 5 个月处于冰封期，冬季最低温度经常在 −38 ～ −37℃。当气温降至 −19℃ 以下时，该市死亡人数会随气温降低而显著上升，其中 2.7%

气象与心脑血管疾病的那些事儿

的人口死亡可归因于低温寒冷。低温寒冷对冠心病患者的冲击尤其大（图2.2）。

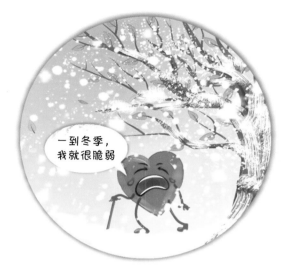

图 2.2　秋冬季节的心脏

季节交替变换之时，心脑血管疾病的发病率也比较高，能达到平时的5倍，特别是当前后两天温差或一天内温差达到10℃以上时。这是因为与气温本身相比，温度波动对心脑血管疾病，特别是脑梗死的发病率、死亡率的影响更大。例如3月前后，虽然气温逐渐回升，但冷空气"余威"尚在，时不时还会来一场"倒春寒"。此时天气多变，反复无常，温度变化势必会引起血压变化，容易导致心肌缺血。而立秋后，气温波动大，一旦因"热应激"人体温度骤然升高，即可使大脑中动脉血流速度减慢30%，极易发生脑梗死。此时，若再不注意增减衣物或者运动过度，对于有高血压"前科"的人来说是很危险的。

虽然高温引发的死亡与寒冷相比差了一个量级，但千万不要小瞧，因为它的威力在于直接见效，而非像寒冷一样间接起作用。随着气温的逐渐升高，心脑血管疾病的发病率也在悄悄地升高，准备迎来小高峰。当气温超过32℃时，脑梗死的发生率就会较平时高出很多；当气温高于34℃并频繁出现时，心脑血管疾病的发病率和死亡率会增加得更加显著。

多发地域大盘点

我国南北纬度辐射广，东西经度跨度大，气候复杂多样。在不同气候区域中，心脑血管疾病的发病率和死亡率存在一定差异。总体来看，东北和西部地区是心脑血管疾病的"重灾区"，黑龙江、吉林、辽宁、新疆、青海和西藏的死亡率"名列前茅"。特别对于"中国最北端及陆地最东端"的黑龙江，心脑血管疾病导致的死亡人数已经占全省死亡人数的 55.7%。从气象条件来看，北方成为"重灾区"主要有两个原因：一是纬度高，只能经受太阳斜射，白昼时间短，天气寒冷；二是易受来自西北方向的冬季风和寒潮侵袭，加上突发降雨、降雪的干扰，经常出现气温骤降的极端情况。当昼夜温差超过 9.6℃时，因冠脉综合征引起的急性事件发生率显著提高，成为"重灾区"也就不难理解了。而心脑血管疾病死亡率最低的是我国东南沿海区域，如江苏、浙江、上海均较低。

对于心血管疾病和脑血管疾病，两者的高发区域略有不同。从官方统计数据来看，2018 年心血管疾病流行情况最为严重的 5 个省（自治区）是黑龙江、贵州、西藏、辽宁和陕西，其中黑龙江的冠心病和缺血性心脏病的死亡率高居榜首。仅 2015 年，黑龙江缺血性心脏病的死亡率就达上海的 4.2 倍。脑血管疾病方面，黑龙江、吉林、北京、河南、西藏、青海和贵州的发病率较高，其中东北地区的脑卒中发病率比华南地区高 2.4 倍，死亡率高 1.4 倍（图 2.3）。

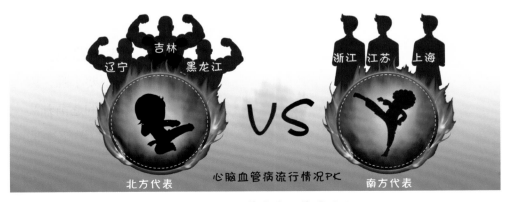

图 2.3　心脑血管病流行情况对比

那为什么心脑血管疾病总和北方人过不去呢？除了前面提到的气象原因，还与人们长期适应气候而养成的生活习惯有关。在冬季，北方为了抵抗寒冷，室内多有暖气供应。这就加大了室内外温差，增加了出行者的心脑血管负担。同时，人们更愿意待在室内，从而减少了活动量，也增加了发病的风险。西藏、青海等高海拔地区更为特别，大气稀薄，容易造成缺氧，心脏负担较重，也就更容易发病。对比来看，南方地区，特别是东南沿海地区，月平均气温相对北方较高。特别是到了冬季，室内室外温度差不多，降低了血管剧烈变化的风险。屋内没有供暖，人们在室内外的活动量较为均衡，也有利于避免疾病的发生（图 2.4）。

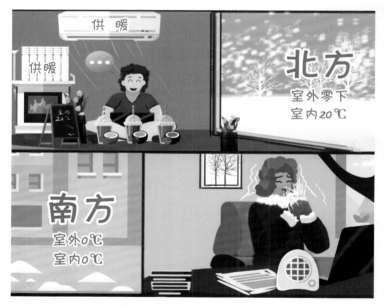

图 2.4　南北方室内外温差

饮食方面，冬季寒冷气候背景造就了北方人口味重、好饮酒的习惯。哪怕在供暖设施齐备的现今，这些习惯依然普遍存在。WHO 建议健康成年人每天盐的摄入量上限为 5 克，而我国东北人、山东人日均摄入量可达 10 多克。相比之下，南方人饮食较清淡，荤素搭配，少食多餐，这都有利于降低心脑血管疾病的发病风险。

时下，随着交通的便捷、经济的发展及人们养生观念的增强，越来越多的中老年人开始热衷于"候鸟"式生活，冬天离开凛冽的北方，到海南、云南等地避寒，春夏时再"北归"（图 2.5）。虽然相较之下，南方心脑血管疾病发病率确实低，但这种迁徙真的养生吗？殊不知，一南一北的旅途将会在数小时内跨越两个或以上不同气候带，温差可达 25 ~ 55℃。这种"过山车"般的温度骤变，极易引起身体不适，造成血压的波动及心脑血管疾病的突袭。

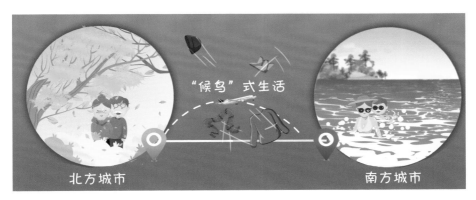

图 2.5   "候鸟"式生活

气候变化惹的祸，极端天气敲警钟

近些年来，全球气候变暖已经成为公认的事实。根据联合国政府间气候变化专门委员会（IPCC）的第五次评估报告，从 1880 ~ 2012 年，全球平均气温升高了 0.85℃；1983 ~ 2012 年是过去 1400 年来最热的 30 年。这一变暖的趋势还在持续，到 21 世纪末，如果二氧化碳的排放浓度仍不减少，全球地表平均气温可能比工业化前（1750 年）升高 3.7 ~ 4.8℃。

地球母亲"发烧"了，后果很严重。冰层在大面积融化，海平面逐渐升高，高温热浪、暴风雪、干旱等极端天气事件也日益频繁。那会影响我们的健康吗？

答案是肯定的。全球变暖带来的热效应不仅会增加心脑血管疾病患者发病和死亡的危险性，还会给一些"健康"人群，尤其是运动员、军人、救援人员等带来因极端高温而引发心血管系统疾病的风险。此外，暴雨、台风、寒潮等极端天气的出现对心脑血管来说也是挑战重重。

高温热浪。热浪是夏季对人体健康影响最直接的天气事件，它可能持续几天，也可能持续数周。自1961年以来，我国区域性的高温热浪事件明显增多，并且持续时间变长。当有热浪发生时，心脑血管疾病的急诊率、住院率和发病率均显著增加。再配合高湿的环境，极易诱发脑梗死、心肌梗死和冠心病，容易直接导致患者死亡。以2010年7月的北京为例，两次热浪事件导致心血管疾病的超额死亡率增加了28%，其中，缺血性心脏病的死亡率增加最多，达到33%。为何高温热浪会产生如此巨大的"杀伤力"？我们将在下一节做出阐述。

高温热浪对不同人群的影响也有差异，65岁以上的老年人尤为敏感，属于脆弱人群。另外，热浪发生的时间不同，对健康的影响程度也不同，最厉害的往往是"头一次"。夏季初期，人体对高温的适应性还没有形成，此时热浪来袭，循环系统猝不及防，更容易引发心肌梗死等疾病（图2.6）。

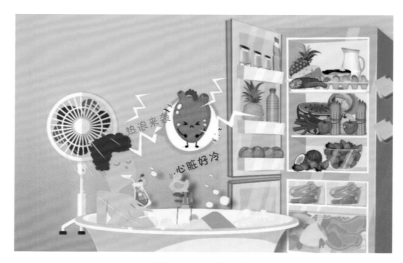

图2.6　热浪来袭

暴雨天气。受暴雨天气影响，心脑血管疾病患者会呈现明显增多的趋势。暴雨来临前后，气压往往较低，空气也又闷又湿，使患者感到非常难受。这种环境下，随着水汽含量的大幅增加，含氧量明显下降，人体内氧气供应势必受到影响。机体为了补偿会加快呼吸和血液循环，这对于患有高血压、冠心病或脑动脉硬化的人来说很危险。血管的狭窄，使得即使服用的药物品种、剂量与平时一样，运动量没有差别，也还是会常常感到胸闷、气短、头晕，严重时可发生急性心肌梗死和脑血栓（图 2.7）。为了尽量避免危险发生，天气闷热或空气湿度较大时，敏感及脆弱人群应减少户外活动，及时补充水分，特别是在睡前半小时、半夜醒来及清晨起床后。

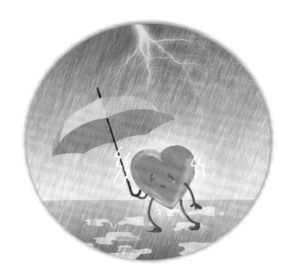

图 2.7　暴雨骤降引发心脑血管疾病

风雪寒潮。虽然近年来极端低温事件出现的频率呈现减少的趋势，但强度却一次又一次刷新纪录。无论是 2008 年南方大范围的雨雪冰冻灾害，还是 2016 年霸王级寒潮的侵袭，无一不是在向人类警示严寒的威力。

寒潮作为一种大范围的强冷空气活动，一般出现在每年初冬（11 月）至次年初春（4 月），过程中会伴有大范围大风降温及雨雪天气。美国海洋和

气象与心脑血管疾病的那些事儿

大气局发布的《天气和健康》指出，寒潮来临，气温降低，风力增大，心脏疾病发作最为频繁（图2.8）。我国也有研究表明，约77%的心肌梗死患者和54%的冠心病患者在寒潮天气下病情加重。流行病学调查显示，气温降低10℃，将使冠状动脉疾病的发生率增加13%，伴随症状及相关死亡率增加11%，同时还增加26%的复发率。因此，避免这类疾病发生的关键在于及时掌握气象信息，增强体质，锻炼耐寒能力，主动预防和减轻寒潮产生的不利影响。

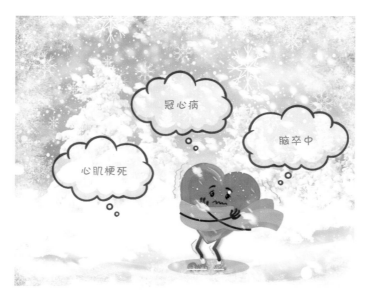

图 2.8　寒潮的威力

🔶 知识小百科——那些特别的日子（一）

✓ 世界心脏日：9 月 29 日

"世界心脏日"是由世界心脏联盟确定的，通过在世界范围内宣传有关心脏健康的知识，增强公众关注度，鼓励公众养成良好的生活习惯，远离心脏疾病威胁，并提高对心脏定期检查和及时治疗的意识。2018 年世界心脏日的主题是"将心比心"（your heart, my heart），希望无论是医生还是患者，亦或普通大众，都能够将心比心，共同关注心脏健康。中国心血管健康联盟主席葛均波院士、北京大学第一医院霍勇教授与多位公益明星共同录制了2018 年度世界心脏日公益视频，向公众宣传心血管疾病知识。与此同时，全国各地医学会及医院、心血管医生在近 20 座城市开展科普宣教和在 2000 余家医院举办义诊活动，为公众的心血管健康服务。

✓ 全国高血压日：10 月 8 日

我国现有高血压患者数目庞大，并且每年新增 300 万以上。为了让全民行动起来，增强对高血压威胁健康严重性的认识，提升自我保健意识，卫生部（现称国家卫生健康委员会）决定自 1998 年起，将每年的 10 月 8 日定为全国高血压日。通过号召各级政府和社会各界重视高血压工作，动员来自全社会的力量参与高血压预防和控制工作，普及高血压防治知识。每年全国高血压日，各地的一些医疗卫生机构和社区会组织免费测量血压、义诊和科普宣传等活动。

2 天气变化为何威力巨大

善于总结规律的人类终于发现，除了不良的体内环境，心脑血管疾病的发生似乎还与天气变化存在某种必然的联系。古时候的人们总把这种联系归结于"神秘力量"，认为是妖魔鬼怪在作祟。作为崇尚科学和理性的现代人，为了找到确切的医学原因，人类生物气象学家开启了漫长的科学探索之路。

20 世纪 30 年代，欧洲一些临床医生开始研究气候对疾病的影响规律，至此，人类真正开始从科学角度认识天气、气候与健康的密切关系。近百年来，随着基础理论、调查方法、实验设备与分析手段的不断进步，系统的医疗气象研究体系已基本形成。在量化气象条件与疾病关系的基础上，还揭秘了影响机制与作用过程。这些科学结论表明心脑血管疾病毫无疑问是气象敏感性疾病家族的重要成员。但在认识天气变化的威力前，先来了解下研究方法与手段吧。

求实路上的科学武器

研究天气如何影响心脑血管疾病一般分两步：①基于调查研究设计和统计分析手段的流行病学研究；②以动物实验、细胞和分子实验及人体观察为主的毒理学研究。前者是利用数学方法探究某种或某几种气象因子是否为疾病发生的决定因素及影响力；后者则是验证和量化流行病学所提供的可能关系，并给出影响过程及病理解释。可以说，毒理学往往是站在流行病学的肩膀上，给出气象条件影响心脑血管疾病的可靠原因。

流行病学是预防医学的基础，从研究设计角度可以分为描述流行病学、分析流行病学和实验流行病学。这三种方法从可操作性上来说从易到难，获得证据的可信度也是从低到高，但每种方法都有用武之地（图2.9）。

侦察兵——描述流行病学，用于确定心脑血管疾病在地区、时间和人群中的分布，验证人类总结规律的正确性，并为气象类病因提出线索或假说。

主力军——分析流行病学，可以验证病因假设，估计气象危险因素的作用程度，先锋队有由"果"查"因"的病例交叉设计和由"因"至"果"的队列研究。其中，队列研究验证病因假说的能力更强，但却不适合研究发病率很低的疾病。既然称为队列，规模一定不会小，通常会以一个工厂的工人或同一医院的新生儿为调查对象，人数可达万量级。也因如此，耗资高、设计实施与分析的难度大，在我国近几十年才开始逐渐应用。

狙击手——实验流行病学，前瞻性研究是验证假设病因、评价疾病防治效果最可靠的手段之一。这种方法要求研究对象有很好的依从性，这在操作过程中很难实施，费用也比上述观察性研究高，故而在国内应用较少。

流行病学让人类认识到天气变化的威力，美中不足的是仍停留在现象层面，而毒理学作为突破气象敏感性疾病的终极武器，其可以确切地解释产生的原因。这种方法立足于气象因素变化对人体生理产生影响的发展过程、作用因子与反应物质，验证和量化流行病学所提供的暴露反应关系，给出病理解释。这种终极武器耗资高、实施过程复杂，除需要人工气候室来模拟自然气象条件外，还需要专业的生物实验室与精密仪器相匹配，通常仅以流行病学中的确定性结果为切入点。

随着现代分析生物学技术的发展，毒理学研究已经从最开始的动物实验逐渐向更微观的细胞和分子层面发展，与流行病学的组合拳也打得越来越默契。目前，已经在不同气象条件和大气污染物对心脑血管疾病的毒副作用及生物机制上取得许多确定性成果，为人类揭开了天气变化对身体产生影响的真面目。

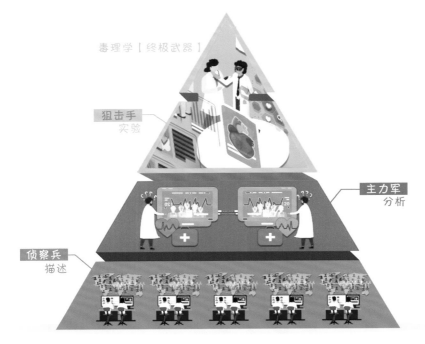

图 2.9　求实路上的科学武器

冷空气下瑟瑟发抖的心与脑

无论是北方的干冷，还是南方的湿冷，冬季的寒意总是让心脑血管疾病

气象与心脑血管疾病的那些事儿

患者瑟瑟发抖，冷空气到底哪来的那么大威力呢？

寒冷低温刺激下，从皮肤接触到低温开始，血管末梢的动脉就开始收缩了，造成血压上升，心脏不得已超负荷运转，心率加快。不过，通过人体的恒定机制调节，血压也不会无限上升，但如果是动脉硬化很严重的人，就必须提高警觉了，血管破裂、疾病恶化及发作的概率会增加。此时，你可能想通过两种方式来御寒。

1）嫁给暖气。室内温暖如春，室外冰天雪地，这样的忽冷忽热会让血管更忙于收缩与舒张。如果冠状动脉内已有斑块形成，此时容易受到牵连而破裂，血小板聚集，血栓形成，堵塞本来就变窄的血管，从而引起心肌梗死或脑卒中。

2）多吃东西。民间一直有吃高热量食物能暖身的说法，产热的燃料有了，暂且不管它能否顺利、高效地燃烧产热，但血容量是增加的。血管受冷收缩，血液黏度又上升，血液循环阻力更大了。结局有可能是血糖血脂升高，刺激冠心病、脑卒中等心脑血管疾病的发作。

所以，这两种方式都未必可行（图2.10）。

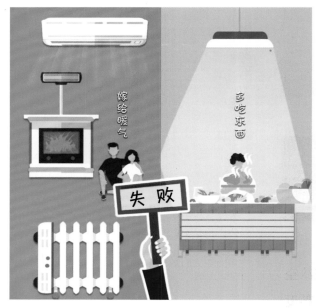

图 2.10 嫁给暖气？多吃东西？你可能错了

在冬季，有基础性疾病的患者更需面对的是冷空气的考验。冷空气过境会带来大风，温度陡然下降，如果到达寒潮的级别，日最低气温 24 小时内的降幅可能超过 8℃。动物实验和血液学检查已经证实，温度的短时间急剧变化会引起人体产生应激反应。而风作为"最佳助攻手"，会趁机把人体周围的空气保温层挤走，热量的散失使得身体感受到的温度明显"更低"。为了方便解释冷空气对心脑血管疾病的影响机制，我们把人体看成一个燃料供应工厂。

冷空气过境时，作为管道控制部门的血管紧张素系统被激活，血管紧张素 II 和血管内皮素 1 开始明显增加，并立即执行管道宽度调节工作，启动收缩模式（图 2.11）。这种模式下，管道外周阻力增加，血压升高，运输效率也会受到影响。此时，离心脏这个加工仓越远的器官，获取燃料不足的可能性就越大，如大脑这个重要器官。为了保证传输量，加工仓唯有加大泵血力度，如此频繁泵血容易造成泵血设备损伤与老化。

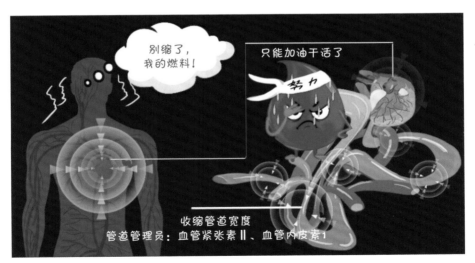

图 2.11　冷空气过境，管道控制部门启动收缩模式

其实，在冷空气到来之前，控制血液黏度和流动性的全血黏度低切和中切、全血还原黏度低切和中切就开始显著升高，直到冷空气过境时。这种变

化使得血液处于高凝、高聚和高黏的状态。流动的困阻加上收缩的管道，真可谓祸不单行。但事实还不止如此，受冷空气活动影响，血脂代谢也出现紊乱，直接影响管线内的垃圾运载及设备维护。例如，LDL-C 和 VLDL-C 的水平会上升，它们可通过氧化损伤内皮细胞及平滑肌细胞，召集炎性细胞或促进炎性介质分泌来发动、维持和加重血管壁的炎症反应，从而使得管道生锈老化，降低运输效率的同时也增加了安全隐患。又如，燃料中甘油三酯的含量增加，而能够清理这种血液垃圾的高密度脂蛋白及载脂蛋白含量却降低，不利于血管的养护，容易造成动脉粥样硬化。再如，作为血管"急救员"的纤维蛋白原增加，它们本想和血小板一起形成血凝块，从而阻止过度出血的发生，但有时候也会"好心办坏事"，把正常的血管堵死而形成血栓（图 2.12）。

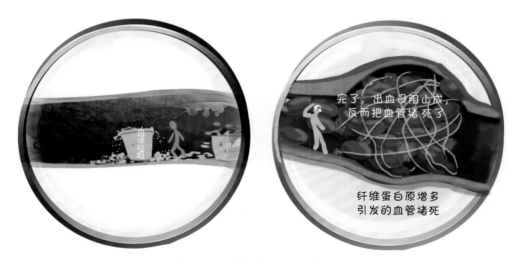

图 2.12　祸不单行的运输管道

　　对于燃料供应源头的心脏应该是整个工厂最核心的部门，它由心肌构成。肌红蛋白、肌钙蛋白 I 和血管内皮素 1 都是反映心肌损伤的血清标志物，特别是肌红蛋白，它是唯一存在于心肌的收缩蛋白，对心肌坏死或损伤有高度敏感性和特异性。受冷空气影响，无论发生时还是影响结束后，肌红蛋白和肌钙蛋白 I 均呈持续升高，足以说明心肌细胞已经受损，并且这种影响是有滞后性的。加工环节出现问题会促使心肌梗死等心血管疾病的发生、加重，甚至导致患者因"断粮"而死亡。

　　气温骤降还会造成交感神经兴奋，就像领导给工厂发布指令，要求保证产能，做好各项防寒保暖措施。领导发话，燃料供应工作大受重视，从加工到运输的各个环节都加班加点，在维持身体温度的同时，也引起心率增快、心肌收缩力增强、心与脑负荷加重。长期重压之下，结果可能适得其反，最容易出现的就是血压升高导致的血管破裂与血容量不足，尤其是大脑和心脏。交感神经不只在降温时兴奋，在大风天也兴奋。大风能带走人体的热量，通过风寒效应刺激交感神经兴奋，冷空气使心脑血管方面的疾病明显增加（图 2.13）。

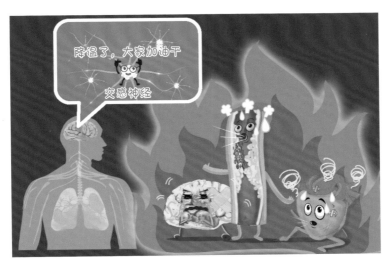

图 2.13　降温造成交感神经兴奋

高温热浪来袭，你的血氧还够吗

　　如果说冬季低温是心脑血管疾病患者的"大考"，那夏季高温绝对也是不容忽视的"中考"，并且在高温的影响下，发病往往更迅速且紧急。临床数据显示，夏天往往是心脑血管疾病发作和患者死亡的一个小高峰，特别是

气象与心脑血管疾病的那些事儿

对于缺血性脑血管病，如被称为"热中风"的脑卒中。

进入盛夏，无论是闷热的"桑拿天"，还是炙烤的"烧烤天"，都会造成新陈代谢加快，人体皮下血管扩张，皮肤血流量可以比平时增加 3 ~ 5 倍。回到心脏的血流量增多，再加上气压偏低，会加重缺血缺氧反应。高温天气下，不只人，情绪也容易"中暑"。热会刺激交感神经兴奋，使得肾上腺素的分泌水平先上升后下降，为了给身体活动提供更多能量，心跳与血液流动加速，瞳孔放大。另外，受到昼长夜短、睡眠质量"打折"等因素影响，患者多烦闷、激动，易出现心绞痛。高温酷热还容易使人心情烦躁，情绪变化较大，引起血压波动，继而诱发脑卒中（图2.14）。

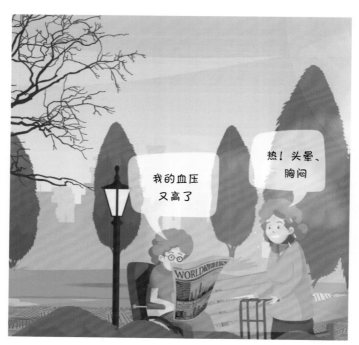

图2.14　闷热诱发头晕、胸闷、血压升高

当外界环境超过 30℃时，机体便开始发热，为了维持体温平衡，血管开始扩张并通过皮肤表面汗液蒸发进行散热。此时，血流量增加，全身血液向外围皮肤重新分配，造成大脑血流量的锐减，这对于心血管调节功能不良及

脑动脉硬化的患者来说，无疑是雪上加霜。与此同时，心脏的血液排出量也在增加，负担加重，最终还是会引起心力衰竭。

不仅是血管，人体皮肤在直接感知热环境的变化后，汗腺会扩张，以排汗方式及时向外界散热。有研究表明，当气温在 32℃以上，特别是相对湿度在 70%～80% 时，体温的调节主要依靠汗液蒸发来散热，每日排出量可超过 1000 毫升。虽然排汗对防暑降温有益，但血液循环过程中需要超 5 倍的血流量才能实现，这对于老年人、高血压及心脏病患者来说并不容易。

"汗为心之液"。随着汗液的排出，体内水分流失，血液黏度增加，机体血液流速减缓，循环受阻，也容易造成脑部缺血、缺氧；同时，血小板被激活，导致血栓形成，容易诱发缺血或心脑血管堵塞。除了水分，大量出汗也会带走体内的盐分，进而导致细胞的酸碱失衡和钠代谢紊乱，这就容易引发心律失常，使得心脑血管系统受到损伤，特别是对于高血压患者非常不利。

热浪还可诱导心肌组织中 HSP60、HIF-1α 等热应激因子的含量明显增加，并通过活化免疫细胞诱导炎症细胞因子分泌，以及白细胞和血小板聚集；同时，有提高免疫力、抗衰老功效的超氧化物歧化酶（SOD）活性下降，一氧化氮（NO）分泌不足，也会影响机体散热，造成氧化脂蛋白加剧，血脂升高，增加冠状动脉疾病风险。

关于湿热与干热谁对心脑血管疾病患者影响更大的争论一直不绝于耳。这是因为人体的感受不仅与温度有关，还会受到相对湿度、气流速度等多种环境因素的影响。但总的来说，在高温环境下，较大湿度带给人的不适感会更加强烈。这是因为高湿会阻碍排汗，热量无法及时散出而出现体内热蓄积、皮肤温度快速上升；燥热空气的湿度增高，气压降低，可供人呼吸的氧气含量也会变少，容易导致人体缺氧。所以在夏季空气湿度较高时，特别是在通风不良或穿衣较多的情况下，即使气温不是很高亦可引起心肌梗死、脑卒中等急症，更需警惕（图 2.15）。

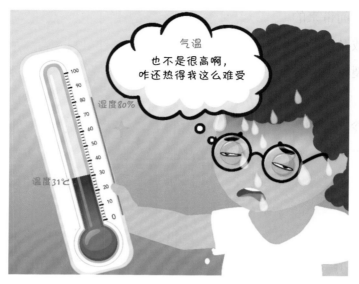

图 2.15 湿热难耐

炎热夏季还需要特别注意突然的强降温刺激，包括空调温度过低、凉水洗澡、喝冷饮等生活习惯。高温状态突然遇冷时虽然热应激因子会有一定程度的下降，但还是会高于正常水平，并且发生类似于冷空气下的一系列反应，造成危险系数猛增，容易诱发心绞痛、心力衰竭、"热中风"等心脑血管疾病。

冷暖交替，黄金季节"不黄金"

冬天怕冷，夏天怕热，那春秋这个黄金季节总该安全了吧。其实也不完全是这样，如果不注意日常身体保健，有几个关键期还是很容易"受伤"的。

1）夏秋换季，高血压患者需注意"早高峰"。从出伏到秋分，是一年中气温波动最为频繁的时期。正所谓"早上凉飕飕，中午热死牛"，在北方还可以体验"早穿皮袄午穿纱，把着火炉吃西瓜"的情景。而昼夜温差大，最受影响的就是血压和血管。特别是在清晨时分，因身体迷走神经和交感神经"换班"而带来的"血压晨峰"现象会更加明显。再结合天气干燥、夜间缺水、药效减弱等因素，对于有动脉粥样硬化斑块的高血压患者来说，容易因血管破裂而导致心肌梗死、脑梗死、脑出血等。

2）小心"倒春寒"的到来。过了立春，天气通常会变得暖和。但有时西伯利亚冷空气的南下，会让气温像过山车一样出现"断崖式"降温，使得春暖花开这个原本较"安全"的季节变得"不安全"。这种天气再度恢复寒冷的情况，也称为"倒春寒"。此时，人体刚开始适应这种温暖的气候条件，却又受到和预期气温回升相反的寒冷刺激，感受到的落差更加明显，并让身体的循环系统猝不及防。此时，温度骤变更容易造成心脑血管突然收缩，对血液流动、血管收缩及心脏负荷的影响会更严重。

3）别小瞧"秋燥"和"秋老虎"的威力。从夏季进入秋天，阳光照射逐渐减少，人体的生物钟尚不能适应日照时间缩短的变化，导致生理节律紊乱和内分泌失调，因而容易出现情绪波动，使人心情烦躁、心火旺盛，即"秋燥"。这也是诱发冠心病突发的危险因素，特别是对于因工作劳累而缺乏休息的年轻人。

立秋后，寒暖反复无常，特别要注意防范温燥的"秋老虎"发威。秋老虎在气象学上是指三伏出伏以后短期回热（35℃以上）的天气，特点是早晚清凉、午后高温暴晒。心脑血管系统对气温变化敏感，大温差和高温环境下人体交感神经兴奋、心率加快、血液黏度高、血管收缩等，增加了冠心病的发作风险。不仅如此，出伏后，空气湿度下降，人很容易有皮肤干燥、口鼻咽干、胸痛、干咳少痰等各种不适症状，这些问题都会加重心脑血管疾病的风险。从心理角度来说，在天气凉爽时，一些心脑血管病患者会放松警惕性，日常起居和服药失去规律，当燥热天气再度来临时，也容易导致疾病急性发作（图 2.16）。

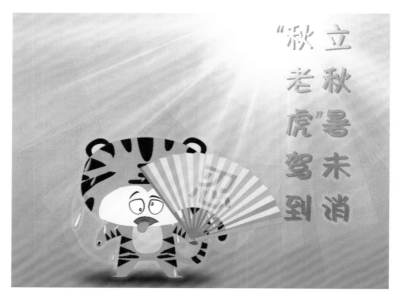

图 2.16 小心"秋老虎"

知识小百科——那些特别的日子（二）

✓ 世界卒中日：10 月 29 日

2004 年 6 月 24 日，在加拿大温哥华召开的第 5 届世界卒中大会上，来自世界各地的神经病学专家代表发表了一份宣言，呼吁设立"世界卒中日"，借此充分调动各界力量预防卒中，建立跨学科卒中医疗队伍，教育公众主动参与等。随后，世界卒中组织将 10 月 29 日定为"世界卒中日"，把知识转化为行动，促进脑卒中研究和医疗方面的全球合作。

2018 年 10 月 29 日，第 13 个"世界卒中日"的宣传主题为"战胜卒中，再立人生"（up again after stroke），口号是"早诊早治"。全国各地积极响应开展脑卒中防治宣传和义诊活动。中国红十字基金会也发起了"关爱急性血栓性脑梗死患者公益项目——凯启计划"的世界卒中日义诊活动，在复旦大学附属华山医院门诊大厅举办。近百位患者和家属到场咨询，得到了神经内科专家的悉心诊疗。

✓ 中国脑健康日：9 月 16 日

1995 年夏天，国际脑研究组织在日本京都举办的第四届世界神经科学大会上，提议把 21 世纪称为"脑的世纪"，由此可见"脑健康"备受国际社会关注。近年来，我国脑血管和神经系统等疾病的发病率呈逐年上升之势，已经引起了社会各界的广泛关注。自 2000 年起，我国将每年 9 月定为"中国脑健康月"，后来在中国医疗保健国际交流促进会脑健康专业委员会百余位专家学者的倡议下，将 9 月 16 日定为"中国脑健康日"。

2018 年中国脑健康日，中国卒中学会携手国内外多家医学机构，特别邀请了多名医学专家和院士，策划并制作《麻醉手术之房颤与中风》短视频。画面生动活泼，结构短小精悍，语言简洁精炼，普及了心房颤动与脑卒中（中风）的基础知识。

3 "兴风作浪"的空气污染物

自工业革命以来，经济飞速发展，给自然环境带来了前所未有的负担。其中，空气污染是重要的环境危机。酸雨、霾等天气现象都是空气污染的产物，给人们的健康和生活造成了严重的威胁。

空气污染物有哪些

空气污染物家族有两大类：一次污染物和二次污染物。一次污染物有氮氧化物、二氧化硫等物质，是环境污染的主要来源。它们在交通运输、工业生产及室内供暖过程中直接排放出来，游荡在空气中并与人体接触。二次污染物是由排入环境中的一次污染物在一系列物理、化学反应或生物作用下改头换面或重组而成，它们行踪诡秘且变化多端，如臭氧。两大类污染物有时

气象与心脑血管疾病的那些事儿

独立行动，有时还会联手作乱。大家经常听到的颗粒物（如 PM_{10}、$PM_{2.5}$）中，就同时包含了一次污染物和二次污染物（图 2.17）。

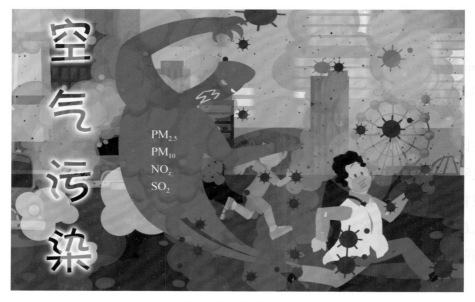

图 2.17　空气污染

$PM_{2.5}$ 是空气污染物家族中最厉害的角色，它是指空气中粒子直径在 2.5μm 及以下的微小颗粒。因为粒径小、面积大、活性强，在大气中的停留时间长且输送距离远，并且很容易穿过呼吸道和毛细血管，$PM_{2.5}$ 被视为空气污染相关死亡率升高的主要原因。美国南加利福尼亚大学的科学家跟踪研究了一些住在空气污染超标地区的老人，发现他们产生认知功能衰退的可能性比一般人群要高 81%。

当前，空气污染问题在全球范围内普遍存在。WHO 在 2016 年的研究报告中指出，全球低收入和中等收入的城市中有 90% 空气质量不达标。在颗粒物污染方面，全球仅有 16% 的城市达到 WHO 标准，而非洲、中东、印度、中国的空气污染最为严重。近年来，通过一系列环保标准和政策的制定和实施，我国大气污染形势有所改观，但 $PM_{2.5}$ 和 PM_{10} 的水平仍然显著高于 WHO 推荐值。2018 年，在监测的 338 个城市中，仅有 35.8% 的城市空气质量达标。

长期暴露会怎样

据统计，全球每年因大气污染死亡的人数有 650 万，死因主要有心脑血管疾病、呼吸系统疾病和肺癌。在 2004 年，美国心脏协会（AHA）首次发表官方声明，明确指出接触污染空气中的可吸入颗粒物，可提高心脑血管疾病的发病率及死亡率。之后，大量学者就此开展深入研究，人们对空气污染和心脑血管疾病关系的认识更加深入。

源源不断的证据证实，接触 $PM_{2.5}$ 和心脑血管疾病的发病率及死亡率存在因果关系。除了颗粒物，二氧化硫（SO_2）和氮氧化物（NO_x）也会通过呼吸系统进入血液循环，引发心脑血管疾病。其中，老年人及有心脏病或糖尿病等血管损伤病史的患者最易受空气污染的影响。但较为健康的人群若长期暴露在空气污染中，也会增加未来患慢性心血管、代谢性疾病的可能。

科学家还发现，长期和短期接触一些与燃煤、汽车尾气、空气中的灰尘有关的空气污染物，高血压患病风险将显著增加，并且 $PM_{2.5}$ 长期暴露浓度每增加 $10\mu g/m^3$，高血压患病风险将增加 11%，缺血性脑卒中风险将提高 21%。$PM_{2.5}$ 的威力在于，浓度升高会加速人体内血栓的形成，长期暴露会加重冠状动脉硬化和下肢静脉血栓的风险。SO_2 也可独立引起心血管疾病的发生。当空气中 SO_2 浓度增高时，缺血性心脏病的发生率也随之增加。NO_x 在光照、炎热、潮湿等环境中极其不稳定，容易转化成多种有毒气体，其中的 NO_2 与心脏病、心房颤动、缺血性心脏病等的发病和相关的死亡密切相关（图 2.18）。

空气污染不仅影响初发心血管事件，还可导致心脏病的反复发作。居住在高污染环境中的心脏病患者，心脏病再发风险较生活在低污染环境中的患者高出约 40%。初次心脏病发作后的 20 年内，生活在高污染环境中的患者死亡风险可增加 35%。

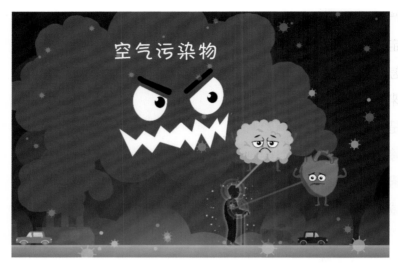

图 2.18　空气污染物引发心脑血管疾病

空气污染物的"犯罪过程"

经过一系列临床研究和动物实验的论证，空气污染物在人们身体里的"犯罪过程"逐渐变得清晰。目前，学术界普遍认为，污染物中的 $PM_{2.5}$ 及超细颗粒物（$PM_{0.1}$）因其体积小，可以透过肺泡血气屏障，在全身循环系统内畅行无阻，直接损害心脏和血管。气管内的 $PM_{2.5}$ 可以引发肺部的炎症，肺内的内皮细胞、巨噬细胞及循环中的中性粒细胞等炎症细胞被激活，导致局部白细胞介素 6 等细胞因子显著增加，进一步刺激引发后续的全身炎症，最终促使血液转变为高凝状态，易于血栓形成。当心脏接触 $PM_{2.5}$，即刻就可导致冠状动脉血流减少及心功能下降，迅速影响心血管系统的自律性。

另外，由 $PM_{2.5}$ 引起的血流动力学改变是高危患者发病的主要诱因。血压升高、潜在的血流动力学改变、动脉收缩及血管阻力增加等反应，可以在数日内诱发斑块破裂而导致脑卒中发作。血压升高引起心脏负荷加重及氧耗增多，也会诱发冠心病高危人群心肌缺血发作。空气中的 SO_2 被吸入人体后，导致脂质过氧化发生，会损害心血管系统的正常结构和功能，从而引发心律失常等严重心血管疾病发生，NO_x 则会在吸入后产生强烈的刺激作用，引起机体炎症、组织或器官缺氧，造成心肌损伤，从而诱发严重的疾病。

那怎么办呢？经常有人会养一些绿色植物来净化空气。绿植对空气的净化作用来自于美国航空航天局（NASA）的研究，但需要提醒的是，NASA研究的是太空舱，那是完全封闭的环境，而一般家里是不可能完全封闭的。所以，除非您家像热带雨林一样，否则绿植的净化效果是不够的。面对沙尘暴、雾霾等污染天气，儿童、老年人及有心脑血管疾病病史的人群需要格外注意减少暴露，从以下几个方面采取防范措施：

- ✓ 减少户外活动，敏感人群尽量避免户外活动。特别是有晨练习惯的老年人，选择空气质量良好时外出锻炼。

- ✓ 及时关闭门窗，不要在室内吸烟，避免烹炸产生过多油烟等可能加剧室内空气污染的行为。

- ✓ 如有条件，可使用空气净化设备。

- ✓ 若室内无净化设施，应根据实时空气污染情况，避开污染高峰时段，每天开窗通风 1 ～ 2 次，每次 10 ～ 20 分钟；如室内人员较多，空间较小，则应适当增加开窗次数。

- ✓ 如必须外出，应尽量减少室外活动的时间和强度，并佩戴合格的口罩。

- ✓ 外出回家及时清洗面部及裸露的皮肤。

第 3 章

疾病气象风险预警，
你知道吗

　　人类没有办法改变天气和气候，但可以利用科学的力量，制造和使用预防气象敏感性疾病的工具。20世纪50年代，在认识气象条件对疾病的影响后，德国、匈牙利等国家便开始利用报纸等媒介开展医疗气象预报服务，指导公众做好一些疾病的预防、控制、治疗和自我管理，其中就包括心脑血管疾病。虽然现在看来，当时的传播途径是预报且内容都很简单，并且科学依据也尚未公开，但这种方式在当时深受民众欢迎，服务效果也很好。

气象与心脑血管疾病的那些事儿

　　我们的祖先早在两千多年前就关注到了疾病与天气的联系，并留下许多宝贵的记录。春秋时期，秦国医学家就开始将天气因素看作疾病的外因。基于中医基础理论的研究实践，《黄帝内经》、《温病条辨》等著作也从天气、气候角度记载了很多与心脑血管疾病成因和防治有关的内容。例如，"心者，生之本，神之变也……通于夏气"（《素问·六节藏象论》），说的是心有应夏而旺的特点。夏季如果气温过于炎热，人体不能与之相顺应，则可以引起心脏的病变或加重病情；但一般来说，心脏疾患，特别是心阳虚衰的患者，可以利用机体应夏季而自稳调节的特性而缓解病情。

　　中华文化博大精深，古人已用天气变化指导疾病预防。但有点可惜的是，进入现代，我国在气象敏感性疾病预报技术研究和应用方面起步较晚。不过，21世纪以来，我国加快以"预防为主"的健康气象服务体系建设，通过疾病气象风险预警、高影响天气预报等人群干预手段，指导民众适应气候变化、降低疾病风险。那么，哪里可以获取心脑血管疾病相关的气象预报呢？

1　疾病气象风险预警哪里找

　　疾病气象风险预警是根据天气、气候与疾病的关系，预测未来一段时间内特定气象条件对疾病发生、加重或缓解可能产生的影响，并通过电视、网站、报纸等媒介手段发布，是降低疾病风险的有效工具。

　　20世纪80年代，医疗气象学家王衍文等根据逐日天气形势图来判断次日是否为心肌梗死高峰日，成为心脑血管疾病领域开展气象风险预报的首次尝试。而后的几十年里，随着研究的发展与科技的进步，预报内容趋于多样化、定量化，准确率也稳步提高。

❖ 从构建方法来看，以统计回归为主，但随着机器学习的兴起，神经网络、随机森林等新兴技术逐渐被应用，为医疗气象预报研究开辟了新思路。

❖ 从研究区域来看，以心脑血管疾病的"重灾区"——北方城市为主，并多以单点为建模对象。

❖ 从模型精度来看，分季节构建已成为趋势，内核也从"疾病＋气象"向"疾病＋气象＋环境"拓展。

❖ 从服务应用来看，即使预报准确率基本可以满足服务需求，但可惜的是大多仍停留在理论阶段，并没有开展公众服务。

好在，还有一些佼佼者闯过检验、论证、业务试验等重重关卡，得以通过电视、网站、公众号等多种渠道服务于民众，快来认识下它们吧！

Med-Weather™预报服务平台，覆盖中国9座城市

Med-Weather™ 预报服务平台是德国气象局和世界各地生物气象学家科学研究成果的结晶，是德国医疗气象服务体系的杰出代表。它可以为全球168 座城市提供心血管疾病气象风险的短期预报及血压、血钙、血磷、血红蛋白、白细胞、红细胞沉降率、毛细血管脆性等生理指标的季节预测，包括我国的北京、上海、重庆、广州、哈尔滨、乌鲁木齐、武汉、西安、台北等9 座城市。该平台每12 小时更新一次（北京时间早 8 点和晚 8 点），技术核心是利用云量、温度、降水、气压、风等气象要素预测，按照已获取的天气－生物健康关系与英国气象局定义的 8 个天气阶段匹配，从而预测天气对不同疾病的影响程度。红色、黄色、绿色分别表征影响程度的高、中、低，一旦平台上"Cardio-vascular"被红色填满，提醒心血管疾病患者一定要多加防护，这种天气不利于您的身体健康（图 3.1）。

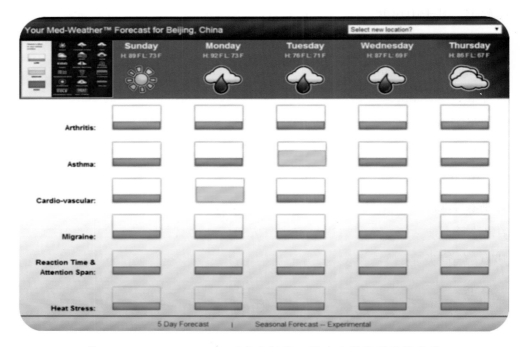

图 3.1   Med-Weather ™对北京地区 6 种疾病的短期预报截图

目前，这个平台已经在欧美国家广泛应用，足以证明它服务内容优秀。当然，这与其通过自反馈机制建立的全球用户疾病数据库密切相关。在平台网页上，有一个通道专门用于咨询用户健康状况并收集访问回复，这些宝贵的信息会经处理存入数据库，成为研究方验证预测结果、改进服务方案的重要依据。Med-Weather ™还很努力，不断创新。例如，近年基于太阳活动与心肌梗死、精神疾病及偏头痛发病之间存在强相关性的研究成果，还开展了太阳风的健康影响预测。

上海首家健康气象预警发布平台，厚积薄发

2012 年，上海市气象与健康重点实验室正式批复建设，这也是全国首家专门从事气象与健康交叉学科的应用基础研究的省部级重点实验室。它拥有人类生物气象实验室（国内仅两家），通过定量评估天气事件和大气污染健

康危害，基于中尺度气象预报和大气化学模型开展疾病风险预测预警，并从社会效益和经济效益两方面对健康气象服务信效度进行分析评价。

在做好充分准备后，上海市气象与健康重点实验室于近年搭建了国内首家哮喘、感冒、慢性阻塞性肺疾病的健康气象预警发布平台，并通过网站、公众号等方式发布儿童、成人和老年人的健康气象疾病暴露风险，针对易感人群和不利天气给出预防建议。公众可以通过"健康气象"公众号（图 3.2）的"健康驿站"，点击"疾病风险"进行查看，里面的绿、蓝、黄、橙、红分别表示低、轻微、中等、较高与高风险等级。虽然现在的疾病风险列表中并不包含心脑血管疾病，但也不妨碍我们使用它。例如，感冒引起的发热、咳嗽、气管炎症、痰液阻塞等，可使心跳加快、心脏负荷加重，引起心力衰竭、心绞痛，甚至发生急性心肌梗死；剧烈的咳嗽还可振动脆硬的脑血管而发生脑出血。

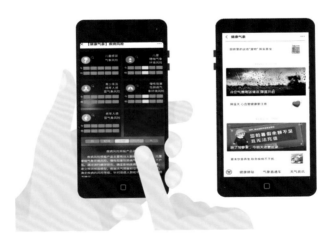

图 3.2　上海"健康气象"公众号部分栏目

这个平台除了设有疾病风险预报，还设有生活指数、空气质量、气象直通车等多个栏目；并结合天气形势，每日推送健康科普小知识与防御小妙招，相当应景与实用。

气象与心脑血管疾病的那些事儿

北京、甘肃、湖北的朋友，请看这里

北京作为国家中心城市、超大城市，需求旺盛、资源丰富，为环境健康气象服务创造了良好条件。不负众望，北京已经构建了心脑血管疾病发病情况的气象预报模型，时间可从日尺度跨越到月尺度。相关产品可通过中国天气省级站——"北京天气"的医疗气象指数专题获取，每日发布 2 次，其中不但有对当日心血管、脑血管疾病发病人数偏多或偏少的预测，还可以查询北京地区呼吸道感染、肺炎及过敏性鼻炎的风险等级。产品每日更新，可以作为敏感人群自我管理、医疗机构联防联控的气象依据。另外，由成都信息工程大学气象医学团队参与建设了"天气与健康"资讯站，通过该资讯站，人们可以浏览有关气象和健康的百科知识；可接收当日冠心病、脑出血、脑梗死及感冒的患病风险等级与防御措施；可根据敏感性人群（儿童和老人）与疾病类别查看疾病信息；还可以查看一周的天气预报。

甘肃省作为最早开展医疗气象学研究的省份，相关科学研究底蕴较为深厚。甘肃省气象局也成立了人类生物气象实验室，在模拟冷空气、高温热浪天气对心血管疾病影响及其机制实验研究方面颇有建树。凭借这份优势，"甘肃气象在线"从 2013 年就推出了疾病指数预报，每日滚动更新兰州地区心血管科、眼科、消化科、儿科、传染科、皮肤科、内分泌科等学科领域的疾病发病变化的健康气象预报（图 3.3）。

"大风降温将使心血管疾病增加"，2007 年 4 月 2 日，这则温馨的健康提示出现在改版后的湖北卫视《气象与健康》栏目中。这是湖北省气象局与传媒合作开展"大气象、大服务"的全新尝试，也是应民众所需，让科技成果落地开花的重要举措。至此，健康气象预报于每周一至周五在湖北卫视定期播出，成为积极回应心血管疾病患者对天气变化的高感受性和高需求性的重要渠道。

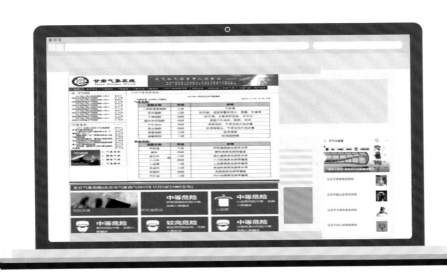

图 3.3　部分省（市）的心脑血管疾病气象预报产品

提供气象环境健康服务的网站

迈福网由成都信息工程大学大气科学学院、环境气象与健康研究院建立维护，是依托"国家人口与健康科学数据共享平台"提供的气象环境与健康专题服务，旨在共享气象医学相关数据并生成预报产品服务于社会。打开网站主页，首先映入眼帘的是"适应气候—改善环境—促进健康"，在左侧还设有用户满意度调查。迈福网的服务列表包括"数据资源""学术动态""疾病预防""气候养生""预报服务""健康出行""工具软件"等专栏。下面介绍一些常用功能：

数据资源——提供各城市健康相关气象要素、环境指数、健康指数及门诊住院资料的数据查询。这些资料属于非公开，平均一年更新一次，可以通过科研交换获取。

预报服务——主要提供舒适度、高温中暑、典型呼吸系统与循环系统疾病预报。其中舒适度预报是其重磅推荐项目，除了省会城市，还可以查询名山、海岛和海滨城市的日最低体感温度、日平均体感温度及舒适等级。心脑血管方面，主要面向北京、长春、南京、兰州 4 个城市提供高血压、冠心病、心肌梗死、脑血栓及脑出血的发病等级，并给出防范建议。这应该是国内少有可以提供多点疾病预报的服务供应商，可惜的是，产品更新时间停留在 2017年 6 月 20 日。但据悉，网站的研发团队依然在进行以心脑血管、呼吸系统为主的疾病风险预报研究，希望可以踏过荆棘，走得更远。

疾病预防——每日不定期分享疾病护理与防护知识，侧重于呼吸系统、循环系统、神经系统、消化系统及泌尿系统疾病，发布时间多随疾病的"活跃期"而设定，发布内容多围绕网友关心的话题。

气候养生——充分利用和使用气候资源，可以达到疗养的目的，有利于身心健康。气候养生栏目不定期更新气候疗养、候鸟养生、四季养生、地域养生等相关知识，是认识气候影响，做到"相时而动"的好帮手。

健康出行——介绍国内 85 个旅游景点的气候特点，推荐适宜旅游季节，并分享紫外线防护及灾害天气应急防护的知识。

未来可期，气象预警愿做您的生活"小贴士"

气象部门中，除了北京和甘肃，吉林、江苏、河南、贵州、陕西这 5 省也开展了心脑血管疾病气象风险预报服务：在敏感季节吉林省卫生健康委员会发布心脑血管疾病复发或加重的风险预警；江苏在每年 5 ～ 9 月不定期通过微博发布未来 24 小时的夏季血液循环系统疾病预报；河南每日发布未来24 小时的冠心病发病指数预报；贵州每日发布未来 120 小时的高血压指数预报；陕西每日发布未来 72 小时的心脑血管疾病指数预报。

随着气象与健康的话题越来越受到人们关注，更多的气象部门投入到针对特定疾病敏感人群的健康气象预报技术及服务方案制订中。以河北省气象局为例，已经开始组织团队通过建立队列开展气象环境对儿童哮喘的影响研究。气象服务中心还开发了健康气象服务平台，具备制作心脑血管、呼吸系统、消化系统、皮肤过敏、神经系统、骨科、泌尿系统等领域疾病预报的能力，并已经在季节性高发期开展了感冒气象指数、肺炎气象指数等预报及科普服务。

目前，无论是研究还是服务，心脑血管疾病气象风险预报还是局限在单点。未来，在医疗气象理论研究的不断发展与支持实践下，健康气象预报服务将不断向多中心、多病种、多时效、多渠道的方向发展。服务的获取途径也会如雨后春笋一般涌现出来，健康气象预报与天气预报一起，为人民的美好生活保驾护航（图3.4）。

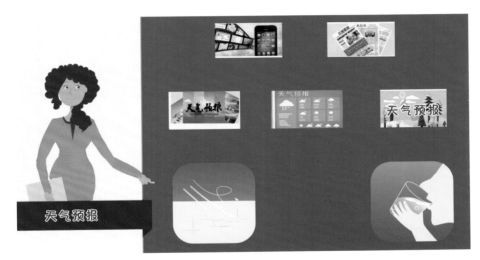

图 3.4　气象预警愿做您的生活"小贴士"

2 请注意这类天气预报

前面介绍了多项专业化的疾病气象风险预报服务，使公众可以直观了解近期气象条件对心脑血管疾病的影响风险。但没有这类服务的地方怎么办？别担心，请注意这类天气预报。

提起天气预报，上至耄耋老人，下到总角少年，都能说出一二。的确，天气预报通过电视、报纸、网络等多种形式走入千家万户，成为人们日常生活中不可或缺的一部分。随着社会的进步与科学的发展，在一代又一代气象工作者的钻研努力下，天气预报在及时、准确、精细的道路上不断前行。电视里越来越丰富而精良的天气预报节目，手机上越来越及时而准确的讯息，为公众规划生产生活提供了便利。与此同时，多样需求也催生了天气预报的"定制化服务"。例如，卡车司机小张想知道从山西到北京的高速上会不会有雾，他就可以查询针对交通的天气预报，看看所经道路上的天气情况；再如，李奶奶有高血压病史，她也可以查询针对健康的天气预报，看看是否有大风降温过程，该如何应对。

心脑血管疾病的发生和天气变化关联显著，疾病气象风险预警的基础也是天气预报。天气预报极易获取，如果能够准确解读重点信息，及时把握天气变化，将是保护心脑血管的有力武器。但天气预报里包含那么多信息，如何从中提取关键点，又怎么读懂它？让我们先从那些专业术语说起吧。

解读形形色色的专业术语

打开一档天气预报节目，气象主播首先会介绍一下未来的天气概况，伴随着银屏上呈现的各种天气符号，进行着通俗易懂的专业讲解。过程中，可能会出现一些与心脑血管疾病预防密切相关的专业术语，让我们一起了解吧。

日最低气温和气温变化

日最低气温是指一天 24 小时内气温的最小值，一般出现在清晨日出前后，也是清晨高血压容易出现的时段。因此，当预报中提示最低气温低于往常或出现降幅，为了避免血压急速升高，应在早晨起床后特别注意防寒保暖。

除了日最低气温，气温变化也是预防心脑血管疾病需要关注的重要信息。众所周知，气温在一天当中不断变化，其中日最高气温与日最低气温的差值称为日较差，代表了一天当中气温变化的幅度。有研究显示，当日较差超过

14℃时，将对心脑血管疾病患者非常不利，需重点关注（图3.5）。除了日较差，还应当注意前后两天平均气温的差值，即24小时变温。当这一温差超过5℃时，就达到了引发心脑血管疾病的危险阈值。在这种气温大幅度降低的情况下，老年人及有基础性疾病的患者尤其要小心应对，不可掉以轻心。

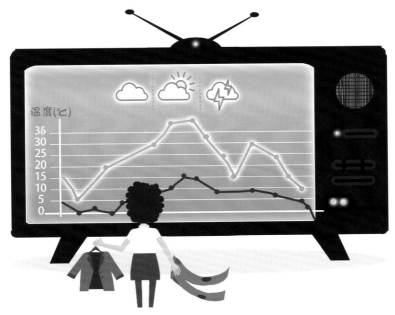

图 3.5　关注日较差变化

寒潮

寒潮是一种大规模的强冷空气活动过程，主要特点是剧烈降温和大风，有时还伴有雨、雪、雨凇或霜冻。在我国，寒潮最早出现在9月下旬，最晚到第二年5月结束，跨越了秋、冬、春三季。从统计结果看，春季的3月和秋季的10～11月是寒潮最频繁，也是造成危害最严重的时期。

事实上，并不是每一次冷空气的南下都称为寒潮。根据国家标准《冷空气等级》中的定义，当某一地区冷空气过境后，日最低气温24小时内下降8℃及以上，或48小时内下降10℃及以上，或72小时内下降12℃及以上，并且日最低气温下降到4℃或以下时，可认为寒潮发生。我国幅员辽阔，南方和北方气候差异较大，因此地方上对寒潮的界定也稍有差异。

寒潮的出现将威胁农业、交通、电力、航海、健康等诸多方面。气象台会通过对日最低气温、最低气温在 48 小时内或 24 小时内的变化幅度及风力强度等方面的综合考量，第一时间向公众发布寒潮预警信息。预警级别由低到高分别为蓝色、黄色、橙色和红色，级别越高，过程性的大风降温幅度就越大（图3.6）。寒潮天气会引发或加重高血压、冠心病、脑卒中等多种心脑血管疾病，因此哪怕是寒潮蓝色预警也是一种不可忽视的警示信号。并且，寒潮是过程性的，可能会持续几天至十几天。这期间，老年人和心脑血管疾病患者应当尽量避免户外活动，注意防寒保暖，也应当心感冒。

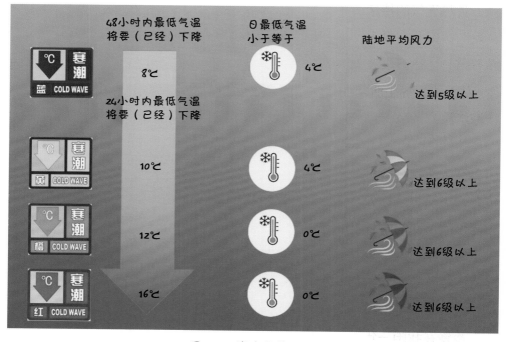

图 3.6　寒潮预警级别

高温热浪

高温是盛夏季节常见的气象灾害，中国除东北、青藏高原极少或不出现外，其他地区均会出现不同程度的高温天气。高温热浪通常指持续多天的

35℃以上的高温天气，一次事件持续少则 3 天，多则可持续十几天，对人体健康、生产生活及国民经济各部门都有一定的影响。

我国气象部门依据高温对人体产生的影响或危害的程度，将连续 3 天以上的高温（日最高气温达到或超过 35℃）天气过程称为高温热浪。在 2007 年 6 月实施的《气象灾害预警信号发布与传播办法》中高温预警信号分为三级，分别以黄色、橙色、红色表示。高温黄色预警一般指连续 3 天日最高气温将在 35℃以上；如果 24 小时内最高气温将升至 37℃以上，预警会升级为橙色；倘若 24 小时内最高气温将升至 40℃以上时，将发布高温红色预警。

无论是气温高而湿度小的干热性高温，还是气温高、湿度大的闷热性高温，炎热天气的持续都是冠心病、心肌梗死、脑卒中等心脑血管疾病患者的"坎"。因此在夏天，中老年人和心脑血管疾病患者要尤为关注高温预报及预警信息。热浪来袭之时，要采取减少户外活动、出门戴帽打伞遮阳、多饮水、清淡饮食等生活方式，特别注意防暑降温，同时避免空调温度调节过低、洗凉水澡等错误行为。

冷锋

在天气预报节目中，我们经常看到一条蓝色的弧线，凸起一侧配有几个尖角，主播将之称为"冷锋"。所谓"锋"，即为锋区，是指温度、湿度等物理性质不同的两种气团（冷气团、暖气团）的交界面，一般有几百公里到几千公里。在锋的附近，气流极不稳定，常造成剧烈的天气变化。锋区两侧冷、暖气团相互较量，如果冷气团力量更大，推动锋向暖气团一侧移动，这种锋面称为冷锋（图 3.7）。

冷锋在我国一年四季都有，冬半年更为常见。特别在寒潮过程中，总有冷锋冲锋在前。冷锋过境后，冷气团占据了原来暖气团所在的位置，天气虽逐渐转好，但气温降低，气压升高。这些变化容易使血管收缩，血压上升，给循环系统带来不小的考验。所以在冷锋逼近前，要做好御寒衣物及物品的准备，特别是过境时减少晨练等户外活动。

气象与心脑血管疾病的那些事儿

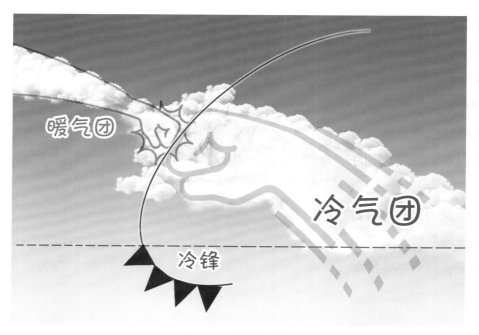

暖气团

冷气团

冷锋

图 3.7　冷锋示意图

高气压（高压）和低气压（低压）

"受高压控制""受南海低压影响"，这是天气预报常出现的开头语。这里，高气压和低气压是相对的概念，二者通过与周围气压的比较来判断，而并非用一个数值来区分。比如，当某个区域的气压比周围气压高，我们认为这个区域处于高气压区；反之，则为低气压区。在大气中，高压系统和低压系统常常是往来频繁，交替出现。被高压笼罩的区域内有下沉气流，不易于形成云和降水，多为晴好天气。而低压区内则对应着上升气流，水蒸气遇冷凝结为水滴，有利于成云致雨。

气压的变化虽不易被人体察觉，但无时无刻不在影响着我们的身体机能。气压较高时，机体各组织逐渐被空气饱和；当重新回到标准大气压时，体内过剩的空气向外排出，但由于过程缓慢，一部分可能停留在机体内，并膨胀形成小气泡，阻滞血液和组织，易形成气体栓塞而引发相关病症，如脑动脉栓塞、肺动脉栓塞等。而气压较低时，将影响人体内氧气的供应；气压下降，机体为补偿缺氧就加快呼吸及血液循环，容易出现呼吸急促、心率加快的现象。对于心脑血管疾病患者来说，本来血管就狭窄，运输氧的能力有限，低气压又使心脑的氧气供应量再度下降，可谓是雪上加霜。为此，在低气压来临之际，尽量控制情绪，多开门窗通风，可以多喝茶，多吃水果，饮食上清淡。老年人心脑血管系统衰弱，对气压的变化往往比年轻人更敏感，因此日常保健中千万不能忽视气压的变化。

风力

风力是指风吹到物体上所表现出的力量大小。国家标准《风力等级》根据标准气象观测场 10 米高度处的风速大小，将风力划分为 18 个等级。风速越大，风力等级越高，并展示出截然不同的直观现象（图 3.8）。

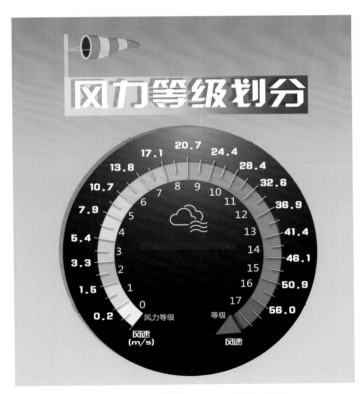

图 3.8 风力等级划分及对应的风速

风力大小会影响人的冷暖感觉。例如，在同样的温度下，坐在敞篷车里飞驰会比行走时感觉寒冷。这是因为人体温度一般在 36～37℃，无风情况下，人体与环境之间形成一个比较稳定的过渡层。随着风力的增大，过渡层不断被新来的冷空气替代，人体因热量散失而感觉更加寒冷。科学研究显示，当气温在 0℃ 以上时，风力每增加 2 级，人的寒冷感觉会下降 3～5℃；当气温在 0℃ 以下时，风力每增加 2 级，人的寒冷感觉将下降 6～8℃。所以，看天气预报时除了看气温，还应当注意风速的大小，才能使穿着和环境冷暖相适宜。

考一考：哪种天气情景对心脑血管更不利呢?

以下是 × 市的未来 24 小时天气预报：

情景 A：

　　预计明天受高压系统影响，天气晴好，最高温度10℃，最低温度-5℃，东北风 4～5 级。

情景 B：

　　预计明天阴有小雨，最高温度15℃，最低温度5℃，北风 1～2 级。

答案：A

多样的天气预报

随着生活水平的提高，人们对天气预报的需求也越来越多元化。在过去物资匮乏的时代，天气预报主要服务于农业生产。而在当今社会，除了各类生产作业，交通安全、生态环境、卫生健康等方方面面也对天气预报提出了更高的要求。在需求的牵引下，依靠科学推动力，更长时效、更多要素及综合类的指数产品项目应运而生。下面从心脑血管健康的角度，看一看有哪些可以应用的天气预报项目。

长期天气预报

长期天气预报是预报未来 1 个月以上的天气趋势，主要包括月平均气温距平、月降水量距平及月平均环流形势等，有时也做台风、梅雨、寒露风等预报。换句话说，长期天气预报主要会解答：未来的 1 个月（或 1 个季度、1年）可能会比往常偏冷还是偏暖？降水偏多还是偏少？冷空气活动是否活跃？台风是否会更频繁？等问题。

长期天气预报旨在预报未来天气的长期变化趋势，为制定健康保养或疾病治疗的长期规划提供参考和帮助。目前比较权威的获取渠道是"国家气候中心"的微信公众号，里面为公众提供最新的气候趋势预测结果。

中期天气预报

中期天气预报提供的是 4 ～ 10 天的天气情况，除了预测气温、降水量等气象要素的变化趋势，还可以给出主要天气过程的起止时间及主要特点。中期预报旨在帮助人们及时了解灾害性天气过程（如寒潮、热浪、台风等）出现的时段及强度，以提前采取相应的防范措施。

关注中期天气预报，可以登录"中央气象台"网站，在"天气预报"栏目下的"中期天气预报"中，不仅有每日上午 10 时准时更新的未来10 天天气趋势和主要天气过程预报，还有针对高影响天气的温馨提示。此外，中国天气、墨迹天气等主流 APP 中也提供了中长期的天气预报（图 3.9）。

短期天气预报

短期天气预报是最为常用的预报产品，提供未来 1 ～ 3 天，包括天气现象、降水量、气温、气压、湿度、风向、风速等气象要素的预报。随着暴雨、大风、台风等灾害性天气的临近，气象部门还会在第一时间发布灾害性天气预警信息。可以说，本书提到的与心脑血管健康防护密切相关的气象信息，都可以通过短期天气预报获取。所以，养成查看短期天气预报的好习惯是非常有益的。

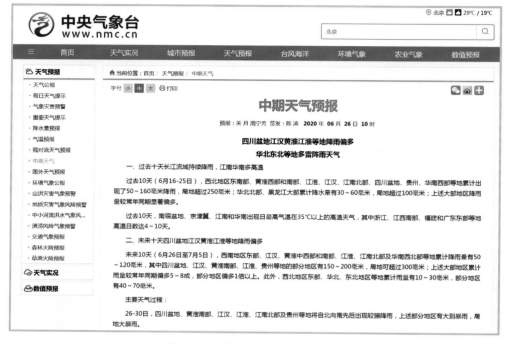

图 3.9 中期天气预报网站示例

　　获取短期天气预报的方式非常多样，除了电视里的天气预报栏目，电脑端可在中央气象台网站、中国天气网站（http：//www.weather.com.cn/）及各地的气象台网站进行查询。手机端推荐关注中央气象台和中国天气的官方微博与微信公众号，或者利用中国气象局官方推出的专业天气服务软件——中国天气，它的国内天气信息来源于中国气象局中央气象台，国外信息来源于知名国际气象服务商 AccuWeather，信息发布及时准确，内容可以信赖。

空气质量预报

　　空气质量预报主要包含空气质量指数（AQI）、空气质量级别和首要污染物等。其中，空气质量指数是由大气中的二氧化硫、二氧化氮、一氧化碳、臭氧、细颗粒物（$PM_{2.5}$）和可吸入颗粒物（PM_{10}）这 6 种污染物的浓度来计算的。基于 AQI，将空气质量判定为优、良、轻度污染、中度污染、重度污染、严重污染 6 个级别。AQI 越大，对应的空气污染程度越严重。

当空气达到轻度污染时，健康人群可能出现刺激症状，心脏病和呼吸系统疾病患者应减少体力消耗和户外活动；当空气达到中度污染时，健康人群中普遍出现症状，老年人和心脏病、肺病患者应停留于室内，并减少体力活动；当空气达到重度污染及以上时，即使是健康人也要尽量避免室外活动。

当前，查询实时空气质量可以通过中国天气网的环境频道；查询预报结果可登录中国环境监测总站官方网站，在其空气质量预报系统中进行搜索。当然，现在一般的天气 APP 也都提供这些功能，获取未来 10 天的空气质量预报非常容易。

健康指数类气象预报

在上述气象要素或天气趋势的预报基础上，气象专家们通过研究天气与人体的关联，进一步研发健康指数产品。气象部门在此基础上，面向一般人群提供健康气象综合指数预报服务，通过给出特定城市当日或短期时效内的指数等级（通常分为 5 个等级），描述其对人体健康的可能影响并给出建议措施。

例如，人体舒适度（体感）指数就是结合温度、湿度、风等气象要素对人体的综合作用，表征在大气环境中的舒适与否，提示人们顺应天气变化调节自身以适应冷暖环境。例如，感冒（流感）指数，给出天气变化下感冒发生的可能风险，指导衣服的增减及活动的安排；再如穿衣指数，直接给出不同天气下的穿着建议，直观易懂。公众可以通过关注中国天气网站和微博获取更多健康指数类预报（图 3.10）。

气象与心脑血管疾病的那些事儿

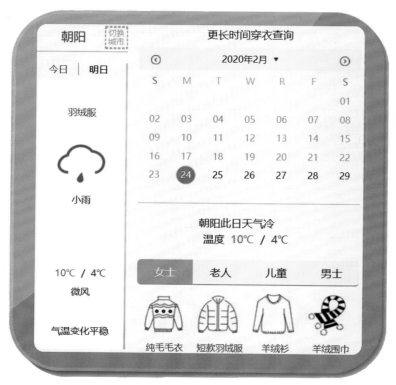

图 3.10 健康指数类气象预报示例

第4章

心脑血管疾病护理小知识

随着小康社会的全面建成,人民生活必将更加美好。当然,享受这一切有个重要的前提,那就是拥有健康的体魄。让我来猜猜,你最害怕得哪种病?是癌症、糖尿病,还是病毒感染性疾病?对于我来说,绝对是心脑血管疾病,不止因为它或温水煮青蛙式地侵蚀健康,或当头一棒式地夺取生命,更因为患病风险实在是太高。

气象与心脑血管疾病的那些事儿

中国疾病预防控制中心与美国华盛顿大学从 282 类致死原因中找出了 2017 年中国人的十大死亡原因，分别是脑卒中、缺血性心脏病、呼吸系统（气管、支气管、肺）癌症、慢性阻塞性肺疾病、肝癌、道路交通伤害、胃癌、阿尔茨海默病及其他痴呆症、新生儿疾病和高血压性心脏病。是否与你预期的不一样？导致中国人死亡的主要疾病基本为慢性病（图 4.1），其中，心脑血管疾病造成的每 10 万人寿命损失年数比其他 7 种之和还要多 202 年。

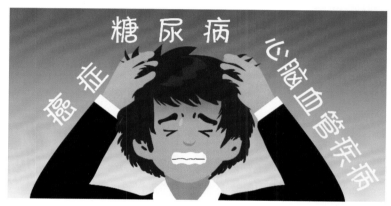

图 4.1   都别来找我

但好消息是，不同于神秘的癌症，虽然中国居民心脑血管疾病的发病风险高，但它并非不可预防。特别还有"三高"作为风险警示，早发现、早治疗可以显著降低脑卒中和其他血管病的发病风险。考虑长期健康风险，选择健康生活方式，本章将着重介绍我国开展心脑血管疾病风险评估的指导方案，以及危险因素的预防管理知识。

1 高危人群早期筛查

据统计，我国有 1/3 以上的成年人患有高血压，脑卒中的风险率更高达 39.3%，同时我国还是全球少有男性终身脑卒中概率高于女性的国家。这一切，与我们的生活习惯密切相关，如同第一章介绍的，高血压、吸烟、饮酒、少动、高钠摄入、肥胖等都是心脑血管疾病的危险因素，但也都是可以控制和改善的。

年轻，并不是无所畏惧

对有些人来说，炎热夏日的晚上，没有什么比撸串喝酒更舒服的事了，酒足饭饱再来根烟，赛似活神仙。只不过，这至少占了心脑血管疾病高危因素中的三种，这类人群绝对是血管破裂最喜欢盯上的人群（图 4.2）。

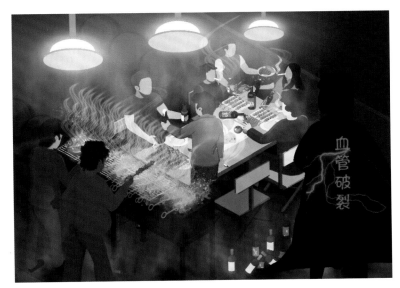

图 4.2 血管破裂，无论年龄，小心为上

年轻就是资本，年轻也成为青年人主动或被动选择不健康生活方式的一种说辞。熬夜、吃外卖食品、不吃早餐、功能饮料不离手及为了宣泄精神压力的聚会狂欢，其实都是在增加患病风险。以脑卒中为例，尽管其在临床上依然被认为是一种老年病，但根据《新英格兰医学杂志》发表的研究，25 岁和 70 岁人群的脑卒中风险并无太大的差异（图 4.3）。也就是说，考虑长期健康风险，年轻并不能无惧，如果可以在更小的年纪预防，选择健康生活方式，是可以预防脑卒中和其他血管病的。

10 年风险评估，早测早知道

为了积极应对我国心脑血管病防控的严峻挑战，由多学科专家组成的中国

气象与心脑血管疾病的那些事儿

心脑血管病风险评估和管理指南编写联合委员会，采用我国最新的中国动脉粥样硬化心脑血管疾病风险预测（China-PAR）模型，综合评估个体10年的发病风险，适用于20岁及以上没有心脑血管病的个体开展风险评估和危险因素管理。

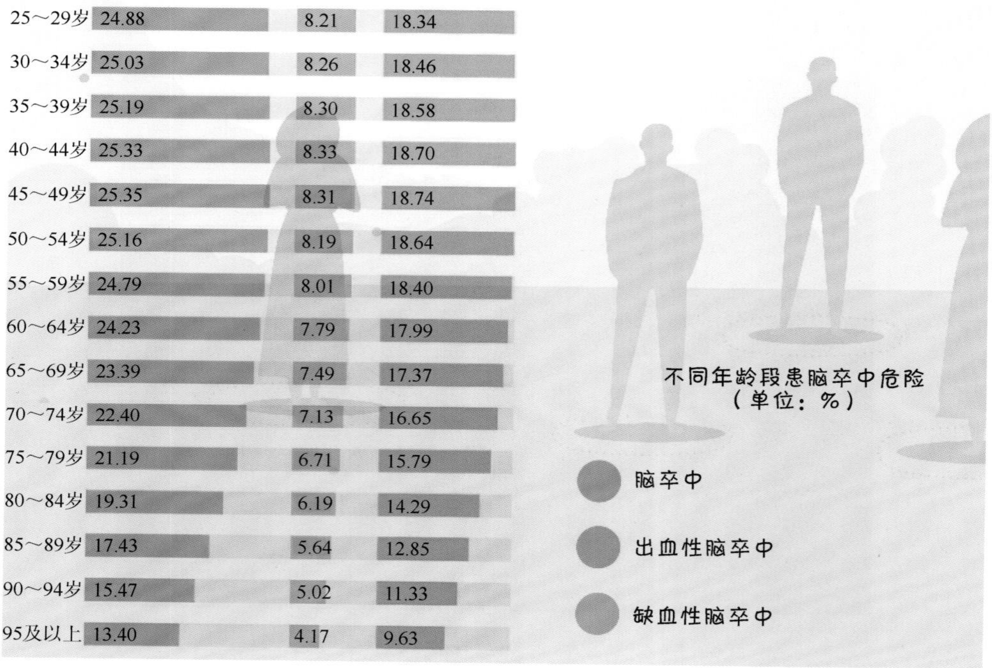

年龄段	脑卒中	出血性脑卒中	缺血性脑卒中
25～29岁	24.88	8.21	18.34
30～34岁	25.03	8.26	18.46
35～39岁	25.19	8.30	18.58
40～44岁	25.33	8.33	18.70
45～49岁	25.35	8.31	18.74
50～54岁	25.16	8.19	18.64
55～59岁	24.79	8.01	18.40
60～64岁	24.23	7.79	17.99
65～69岁	23.39	7.49	17.37
70～74岁	22.40	7.13	16.65
75～79岁	21.19	6.71	15.79
80～84岁	19.31	6.19	14.29
85～89岁	17.43	5.64	12.85
90～94岁	15.47	5.02	11.33
95及以上	13.40	4.17	9.63

不同年龄段患脑卒中危险（单位：%）

● 脑卒中

● 出血性脑卒中

● 缺血性脑卒中

图4.3 不同年龄脑卒中的风险，25岁时和70岁时并无显著差异

China-PAR模型除了纳入年龄、性别、收缩压、总胆固醇、吸烟、糖尿病、是否降压治疗等传统危险因素外，还首次纳入南北方、腰围、城乡、家族史等特色预测变量，考虑相关危险因素的交互作用，更适宜我国人群的心脑血管疾病风险预测。利用网站评估工具（http://www.cvdrisk.com.cn）或"心脑血管风险"手机APP评估工具就可以方便、快捷地进行自身心脑血管疾病的风险评估，其中10年风险评估结果显示＜5%为低危，5%～9.9%为中危，≥10%为高危。

◇ 对于10年风险达到高危或单个危险因素超出参数范围数值（治疗起始值）的个体，推荐每年评估1次，并采取相应的临床治疗。

◇ 对于35岁及以上存在高血压、糖尿病、血脂异常、超重或肥胖、吸烟等心脑血管疾病危险因素的个体，推荐每 1 ~ 2 年进行 1 次 10 年风险评估。

✧ 对于 35 岁及以上不存在心脑血管疾病危险因素的个体，应密切关注自身健康状况，每 2 ~ 3 年进行 1 次 10 年风险评估。

✧ 对于 35 岁以下的个体，应关注自身的心脑血管疾病危险因素，并考虑每 3 ~ 5 年进行 1 次 10 年风险评估。

如果年龄在 20 ~ 59 岁，并且 10 年风险评估为中危或低危，可以考虑每 3 ~ 5 年进行心脑血管疾病终身风险评估。终身风险（至 85 岁首次发生心脑血管疾病的累积风险）低于 32.8%，视为终身风险低危，高于 32.8%，视为终身风险高危。对于终身风险高危个体，需要加强警惕，积极改善生活方式，以早期预防疾病发生。已经患有心脑血管疾病的患者，需要参照相应疾病的临床指南进行治疗和管理，不适合进行 China-PAR 评估。

China-PAR 研究整合了覆盖我国南北方、城乡地区最新的中国人群前瞻性队列研究随访数据，总样本量超过 12.7 万人，最长随访超过 23 年。该模型还参考了美国、欧洲及我国既往心血管病风险预测模型，进行了内部验证和独立样本检验，相较于美国的 PCE 风险评估模型对中国人群显示出更好的预测效能，可信度还是比较高的。特别是在生活方式干预指导方面，有利于中、低危人群的早期预防和危险因素的长期管理，对捕获风险隐患点、中青年健康宣教具有十分重要的意义。

网站实用攻略

打开"心脑血管病风险评估"网站主页（http：//www.cvdrisk.com.cn）就可以看到风险评估版块，输入个人的 11 项参数信息：性别、年龄、现居住地区、腰围、总胆固醇（TC）、高密度脂蛋白胆固醇（HDL-C）、当前血压水平、是否服用降压药、是否患糖尿病、现在是否吸烟及是否有心脑血管病家族史，点击提交就可以查看评估结果。填写前框中的灰色字代表参数范围，超出范围的数值将不能进行风险评估。另外，现居住地区中，南方和北方是以长江为界进行区分的（图4.4）。

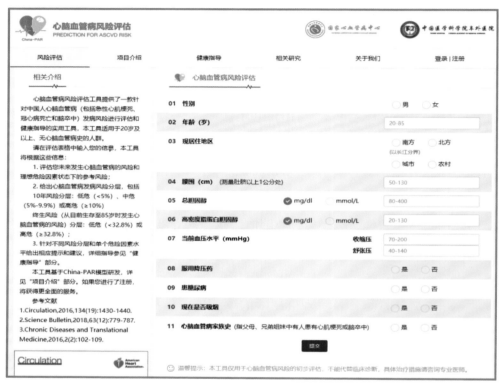

图4.4　"心脑血管病风险评估"网站主页

举例：40岁男性，现居住在北方城市，腰围80cm，TC为5.2mmol/L，HDL-C为1.3mmol/L，血压为145/80mmHg（收缩压/舒张压），尚未服用降压药，且无糖尿病病史、不吸烟、无心脑血管病家族史。点击提交后，网页显示该男性心脑血管病10年发病风险为2.7%，属于低危，如果将TC、收缩压进一步降低至理想状态，则发病风险会小于1.1%；其心脑血管病终身发病风险也属于低危，发病风险为31.6%，同样在理想危险因素状态下，终身发病风险可以降低至20.7%。在评估结果的下方，温馨建议给出测试者应该接受生活方式指导，以保持自身的低风险状况，加强自我监测。同时血压高时应密切关注，必要时就医治疗（图4.5）。

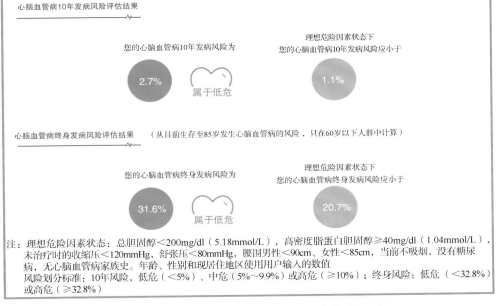

图 4.5 心脑血管病 10 年与终身发病风险示例

这个结果看着还不错，但同样是该男性，如果有糖尿病、吸烟或家族史中的任意一项，风险都会显著上升，尽管 10 年发病风险还能属于低危，但终身发病风险会达到高危。如果有两项及以上，那情况更严峻，10 年发病风险将会提高到中危乃至高危。此时，更应该积极改变不良生活方式，如戒烟、控制体重、增加体力活动等，患有糖尿病时还应积极治疗，避免并发症的发生。评估对象还可以查看"健康指导"专栏，获取目前临床指南或科学研究所推荐的健康指导信息，包括膳食、生活方式调节等。通过网站可以查看既往结果，对比现在和之前的风险评估结果，有利于更好地开展自我健康管理、动态调整健康干预或治疗措施。总之，这是一个心脑血管病早期筛查和早期防控的好工具。

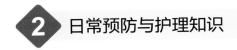

2 日常预防与护理知识

心血管疾病和脑血管疾病虽然在医学上是两个独立的概念，但具有共同的病理特征——动脉粥样硬化。因此，对心脑血管疾病的预防最主要的是预防动脉粥样硬化。随着年龄的增长，血管会逐渐老化，这是不可避免的生理现象，但是可以尽一切可能保证血管畅通，减缓粥样硬化的过程。

上上之策，防患于未然

心脑血管疾病大多数是可以预防的。在疾病发生之前，通过积极主动控制各种危险因素而避免其发生，这种防患于未然的方式在医学上称为"疾病的一级预防"。国内外专家已经在心脑血管疾病的一级预防措施方面达成了许多共识。

预防心脑血管疾病最好从个人风险的全面评估开始，也就是对身体指标、家族遗传等进行全面筛查，评估未来或终身患病的危险程度。然后可根据患病危险程度及个人特征偏好共同确定预防的最佳方案。一般来说，一级预防的主要措施包括生活方式干预和血脂、血糖、血压异常的干预。

第一，改变生活方式

健康的生活方式是预防心脑血管疾病的基石，可以预防超过80%的心血管事件，并使我们受益终身。

首先，养成健康的饮食习惯是至关重要的，平衡饮食可达到很好的降压效果。低脂、低盐、低胆固醇饮食，少吃含糖量高的主食，适当吃些粗粮，多食用含维生素和纤维素较丰富的食物、水果、蔬菜。注意每餐不要吃得过饱，过饱容易导致心脏供血不足，大脑负荷过重，进而引发心脑血管疾病。专家建议：

合理饮食。每天摄入蔬菜300～500g，水果200～400g，谷类250～400g，胆固醇＜300mg/d（一个鸡蛋黄），食用油＜25g。

注意补水。每日饮水量至少1200ml。患有高血压、糖尿病等慢性病的人，饮水量可增加到1500～2000ml。老年人睡前应适当补充水分，防止睡眠后血流速度下降导致血液黏稠；半夜醒来时也可适量喝点水，可稀释血液，有益于预防血栓形成。为了预防血压"早高峰"带来的危险，晨起时饮两杯温水，可以起到很好的预防作用。出汗较多时可适当补充淡盐水。

尽量不饮酒。建议成年男性的饮用酒精量≤ 25g/d（大致相当于啤酒750ml，或葡萄酒 250ml，或高度白酒 50g，或 38° 白酒 75g），成年女性饮用酒精量≤ 15g/d（相当于啤酒 450ml，或葡萄酒 150ml，或 38° 白酒50g）。但其实并没有公认的"安全饮酒剂量"，最好不喝，特别是酒精会促使动脉硬化的软斑块破裂，可造成血栓形成。

口味清淡。少吃盐是防治高血压的关键。每天钠盐控制在 5g 以内，另外少吃耗油、酱油、甜酱等调料，以及咸菜、腌肉等腌制食品，甜食在制作过程中也可能增加了不少的盐。可以增加钾盐摄入，含钾多的食物如坚果、豆类、瘦肉及桃、香蕉、苹果、西瓜、橘子等，以及海带、木耳、香菇、紫菜等。同时，也要严格限制饱和脂肪、油炸食品和甜味饮料的摄入，做到低盐低脂更健康（图 4.6）。

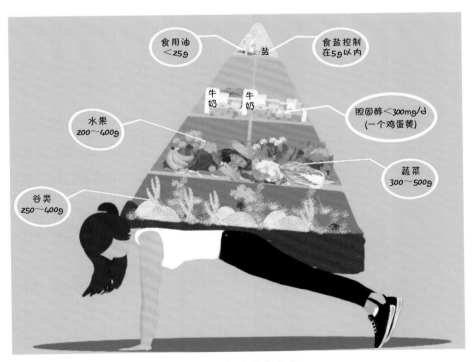

图 4.6 合理膳食结构

气象与心脑血管疾病的那些事儿

第二，加强运动，保证定期锻炼。规律的体育锻炼能够帮助人们降低血压，控制血糖和体重，从而改善心脑血管功能。每周至少进行 150 分钟的中等强度运动或 75 分钟的高强度有氧运动，如快步走、游泳、跳舞或骑自行车等，不拘形式，贵在坚持。如果年纪大、体重比较大，爬山容易损伤膝关节，血压也难降低，最好的方法就是平地快走。临床统计发现，每天坚持快走，血压至少能降 8mmHg，并且还附带减轻体重、增强体质、促进睡眠的功效。对于那些不爱运动的人来说，即使做不到推荐运动量，任何小的活动都比久坐不动要好。久坐还会抵消锻炼带来的获益，所以即便工作再繁忙，也应该找个间隙活动或拉伸一下，做一做办公室健身操吧（图 4.7）！

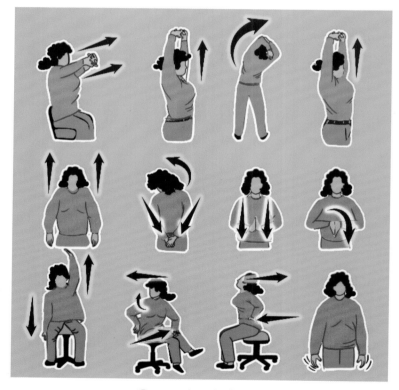

图 4.7　办公室健身操

第三，控制体重。控制肥胖症是减少慢性病发病率和病死率的一个关键因素。我国超重和肥胖人数逐年增加，尤其是青少年，因此控制超重和肥胖是我国心脑血管疾病一级预防的重要内容。研究显示，体重指数（BMI）在 22.5 ～ 25.0kg/m² 范围内病死率最低，BMI>25.0kg/m² 后，每增加 5kg/m²，总病死率增加 30%。BMI 控制到 18.5 ～ 23.9kg/m²，男性腰围＜ 85cm，女性腰围＜ 80cm，血压平均可下降 2 ～ 4mmHg。对于超重人群，专家建议每年至少要测量一次 BMI。但是，盲目减肥是不可取的，如节食、过度运动等，超重人群应当从改变不健康的生活方式入手，充分结合自身体质特点进行减肥，以避免产生肌肉减少或营养缺乏等有害影响。

第四，戒烟和避免吸二手烟。吸烟或二手烟对心脑血管的危害不亚于对肺的危害，几乎 1/3 的心脏病患者死亡都归因于此，即使少量吸烟也会增加急性心肌梗死的风险，因此必须彻底戒除。研究显示，与老年人相比，年轻吸烟者心肌梗死危险可进一步增加 4 倍。但从原则上来说，吸烟也是唯一能完全控制的危险因素，戒烟是降低心脑血管患病风险最经济、最有效的干预措施。戒烟方案应当根据个人情况而个体化制订，可以借助经批准的戒烟药物，但电子烟可能会增加心血管和肺部疾病风险，并非良策。

第五，调整恶劣情绪，保持心情愉悦。流行病学研究表明，情绪应激与冠状动脉病变的发生、发展及心脑血管事件密切相关。我国一项"初发急性心肌梗死研究"表明，心理压力水平和 6 个月内负性生活事件导致急性心肌梗死的危险度仅次于吸烟，排在第二位，应该引起重视。常见的心理障碍包括焦虑、抑郁、惊恐发作、躯体化感觉障碍、疑病症、睡眠障碍和强迫思维等。在生活中应保持良好的心态，避免情绪激动，若发现存在心理问题，应及时寻求专业人士进行疏导或治疗。

第六，尽量不熬夜，保证睡眠。熬夜会打乱生物钟，使机体分泌过多的肾上腺素和去甲肾上腺素，使血管收缩、血流减慢、血液黏度增加，加速血管硬化和堵塞。建议高血压患者至少每天晚上 11 时前睡觉，因为晚上 11 时到凌晨 1 时是一天当中的"阴中之阴"，特别是到了冬天，寒中之阴往往最容易伤身（图4.8）。

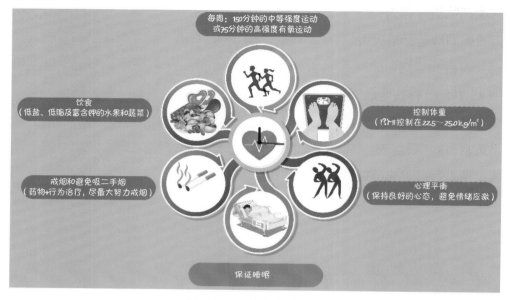

每周：150分钟的中等强度运动
或75分钟的高强度有氧运动

控制体重
（BMI控制在22.5～25.0 kg/m²）

心理平衡
（保持良好的心态，避免情绪应激）

保证睡眠

戒烟和避免吸二手烟
（药物+行为治疗，尽最大努力戒烟）

饮食
（低盐、低脂及富含钾的水果和蔬菜）

图 4.8　健康的生活方式

预防"三高"

高血脂、高血糖和高血压是心脑血管的噩梦，它们在人体内肆意地损害血管，增加冠心病、缺血性脑卒中等疾病风险。预防"三高"可以"三步走"：①改善生活方式；②定期做好血脂、血糖和血压的检测；③按照医生建议积极配合药物治疗。

高血压的监测应当最早开始。专家建议18岁以上健康成人应当至少每2年监测1次，35岁以上成人至少每1年监测1次，而心血管患者应常规接受血压测量。对于血压升高或达到高血压的成年人，主要进行非药物干预，也就是生活方式的干预。对于存在向心性肥胖、吸烟、有早发心脑血管病家族病史等多个危险因素的初发高血压患者，还可以加入药物治疗。

对于血脂，40岁以下血脂正常的人群，每2～5年监测1次；40岁以上的人群，至少每年监测1次；高危人群要每6个月监测1次。降低低密度脂蛋白胆固醇是降脂治疗的首要目标。对于低密度脂蛋白胆固醇升高、年龄在40～75

岁的糖尿病患者，以及确定有高危动脉硬化性心血管病风险患者，应选用他汀类药物治疗作为一级预防方案。当低密度脂蛋白胆固醇达标，非高密度脂蛋白胆固醇达标是次级目标。

在血糖方面，健康人从 40 岁开始要每年检查 1 次空腹血糖。如果年龄小于 45 岁，但有其他危险因素，如肥胖（BMI ≥ 28kg/m²）、2 型糖尿病者的一级亲属、有妊娠糖尿病史等，应进行口服葡萄糖耐量试验进行筛查。若筛查结果正常，3 年后复查。如果年龄 ≥ 45 岁，特别伴有超重（BMI ≥ 24kg/m²）者要定期进行口服葡萄糖耐量试验检测（图 4.9）。

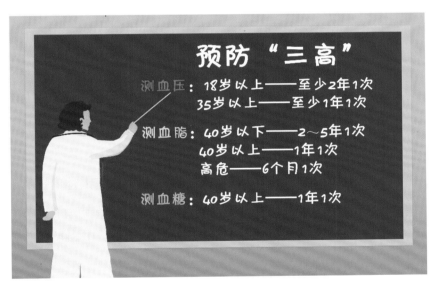

图 4.9　预防"三高"

关注天气变化

根据天气变化随时增减衣物、调整生活方式，是守护血管健康的又一有效方式。夏秋交替时期，是心血管疾病的暴发期。"忽冷忽热"一折腾，很容易导致血管痉挛、血压波动大。此时，早晨变凉，酷爱晨练的老年人要注意，适时增减衣服，特别要护好脖子、后背、脚部，这些都是血管最丰富的地方。锻炼时要注意控制活动量及活动强度，避免空腹激烈活动。活动过后，要及

气象与心脑血管疾病的那些事儿

时补充水分，避免大量出汗导致血液浓缩，血液黏度增高，从而诱发脑卒中。相似的，春季气候多变，需防范"倒春寒"的来临，注意保暖。

高温天气对心脑血管也不太友好。当环境温度超过 32℃时，老年人要减少体力活动，避免不必要的外出，尤其不要去温度高、湿度大、人口稠密的地方。外出前可查看天气现象及紫外线强度预报，做好打遮阳伞、戴遮阳帽、戴太阳镜等防护工作。另外，空调温度别开太低，室内外温差在 5 ~ 8℃为宜，即使天气再热，空调室内温度也不宜低于 24℃。晨练别太早，不妨将锻炼时间改到下午或傍晚。另外，夏季出汗多，要及时补充水分，保证饮水和饮食清淡，多吃蔬菜、水果。

紧急时刻，如何把握分秒

心脑血管疾病发病突然且来势凶猛。当病症发生之时，如何准确判断，把握时机采取紧急措施，为治疗赢得时间，是至关重要的一步。下面介绍动脉粥样硬化斑块及五种心脑血管疾病的主要症状及紧急处理方法。

动脉粥样硬化斑块

动脉粥样硬化斑块的存在是血管发出的"求救信号"。我们可以通过一些微小的症状来初步判断体内是否有动脉粥样硬化斑块的存在。①胸部疼痛是冠状动脉发生粥样硬化的典型症状；②头晕、头痛是脑动脉发生粥样硬化的信号；③不明原因的耳鸣、耳聋可能预示着已经出现早期动脉粥样硬化或冠心病；④ 90% 耳垂皮肤有皱纹的人中冠状动脉可能存在粥样硬化斑块。斑块如同人体内的"不定时炸弹"，只是不生长到一定程度可能没有症状或者症状不明显。所以，还是要积极寻找"蛛丝马迹"，及早防治，避免病情恶化。

脑梗死

当脑梗死发生时，可能出现下面这些信号：①突然感到一侧面部或肢体麻木或无力：流口水，肢体软弱无力，如拿筷子没劲，夹不到菜，走路时拖着一条腿等；②突然出现言语含糊或语言障碍：与人交谈时突然出现说话困难或听不懂别人的话；③突然出现头晕：周围景物出现旋转，站立不稳甚至晕倒在地；④突然出现一侧眼睛看不见东西，数分钟或数秒即恢复；⑤突然出现呛咳、吞咽困难、疲倦、嗜睡、耳鸣、步态不稳、鼻出血等（图4.10）。

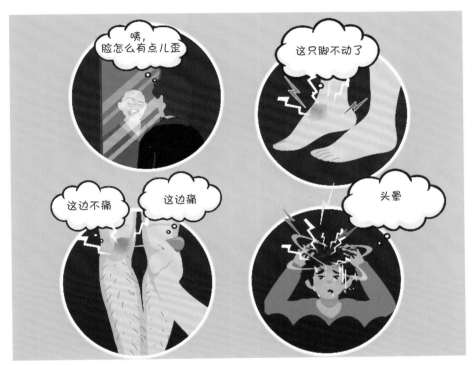

图4.10 脑梗死突发症状

脑梗死症状出现，急救一定要越快越好。首先要立刻拨打急救电话，在急诊科医生的帮助下救送患者，而不是由家属在缺乏经验的情况下自行处理。此时，可以让患者就地平躺，将头侧向一边。到医院后立刻做头颅CT，当结果显示未出血，即脑组织"尚未见异常"后，依据患者情况，迅速做溶栓治疗，及时做头部磁共振、脑血管造影及介入等治疗。这些程序环环相扣，非常紧密，需要家属密切配合，万不可拖延了时间，以免错过黄金救治时段。另外，注意送达的医院应是具有溶栓医疗条件的急诊医疗机构，还要24小时由出诊医生做溶栓治疗。日常生活中，可以时常按摩颈部、摇头晃脑、耸肩，以促使已硬化的颈部血管恢复弹性，改善大脑供血，增加血管的抗压力，活血通络，预防脑卒中发生。

脑出血

脑出血症状一般有头痛和呕吐，并迅速出现昏迷、偏瘫、大小便失禁等症状。剧烈的头痛是脑出血的最常见症状（图4.11）。一旦出现剧烈的头痛，患者要首先想到脑出血的可能，并立即采取自救措施。

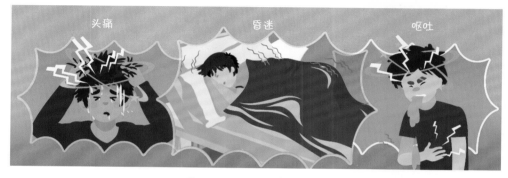

图 4.11　脑出血突发症状

脑出血的最初5分钟，对生命至关重要，被称为"黄金5分钟"。准确快速的家庭急救可以阻止疾病的发展，降低病死率、致残率。一般情况下，脑出血从发作到昏迷有一段时间，要利用这段时间迅速拨打120，然后到较平坦的地方，解开衣领，就地侧身平躺，尽量减少肢体活动，保持心情平稳，等待救援（图4.12）。如果家属在身边，千万不要盲目搬动患者，可以将其侧卧，头部偏向一方，松解衣领，保证呼吸道畅通，以防呕吐物吸入气管引起窒息。如果患者戴有活动性义齿，要及时取下，并尽量避免剧烈晃动患者头部。天热时可在头部放置冷毛巾、冰水、冰袋，也可用雪糕、冰棒替代，使头部血管收缩，减少脑部出血，减少后遗症的发生，保持通风。等待急救车时，可以测量血压。如果脑出血患者的血压不超过180mmHg，那么可耐心等待急救车；如果超过180mmHg，就要考虑给患者吃降压药。

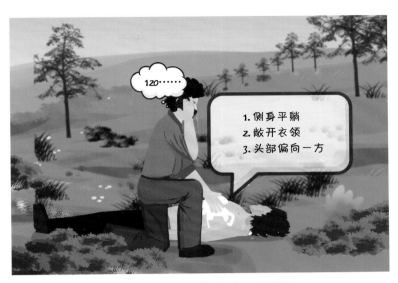

图 4.12 脑出血急救的正确姿势

冠心病

冠心病发作时常有心绞痛出现，也就是心前区出现的一种不可名状的让人难受的压榨感和憋闷感。有时候也会表现为心悸、喉部紧缩感、牙痛及肩背部疼痛等症状（图 4.13）。如果发现自己出现心绞痛等症状不能缓解时，

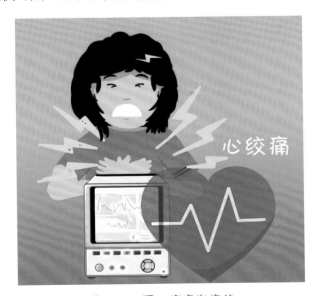

图 4.13 冠心病突发症状

气象与心脑血管疾病的那些事儿

可含服硝酸甘油，然后自己或求助于旁人拨打急救电话。切忌跑步或快走赶到医院。因为心里越急，走得越快，心率越快，心脏负荷就越重，心肌缺血将越严重。

急性心肌梗死

持续胸痛、后背痛及大汗是心肌梗死的发生信号，含服硝酸甘油效果不明显，老年人及合并糖尿病患者胸痛可不明显，这时大汗症状便有提示价值。也就是说，老年人发作时即便不怎么胸痛，但是出大汗就要注意可能是发生心肌梗死了（图 4.14）。

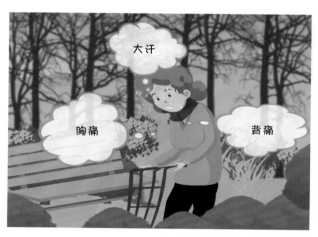

图 4.14　急性心肌梗死突发症状

对于心肌梗死的紧急处理是嚼服 300mg 阿司匹林，然后去最近的医院做溶栓治疗。如果发病 3 小时内到医院的话，溶栓治疗和介入治疗在救命上没有差异，只要血管及时被开通就可以。而溶栓治疗即便是县医院也是可以做的，而且非常便宜。

猝死

有关"猝死"的新闻常出现于公众视野，并且猝死者平日给周围人的印象很多都是"一向身体很棒"。英国伦敦大学研究表明，每天工作超过 11 小时，患心脏病的风险会增加 67%。熬夜还会让心肌缺血缺氧，很容易成为诱发心血管疾病发作的"最后一根稻草"。也就是说,猝死并非平白无故发生,而是心脏自身的器质性病变受到刺激因素而诱发。猝死看似事发突然,实则有迹可循。当身体出现以下 6 种信号,需高度警惕猝死发生。①近期突然出现活动后胸闷,休息后可缓解,提示可能患了冠心病;②不定期出现的心率加快通常是快速性心律失常的结果;③心动过缓、血压变低,容易出现长时间的心脏停搏,导致猝死;④晕厥是猝死的重要前兆;⑤出现不明原因的疲劳、乏力,或伴有胸闷、水肿,需警惕因心肌炎或心肌病而引发猝死;眼前发黑和肢体麻木,需警惕脑卒中所引起的猝死发生。猝死的黄金急救时间在发病 10 分钟内。一旦周围人发生心搏骤停,赶快拨打 120 急救电话。面对猝死患者,尽早进行心肺复苏及电除颤。但如果患者发病时没有条件进行这两项急救措施,首先应该想办法向周围人呼救,由两名有经验或学习过相关知识的人员交替对其进行心肺复苏。

细致护理,迎来康复春天

心脑血管疾病来如猛兽,许多患者初发时往往措手不及,容易造成心理损害,主要表现为病初患者对身体不适的恐惧、焦虑,而后为对生活、工作的担心及对家庭的拖累、生命的忧虑。这些负面情绪对患者的康复极为不利,所以护理过程中的心理疏导极为重要。未病先防,既病防变。增强患者对疾病的科学认知,克服假象的恐惧心理,放松情绪,要坚信只要积极开展非药物治疗和药物治疗,是可以防止进一步的病变,重回健康。护理过程中还有以下几点需要注意:

第一,患者所处环境要保持定时通风、温湿度适宜、光照良好,特别是冬春季节也要注意通风换气。可以让患者参与室内娱乐活动,如下围棋、看电视、唱歌等,使之保持心情愉快。

第二,监督患者严格按照医嘱用药,避免随意增减药量或更换药物,如有不良反应要及时反馈医生。输液时,要注意观察,避免出现回血、鼓针等情况;

饮食上，要提醒患者养成规律的饮食习惯，食用清淡易消化的食物，多吃水果和蔬菜，尽量避免食用油炸、烧烤、刺激性食物。

第三，协助患者开展运动活动。很多患者认为生了病一律"静养"，但其实，适量的活动有益于康复。运动活动应在医生指导下进行，并结合病情、体质、年龄、兴趣等选择运动方式，如步行、慢跑、打太极拳等。可以建立一份自我锻炼记录，标明日期、时间、距离、方法、强度、心率和自我感觉等。运动开始前，先做一些柔和的肢体活动热身，以免突然活动引起的肌肉韧带损伤；锻炼结束后，做些整理活动，如双手搓面部、向后梳理头发根部、轻揉太阳穴等。另外，要注意运动环境，温度最好在 4 ～ 24℃，相对湿度小于 65%，场地平坦、开阔、空气新鲜、无污染。在寒冷、潮湿的气候下就不要进行户外锻炼了。

"亡羊补牢，为时未晚"。康复是一个综合而长期的过程，要从运动、饮食、心理全面调理（图 4.15）。患者切不可以"是否出院"作为评判康复的标准，一旦出院或身体好转就"好了伤疤忘了痛"，又恢复了大吃大喝、吸烟饮酒的不良习惯，最后还是会将病魔再次召唤来。只有保持生活自律、心态乐观、积极治疗、定期检查，才会真正迎来康复的春天。

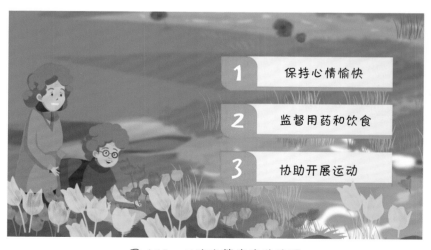

图 4.15　心脑血管疾病的护理

参 考 文 献

崔泳琳，2013. 气象污染因子对心脑血管疾病急诊量影响的预报模型研究（硕士学位论文）. 广州：华南理工大学.

丹尼尔·利伯曼，2017. 人体的故事：进化、健康与疾病. 杭州：浙江人民出版社.

樊希彬，谭丽静，李丹，等，2018. 天气突变对心脑血管疾病的影响. 气象科技，46（2）：418-422.

福永笃志，2017. 乐活气象医学全书：日本第一脑科医师气象士，教你正确防病，四季健康. 新北：世茂出版有限公司.

霍寿喜，2000. 初冬寒潮易诱发心血管病. 老年人，11：43.

梁晓妮，骆月珍，雷俊，2013. 气候变化背景下医疗气象研究综述. 浙江气象，34（1）：27-32.

梁悦，刘达瑾，2020. 空气污染与心血管疾病相关性的研究进展. 中西医结合心脑血管病杂志，18（23）：3978-3981.

栾桂杰，李湉湉，殷鹏，等，2015. 2010 年北京市高温热浪对居民死亡的影响. 环境卫生学杂志，5（6）：525-529.

马守存，张书余，王宝鉴，等，2011. 气象条件对心脑血管疾病的影响研究进展. 干旱气象，29（3）：350-354，361.

彭丽，许建明，耿福海，等，2017. 上海健康气象预测研究和服务. 气象科技进展，7（6）：157-161.

钱颖骏，李石柱，王强，等，2010. 气候变化对人体健康影响的研究进展. 气候变化研究进展，6（4）：241-247.

苏晓晨，陈朝婷，姚凯魏，等，2018. 空气污染致心血管系统损伤的研究进展. 临床医学进展，8（9）：807-812.

孙春玲，肖好玲，程会云，2008. 心脑血管患者的康复指导. 中华临床医学研究杂志，14（7）：971.

王安兰，2002. 热浪袭来护好心脑. 现代养生，7：13.

王海青，徐为进，鞠红霞，等，2009. 试论感觉温度与风力及湿度的关系. 绿色科技，8：78-79.

王锦溪，李虹伟，2013. 空气污染与心血管疾病发病及预后的研究进展. 心脏杂志，25（6）：

719-721.

王莉，2017. 分析心脑血管疾病护理要点及改进措施 . 智慧健康，13：91-92.

王衍文，仇学淬，1985. 急性心肌梗死发病气象条件的研究 . 气象学报，4：109-112.

宇传华，季洁，张干深，等，2015. 中国人寿命、死因与健康危险因素——全球疾病负担研究
　　最新结果 . 中国卫生统计，32（1）：181-182.

张雷光，王君平，2016. 我国大气污染及气象因素对人体健康影响的探讨 . 临床医药文献电子
　　杂志，3（6）：1186-1188.

张书余，王宝鉴，谢静芳，等，2010. 吉林省心脑血管病与气象条件关系分析和预报研究 . 气象，
　　36（9）：106-110.

张书余，张夏琨，崔世杰，等，2016. 冷空气对人心血管系统及相关影响因素的自然实验研究 .
　　气象，42（10）：1256-1262.

张书余，张夏琨，田颖，等，2015. 模拟热浪天气对冠心病影响及其机理实验研究 . 气象，41（6）：
　　761-770.

张夏琨，况正中，张书余，2017. 模拟热浪期间突然强降温天气对高血压大鼠心血管系统影响
　　的实验研究 . 科学技术与工程，17（3）：36-46.

赵连成，武阳丰，周北凡，等，2003. 不同体重指数和腰围人群的血压均值及高血压患病率调查 .
　　中华流行病学杂志，24（6）：471-475.

中国心血管病风险评估和管理指南编写联合委员会，2019. 中国心血管病风险评估和管理指南 .
　　中华预防医学杂志，53（1）：13-35.

中国医师协会心血管内科医师分会，《中华内科杂志》编辑委员会，2010. 心血管疾病一级预
　　防中国专家共识 . 中华内科杂志，49（2）：174-185.

周骥，张书余，王宝鉴，等，2011. 医疗气象学研究方法进展 . 气象科技，39（6）：745-752.

朱乾根，2007. 天气学原理和方法 . 北京：气象出版社 .

祝之明，刘光耀，李言让，1989. 钠离子转运异常与高血压 . 国外医学：心血管疾病分册，3：
　　133-136.

《中国高血压防治指南》修订委员会，2019. 中国高血压防治指南 2018 年修订版 . 心脑血管病
　　防治，19（1）：1-44.

Arnett DK，Blumenthal RS，Albert MA，et al，2019. 2019 ACC/AHA guideline on the primary
　　prevention of cardiovascular disease. J Am Coll Cardiol，74（10）：1376-1414.

Benowitz LI，Perronc-Bizzozero NI，1991. The expression of GAP-43 in relation to neural growth
　　and plasticity：when，how，why? Prog Brain Res，89：69-87.

Danet S，Richard F，Montaye M，et al，1999. Unhealthy effects of atmospheric temperature and pressure on the occurrence of myocardial infarction and coronary deaths: a 10-year survey: the Lille-World Health Organization MONICA project (Monitoring trends and determinants in cardiovascular disease). Circulation, 100 (1): 1-7.

Feigin VL, Nguyen G, Cercy K, et al, 2018. Global, regional, and country-specific lifetime risks of stroke, 1990 and 2016. N Engl J Med, 379 (25): 2429-2437.

Fukuoka Y. 2009. Review on practical use of weather forecasting for health in Japan and Germany. Glob Environ Res, 13 (1): 49-54.

Jiang JY, Gao GY, Feng JF, et al, 2019. Traumatic brain injury in China. Lancet Neurol, 18 (3): 286-295.

Liu LQ, Britner S, Pan XC, et al, 2011. Associations between air temperature and cardio-respiratory mortality in the urban area of Beijing, China: a time-series analysis. Environ Health, 10: 51.

Pu HX, Li JT, Wang P, et al, 2017. The death of the circulatory system diseases in China: provincial socioeconomic and environmental perspective. Environ Sci Pollut Res Int, 24 (11): 10381-10390.

Rajagopalan S, Al-Kindi SG, Brook RD, 2018. Air pollution and cardiovascular disease: JACC state-of-the-art review. J Am Coll Cardiol, 72 (17): 2054-2070.

Rocklöv J, Ebi K, Forsberg B, 2010. Mortality related to temperature and persistent extreme temperatures: a study of cause-specific and age-stratified mortality. Occup Environ Med, 68 (7): 531-536.

Roth GA, Mensah GA, Johnson CO, et al, 2020. Global burden of cardiovascular diseases and risk factors, 1990—2019: update from the GBD 2019 study. J Am Coll Cardiol, 76 (25): 2982-3021.

Wang ZW, Chen Z, Zhang LF, et al. 2018. Status of hypertension in China: results from the China hypertension survey in 2012—2015. Circulation, 137 (22): 2344-2356.

Wu S, Wu B, Liu M, et al. 2019. Stroke in China: advances and challenges in epidemiology, prevention, and management. Lancet Neurol, 18 (4): 394-405.

Zhao D, Liu J, Wang M, et al, 2018. Epidemiology of cardiovascular disease in China: current features and implications. Nat Rev Cardiol, 16 (4): 203-212.

Zhou MG, Wang HD, Zeng XY, et al, 2019. Mortality, morbidity, and risk factors in China and its provinces, 1990—2017: a systematic analysis for the Global Burden of Disease Study 2017. The Lancet, 394 (10204): 1145-1158.

总 主 编　柳艳香
副总主编　姚孝元　吴　昊

健 康 气 象

一呼一吸间的气象奥秘

主 编　苗　蕾　付桂琴　陆　倩　李永红

科学出版社

北　京

内 容 简 介

流感病毒在冬季肆虐，过敏性鼻炎患者在春秋季苦不堪言，这些现象的背后隐藏着呼吸系统疾病与天气之间不得不说的秘密。本书介绍了感冒、鼻炎、哮喘等六类常见的呼吸系统疾病，重点分析了天气、气候和环境变化对气象敏感性呼吸系统疾病的影响。最后，从气象角度引导人们科学防范此类疾病。

本书内容丰富、图文并茂、通俗易懂，可供关注呼吸系统疾病的大众读者及从事医疗气象的研究人员使用，并可作为大众科普读物。

图书在版编目（CIP）数据

一呼一吸间的气象奥秘/苗蕾等主编．—北京：科学出版社，2022.1
（健康气象/柳艳香总主编）
ISBN 978-7-03-069575-8

Ⅰ.①一⋯ Ⅱ.①苗⋯ Ⅲ.①气象学－影响－呼吸系统疾病－研究
Ⅳ.① R56-05

中国版本图书馆 CIP 数据核字（2021）第 164400 号

责任编辑：丁慧颖　韩　鹏／责任校对：张小霞
责任印制：肖　兴／封面设计：龙　岩

科 学 出 版 社 出版
北京东黄城根北街 16 号
邮政编码：100717
http://www.sciencep.com

北京九天鸿程印刷有限责任公司 印刷
科学出版社发行　各地新华书店经销
*
2022 年 1 月第 一 版　开本：720×1000　1/16
2022 年 1 月第一次印刷　印张：31
字数：370 000
定价：88.00 元（全 5 册）
（如有印装质量问题，我社负责调换）

"健康气象"编委会

总 主 编　柳艳香

副总主编　姚孝元　吴　昊

编　　委（按姓氏汉语拼音排序）

陈　辉　程义斌　段蕾蕾　冯蜀青

李湉湉　李永红　鲁　亮　师金辉

田　华　王　情　王　志　王松旺

张　仪

绘　　图　梁　磊　陈　虓　周　婧

前　言

随着社会经济的发展，以及人类生产生活方式的变化，人类的疾病谱也在发生变化。近年来，大气污染、吸烟、人口老龄化等因素使呼吸系统疾病的构成发生了改变，但该系统的疾病仍是全球疾病负担的最重要来源，也是我国面临的重要公共卫生问题。

大量流行病学研究表明，温度、湿度、$PM_{2.5}$等环境气象要素对呼吸系统疾病（如感冒、哮喘、慢性阻塞性肺疾病等）有较大的影响。那么，这其中有怎样的关系呢？在全球气候变化的背景下，呼吸系统疾病又会发生怎样的变化？随着医疗气象学的发展，科学家逐渐为公众揭开了其中的奥秘。

本书以生动形象的语言介绍了几种常见的呼吸系统疾病，重点分析了天气、气候和环境变化与这些气象敏感性疾病之间的有趣关系，从新的视角出发引导人们关注天气信息，科学预防常见的呼吸系统疾病。本书分4章：第1章介绍了感冒、过敏性鼻炎、哮喘、慢性阻塞性肺疾病等六类常见的呼吸系统疾病；第2章详述了天气、气候变化对呼吸系统疾病影响的特点及其内在机制；第3章讲述了室内外空气污染（如颗粒物、二氧化硫、臭氧等）对呼吸系统造成的危害；第4章为公众解密天气预报，科学防范天气变化对呼吸系统疾病的影响。

希望本书能够帮助读者朋友加深对呼吸系统疾病的了解，增强气象对呼吸系统疾病影响的认识，并给此类疾病的预防提供更多的参考。因编写时间仓促，书中难免有疏漏、不足之处，敬请广大读者批评、指正。

编　者

2021 年 4 月

目　录

第1章

认识"会呼吸的痛"

　　对于患有呼吸系统疾病的人来讲，"会呼吸的痛"不再是煽情的歌词，而是身体内部的真实感受。

　　呼吸系统疾病是常见病，也是多发病，主要病变发生在上呼吸道、气管、支气管、肺部及胸腔，病变轻者咳嗽、气喘、胸痛、呼吸受影响，病变重者呼吸困难、缺氧，甚至呼吸衰竭而致死亡。以慢性阻塞性肺疾病（简称慢阻肺）、支气管哮喘（简称哮喘）和肺癌等为代表的慢性呼吸系统疾病具有发病率高、致残率高、病死率高、病程长、治疗成本高等特点。近年来，由于烟草持续流行、环境污染加重、人口老龄化加剧及生活方式的改变，慢性呼吸系统疾病的发病率呈逐年上升的趋势，已发展为我国面临的重要公共卫生问题。

　　本章，就让我们先来认识一下这些常见的呼吸系统疾病。

看似熟悉却又陌生的朋友——感冒

感冒是我们日常生活中最常见的疾病。一般来说，无论男女老少，每年感冒一两次是再正常不过的事情。

然而，感冒是"小病"吗？ 2018 年，一篇《流感下的北京中年》的微信长文刷屏朋友圈。从流行性感冒到肺炎，从门诊到 ICU，这段 29 天阴阳两隔的经历，引发了社会热议。为什么有人会因为感冒而送了性命？感冒到底是一种什么样的疾病，你真的了解吗？

感冒，其实是我们看似熟悉却又陌生的朋友。

"感冒"一词的趣史

先让我们穿越到宋代，看看"感冒"一词是如何被"发明"的。

宋朝有个中央级的学术机构，名为"馆阁"，这个部门的主要职能是管理图书典籍、编修国史。根据规定，馆阁每天晚上要安排一名官员值夜班，以防图书被盗。值夜班是个苦差事，漫漫长夜，无法睡眠，于是官员们纷纷想法子开溜。

肠胃不适这个病来得快去得快，似乎是个请假的最佳选择。因此，官员们开溜时，就会在请假簿写上"某某某，腹肚不安，免宿"。渐渐地，"腹肚不安"就成了一个约定俗成的请假托词。南宋时，馆中来了一个文艺男青年，名叫陈鹄。他觉得"腹肚不安"这种病有辱斯文，于是从当时的"永嘉医派"得到灵感，发明创造了"感风"一词。"感风簿"因为较为文雅，得到官员们的青睐，成了请假薄的新代称。

明清两代，官员们又将"感风"改成了"感冒"，"感风簿"演变成了"感冒假"。"感冒假"作为意义整体的潜台词就是，本官在为该公务操劳之际已感外淫，但自己仍然带病坚持工作，直至请假时，症状已从内而外全面暴发，故不得不请假休息了！清代以后，"感冒"一词开始走出官场，成为一个医学专用名词。

这段历史是不是刷新了你对"感冒"的认识？简单的两个字竟包含了如此深意，让人不禁钦佩古人语言的艺术。

感冒家族大揭秘

了解了"感冒"一词的来源，下面我们揭开感冒的面纱，从"族谱"开始全面认识感冒家族（图1.1）！

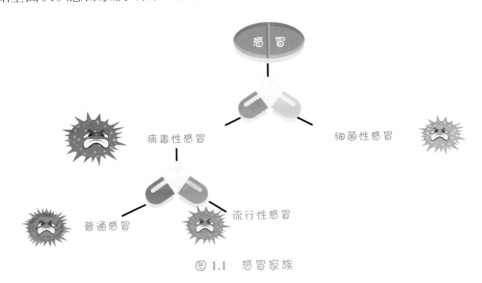

图 1.1　感冒家族

感冒按照致病感染源可分为病毒性感冒和细菌性感冒。细菌性感冒主要是由细菌感染引起的，它相对小众而低调。年年"怒刷存在感"的是病毒性感冒，我们熟悉的普通感冒和流行性感冒（简称流感）都归于此类。

那么，病毒性感冒和细菌性感冒如何区分呢？首先，从传染性特点来看，病毒性感冒具有明显的群发特点，短期内多人发病，季节性比较明显；细菌性感冒相对于病毒性感冒传染性不强，患病人群以散发性为主。其次，从症状来看，病毒性感冒时鼻腔流涕症状比咽部症状明显，主要症状为流鼻涕、轻咳、打喷嚏等，且往往发病较急；细菌性感冒主要表现为咽喉红肿、疼痛，流脓鼻涕等，全身不适症状较重。最后，在临床上医生往往通过血常规检查来判断病毒性感冒和细菌性感冒，其中白细胞总数高、中性粒细胞比例升高，都是细菌感染的重要特征。

了解了"父辈"病毒性感冒和细菌性感冒的区别，再来看看普通感冒和流感这"兄弟俩"。其实"兄弟俩"的差异还是很大的，普通感冒像是调皮的小男孩，偶尔搞点恶作剧，而流感更像是"大魔王"，一旦暴发，威力无穷（图1.2）。

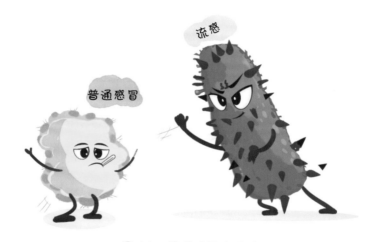

图 1.2　普通感冒和流感

普通感冒大部分是由病毒引起的，鼻病毒是引起普通感冒最常见的病原体，其他病毒包括冠状病毒、副流感病毒、呼吸道合胞病毒等上百种病毒。普通感冒极为常见，人群普遍易感，一般人在受凉、淋雨、过度疲劳后，抵抗力下降，容易出现感冒。感冒病毒通常会在体内潜伏18～48小时，然后突然暴发。伴随的症状主要包括咽喉肿痛、打喷嚏、鼻塞、流涕等。一般来说，感冒症状会持续一个星期，之后通常可痊愈。因此，对于普通感冒来说，胡乱吃药不如好好休息。多喝热水、多睡觉，补充维生素C，然后耐心地等它过去。但是如果症状一直持续或急剧恶化，一定要去医院请医生诊断，切忌硬扛。

流感是一种由流感病毒引起的急性呼吸道传染病，主要通过呼吸道飞沫近距离传播，也可以通过口腔、鼻腔、眼等部位的黏膜直接或间接接触传播，在人群聚集的场所容易发生聚集性疫情。流感传染性强，有明显季节性，发病症状多是发热、头痛、全身肌肉酸痛等，伤害力比普通感冒强很多。值得注意的是，流感的可怕之处并非在于疾病本身，而在于它可能引起致死性的并发症，如肺炎、中耳炎、心肌炎等。

流感和普通感冒的主要区别如表 1.1。

表 1.1　流感和普通感冒的主要区别

	流感	普通感冒
致病原	流感病毒（甲型、乙型、丙型等）	鼻病毒、冠状病毒、副流感病毒、呼吸道合胞病毒等
传染性	强	弱
发病的季节性	有明显的季节性（我国北方为 11 月至次年的 3 月多发）	季节性不明显
发热程度	多高热（39～40℃），可伴寒战	不发热或轻中度发热，无寒战
发热持续时间	3～5 天	1～2 天
症状	全身肌肉酸痛、乏力、头痛、发热等	咽喉肿痛、流涕、鼻塞、咳嗽等，全身症状较轻
病程	5～10 天	5～7 天
并发症	较重（肺炎、中耳炎、心肌炎、脑膜炎等）	少见

流感病毒属于正黏病毒科，根据核蛋白和基质蛋白可分为甲型（A）、乙型（B）、丙型（C）三种类型（表 1.2）。流感病毒可引起人、禽、猪、马、蝙蝠等多种动物感染和发病，是人流感、禽流感、猪流感、马流感等人与动物疫病的病原体。目前，人流感主要是由甲型流感病毒和乙型流感病毒引起的。曾一度流行的 H1N1 型流感、H7N9 型流感均属于甲型流感。

表 1.2　流感类型

	甲型	乙型	丙型
	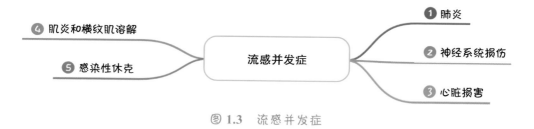		
致病性	强	强	一般
流行性	易引起大范围流行甚至全球性大流行	未引起过全球性大流行	很少造成流行

可怕的并发症

据世界卫生组织（WHO）估计，每年流感的季节性流行可导致全球300 万～ 500 万的重症病例，29 万～ 65 万的死亡病例。流感的直接病死率很低，是什么导致了流感患者的死亡呢？其主要原因是流感并发症。

流感存在较高并发症风险，流感引起的并发症主要如图 1.3 所示。

❹ 肌炎和横纹肌溶解

❺ 感染性休克

流感并发症

❶ 肺炎

❷ 神经系统损伤

❸ 心脏损害

图 1.3　流感并发症

肺炎

肺炎是流感最常见的并发症之一。导致流感并发肺炎的元凶有两个：一是流感病毒本身，流感病毒可通过呼吸道直接侵犯肺，导致原发性流感病毒性肺炎；二是继发细菌感染，而感染的细菌中最常见的是肺炎球菌。

流感起病后 2 ～ 4 天病情进一步加重，或在流感恢复期后病情反而加重，出现高热、剧烈咳嗽、脓性痰、呼吸困难等症状，严重者出现呼吸衰竭。肺炎病情发展很快，在体质较弱的人中可以致命，一旦怀疑肺炎应立即到医院诊断、治疗。

神经系统损伤

若流感患者出现发热、头痛、恶心呕吐、惊厥抽搐、意识不清、肢体无力或无法活动，考虑神经系统损伤，包括脑炎、脑膜炎、脊髓炎等。

心脏损害

主要有心肌炎、心包炎。重症病例可出现心力衰竭。此外，心肌梗死、缺血性心脏病相关住院和死亡的风险明显增加。

心肌炎是并发症中最凶险的一种，如流感后期出现心慌、胸闷、气短、心前区隐约作痛等症状，特别是心搏不规律、心搏过快，应尽快就医，力求早期发现与治疗。

肌炎和横纹肌溶解

主要症状有肌肉疼痛无力、肾衰竭、肌红蛋白升高、肾损伤等。

感染性休克

主要表现为高热、休克及多脏器功能障碍等。

此外，流感并发症的发生与年龄和机体免疫力有关。婴幼儿、孕妇、肥胖者、65 岁以上老年人和慢性基础疾病的患者免疫功能较差，相对于其他人群，更易并发肺炎或其他并发症，需积极应对、加强预防。

下列人群感染流感病毒后较易发展为重症病例，应给予高度重视，积极采取措施，尽早治疗。

1）年龄＜ 5 岁的儿童（年龄＜ 2 岁更易发生严重并发症）。

2）年龄≥ 65 岁的老年人。

3）伴有以下疾病或状况者：慢性呼吸系统疾病、心血管系统疾病（高血压除外）、肾病、肝病、血液系统疾病、神经系统及神经肌肉疾病、代谢及内分泌系统疾病、免疫功能抑制（包括应用免疫抑制剂或 HIV 感染等致免疫功能低下）。

4）肥胖者 [体重指数（body mass index，BMI）≥ 28kg/m^2，BMI= 体重（kg）/ 身高 ^{2}（m^2）]。

5）妊娠期及围产期女性。

流感的预防

对于流感，最重要的就是预防。与有限的有效治疗措施相比，积极的预防更为重要（图 1.4）。主要的预防措施如下。

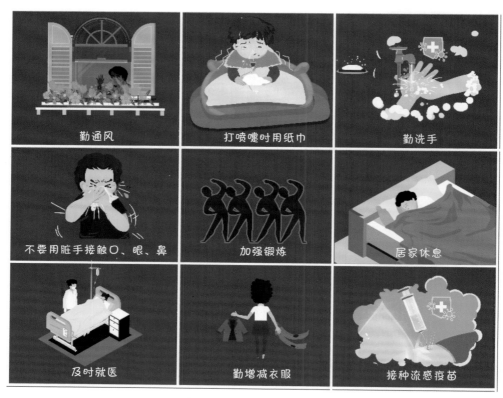

图 1.4　流感的预防措施

1）保持室内空气流通，流感流行高峰时避免去人群聚集场所。

2）咳嗽、打喷嚏时应使用纸巾等，避免飞沫传播。

3）经常彻底洗手。

4）避免用脏手接触口、眼、鼻。

5）加强体育锻炼，提高身体免疫力。

6）流感流行期间如出现流感症状应及时就医，并减少接触他人，尽量居家休息。

7）如身体不适，及时就医。

8）秋冬气候多变季节，根据天气变化勤增减衣服。

9）每年接种流感疫苗是预防流感最有效的方法。

2 现代都市人的烦恼——过敏性鼻炎

"你感冒挺严重的啊！"

"不，不是感冒，是过敏性鼻炎啊！！！"（图 1.5）

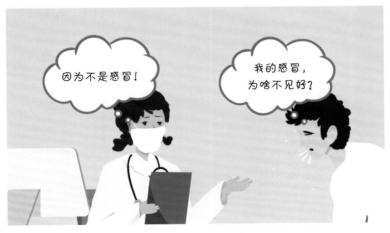

图 1.5　鼻炎不是感冒

别拿鼻炎当感冒

一到春秋季节，有些人喷嚏不停，还会流清鼻涕、鼻子发痒，有的还会嗅觉减退，但是感冒药吃了一大堆，症状不但没好转，反而还越来越严重。

这是为什么呢？其实他们可能并不是得了感冒，而是患了过敏性鼻炎。

过敏性鼻炎和感冒症状相似，很多人分不清楚。下面就教给大家几个小诀窍，教你火眼金睛识别过敏性鼻炎与感冒！

从典型症状区分

过敏性鼻炎以鼻部症状为主，典型症状包括打喷嚏、流涕、鼻痒、鼻塞，还可伴有眼痒等眼部过敏现象，不适感主要集中在面部（图1.6）。而感冒除鼻部症状外，通常会伴有咽喉疼痛、咳嗽等，严重的还会发热、头痛。

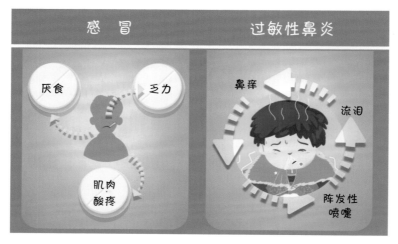

图 1.6　感冒和过敏性鼻炎的伴随症状

过敏性鼻炎患者可能会连续性地打喷嚏，而感冒患者只是偶尔打喷嚏。如果发现阵发性喷嚏的现象很严重，极有可能是过敏性鼻炎的信号。

从发病原因区分

感冒一般由病毒引起，而过敏性鼻炎是由过敏原引起的。过敏性鼻炎不具有传染性，是易感个体接触过敏原后引起的鼻黏膜慢性炎性疾病，常见的过敏原有螨、花粉、动物皮屑、冷空气等（图1.7）。

从症状出现时间区分

感冒一年四季都会发生，但春天和冬天更常见，常常是在人们受到病毒感染后1～3天发作，具有传染性（图1.8）。过敏性鼻炎的好发季节是春天和秋天，往往是我们接触过敏原之后立即出现症状。如果鼻痒、打喷嚏、流涕、鼻塞这些症状在每年相同的时间发作，那更可能是过敏性鼻炎而非感冒。

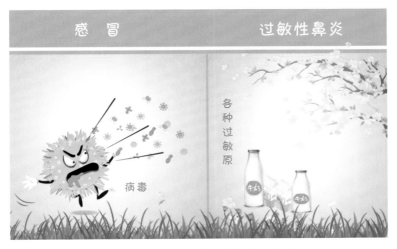

图 1.7　感冒和过敏性鼻炎的病因

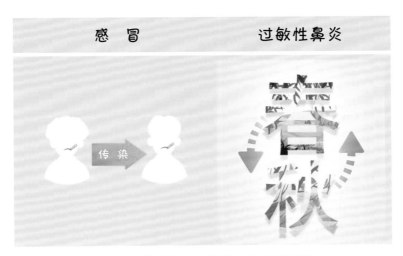

图 1.8　感冒和过敏性鼻炎的发病规律

从症状持续时间区分

感冒是一种自限性疾病，一般持续一周后可自愈（图 1.9）。过敏性鼻炎可能反复发作，持续数周，如果没有远离过敏原或及时治疗，病程可能会更长。

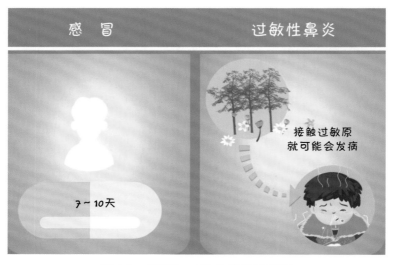

图 1.9　感冒和过敏性鼻炎的病程

过敏性鼻炎与花粉症

过敏性鼻炎（又称变应性鼻炎）是一种由多种致敏原所致的过敏性炎性疾病。随着工业化的发展，过敏性鼻炎的致病因素不断增加，该病的发病率正逐年上升。

常见过敏性鼻炎分两种：季节性及常年性过敏性鼻炎。季节性过敏性鼻炎也称花粉症，常好发于春秋季（图1.10）。季节性过敏性鼻炎可发生于任何年龄，以青年人较为常见。发病有显著季节性是季节性鼻炎的临床特点，患者每到花粉播散季节便开始发病。发病时眼痒，结膜充血严重者出现水肿，以致误诊为常见的结膜炎。

季节性过敏性鼻炎，患者在第一年发病时常误认为是感冒或热伤风，但第二年、第三年同一季节同一时间又患"感冒"时，才开始怀疑该病性质而求进一步诊治。其另一特点是地区性，某些患者当迁移至气候、地理条件不同的另一地区时，由于植物种类的差异可不发病，但过若干年后也可能由于当地某种花粉反复致敏而再度发病。所以一定要认清季节性过敏性鼻炎的症状。

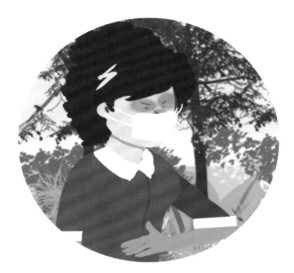

图 1.10　季节性过敏性鼻炎

症状一：发病有显著季节性是季节性鼻炎的临床特点，患者每到花粉播散季节便开始发病。

症状二：发病时眼痒，结膜充血严重者出现水肿，以致误诊为常见的结膜炎。

症状三：患者每日喷嚏阵阵，每次常连续打数个喷嚏。每日鼻塞，伴有大量水样鼻涕。

症状四：鼻痒难忍，不得不经常挤眼揉鼻。而待花期一过，多数患者不治而愈。

那么，好端端的，为什么会患了过敏性鼻炎呢？主要有以下两类原因。

1）遗传造成的过敏体质：并不是所有人都会患过敏性鼻炎，此病一般特定发生在具有过敏性体质的人身上。过敏性体质与基因有关，通常为遗传所致。过敏性鼻炎患者大多有过敏家族史，但近年由于工业化进程的加快，大气污染加剧，使有些原本非过敏性体质的人也演变为过敏性体质。

2）接触过敏原：如果反复、多次地吸入环境中的过敏原，鼻腔黏膜在反复的刺激下，也有可能诱发过敏性鼻炎。诱发过敏性鼻炎的过敏原往往颗粒都比较大，这些较大的颗粒会在我们呼吸的同时，在鼻腔中被阻挡下来，从而在鼻腔内发生过敏反应。

我们一般将过敏原分为室内过敏原和室外过敏原两大类。

室内过敏原一般包括尘螨、霉菌、宠物（如猫犬毛发、尿、粪等）和昆虫（如蟑螂的身体、皮屑、粪便、虫卵等）等。在与人体密切接触的床上用品、内衣上，尘螨及其排泄物较多。此外，室内霉菌易在潮湿、温暖、通气不良的环境中生长。

室外过敏原包括花粉、飘絮、沙尘、雾 - 霾、汽车尾气、冷空气等。花粉根据季节和地区的不同又分为树木花粉、草本花粉等。另外，柴油、汽油废气中的芳香烃颗粒及家庭装修造成的甲醛也逐渐增多等，它们虽然不是过敏原，却是季节性过敏性鼻炎发作的强刺激物。

鼻炎并发症——哮喘

过敏性鼻炎并发症中最常见的是哮喘。哮喘长期反复发作会并发缺氧、肺气肿、心力衰竭、慢性肺源性心脏病等，甚至会引发呼吸骤停、呼吸衰竭，对生命造成严重威胁。

过敏性鼻炎和过敏性哮喘都属于呼吸道疾病，在医学上也把这两种病称为"同一呼吸道，同一种疾病"。它们的病因一样，而且很多人是先患有过敏性鼻炎，但并没有重视，最后逐渐发展为过敏性哮喘。

过敏性鼻炎是导致成人哮喘的高危因素之一。

★ 60% 的过敏性鼻炎患者可发展成哮喘或伴有气道高反应性。

★ 过敏性鼻炎患者发生哮喘的危险性较正常人高 4 ～ 20 倍。

★ 在哮喘患者中，80% 左右的患者有过敏性鼻炎。

★ 在过敏性鼻炎患者，合并哮喘的占 10% ～ 40%。

所以，要将哮喘扼杀在摇篮中，管好鼻炎是关键。

不是所有的喘都是哮喘

"喘"是呼吸科非常常见的一个症状，许多疾病都可以引起呼吸困难（如心源性呼吸困难、中毒性呼吸困难等），而哮喘只是可以引起"喘"的众多疾病之一。

哮喘又名支气管哮喘，是一种慢性气道炎症疾病，典型症状如反复发作的喘息、气急、胸闷或咳嗽，夜间和清晨发作、加重的频率高（图 1.11）。

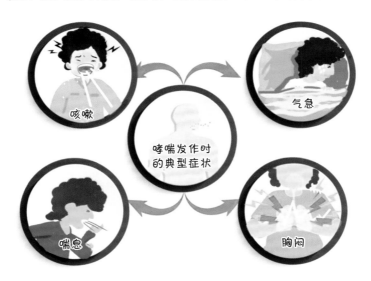

图 1.11   哮喘发作时的典型症状

近十余年来，美国、英国、澳大利亚、新西兰等国家哮喘患病率和死亡率有上升趋势，全世界约有 3 亿哮喘患者，哮喘已成为严重威胁公众健康的一种主要慢性疾病。中国哮喘患者约 4000 万，目前国内哮喘控制情况依然严峻。

哮喘发作诱因有哪些

导致哮喘发作的原因比较多。经空气传播的变应原（螨虫、花粉、宠物

一呼一吸间的气象奥秘

毛发、霉菌等），某些食物（坚果、牛奶、花生、海鲜类等），药物或一些非过敏性因素等都可诱发气道反应性升高，通过神经、体液导致的气道可逆性的痉挛、狭窄（图1.12）。临床上表现为发作时带有哮鸣音的呼气性困难。

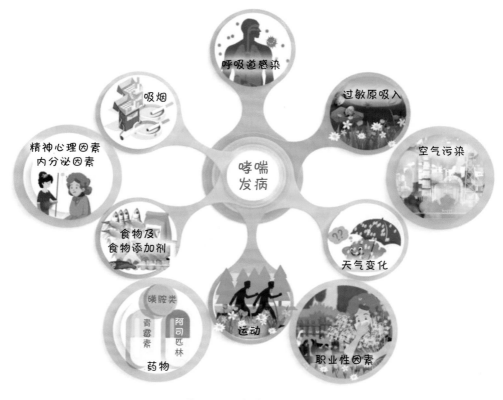

图1.12　哮喘发作诱因

（1）呼吸道感染：多种病毒感染及细菌感染均可诱发。

（2）过敏原吸入：环境中的过敏原是诱发哮喘的重要因素，可分为室内过敏原及室外过敏原。室内过敏原包括尘螨、宠物皮毛及蟑螂等，室外过敏源包括花粉、真菌等。

（3）吸烟：吸烟与哮喘发作密切相关，吸烟还可以加速哮喘患者肺功能恶化的速度，降低对吸入及全身糖皮质激素的治疗反应，使哮喘更难控制。

（4）空气污染：包括室外污染物及室内污染物。

（5）天气变化：冷空气、空气湿度及气压变化均可诱发哮喘。

（6）职业性因素：从事面粉加工、动物饲养、大棚种植及塑料、纤维、油漆、橡胶制造等行业的人群易患哮喘。

（7）运动：是哮喘常见的诱发因素，其机制可能与过度通气诱发支气管痉挛有关。

（8）药物：常见的有阿司匹林等非甾体抗炎药，青霉素、磺胺类等抗菌药，以及造影剂等。

（9）食物及食物添加剂：包括面粉、鸡蛋、牛奶、鱼虾蟹等海产品，肉制品、豆制品及坚果等多种食物。某些食物添加剂也可诱发哮喘。

（10）精神心理因素：焦虑及剧烈的情绪变化等因素也可诱发哮喘。

（11）内分泌因素：部分妇女月经期及妊娠期哮喘加重，可能与体内激素水平变化有关。

当心过敏性哮喘

过敏性哮喘是一种比较顽固的疾病，多在婴幼儿期发病，如果忽视治疗，可以伴随终身。大部分哮喘患者都存在过敏现象或者患有过敏性鼻炎，有过敏性鼻炎的哮喘患者发病前会有打喷嚏、流涕、鼻痒、眼痒、流泪等症状。由于症状与呼吸道感染或炎症相似，人们缺乏相关知识，往往在早期忽视治疗，也极有可能被误诊。

相比其他哮喘来说，过敏性哮喘更容易反复发作，因为任何人都不能活在真空世界中，所以也就没办法完美地避开过敏原，这无形中增加了过敏性哮喘发作的风险。过敏性哮喘在发病过程中不一定会出现喘息，有可能出现其他不典型症状，如胸闷、咳嗽等都有可能是过敏性哮喘发病时的特点。

过敏性哮喘，顾名思义包含了"过敏"和"哮喘"这两个方面，无论诊断还是治疗必须双管齐下，才能药到病除。因此需做到如下几点。

（1）针对"过敏"，首先要明确自己是否为过敏性哮喘，什么物质容易诱发自己的哮喘，这就需要科学的诊断方法和仔细的自我观察。

　　诊断过敏的方法：科学的诊断方法包括过敏原的体内体外诊断方法。过敏原点刺为经典的体内诊断方法；血清特异性过敏原 IgE 检测则是最为常用的体外诊断方法。此外，还可通过外周血嗜酸性粒细胞计数、总 IgE 水平的血清学检测来判断是否总体上属于过敏体质。这些检测结果若为阳性也不一定能完全确诊，还需要与临床症状相关联，如吃什么食物、药物或者闻到什么气味等易诱发哮喘，从而综合评判是否属于过敏性哮喘。

　　（2）对于过敏性哮喘，最重要的就是对过敏原的防护。明确了过敏物质，应尽量避免。花粉过敏者，春季应避免在田野花丛逗留；霉菌过敏者需要保持家居干燥，避免霉菌滋生；尘螨过敏者应避免暴露于大量灰尘等。

　　（3）针对"哮喘"，治疗需要长期而规范。以吸入激素为基石的阶梯化药物治疗和反复评估的管理模式适合于所有严重度和所有病因引起哮喘的患者。密切监测病情，根据症状、肺功能进行每月一次的定期随访和规范治疗可以让过敏性哮喘患者"以不变应万变"地从容应对外界多变的环境因素，最大限度地维持对哮喘的控制。

 4 **"沉默的杀手"——慢性阻塞性肺疾病**

慢性阻塞性肺疾病

　　慢性阻塞性肺疾病（COPD，简称慢阻肺）是一种慢性呼吸道疾病，它是具有进行性不可逆特征的气道阻塞性疾病，是一种破坏性的肺部疾病。据世界卫生组织公布的数据显示，COPD 目前已经成为威胁人类健康的"第三杀手"，仅次于缺血性心脏病和脑卒中。在我国，40 岁及以上人群 COPD 的患病率达 14.1%，且呈逐年上升趋势。

COPD 典型的临床表现为长期反复咳嗽、咳痰和喘息，久而久之将演变成肺心病，最后还可能累及全身各系统。

COPD 的危险因素

COPD 的危险因素大致可以分为外因（即环境因素）与内因（即个体易患因素）两类。外因包括吸烟、粉尘和化学物质的吸入、气象因素、空气污染、呼吸道感染等，其中吸烟和空气污染是 COPD 发病的常见危险因素（图 1.13）。内因包括遗传因素、气道反应性升高，在妊娠期、新生儿期、婴儿期或儿童期由各种原因导致肺发育或生长不良。

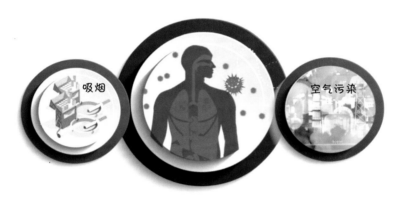

图 1.13 吸烟和空气污染是 COPD 的危险因素

COPD 常见症状（图 1.14）

（1）咳嗽、咳痰：咳嗽频繁，白泡沫痰，晨起明显。冬季加重，甚至长年不断。

（2）呼吸困难：最初仅在劳动、上楼时气促，随着病变发展，在平地活动甚至在静息时也感觉气短。

（3）早期体征：早期体征并不明显，感染时肺部可有湿啰音、呼吸衰竭、长期缺氧时出现口唇发绀等。

（4）全身异常（肺外表现）：表现有营养不良、肌少症、骨质疏松、贫血、抑郁、肺动脉高压、心力衰竭等。

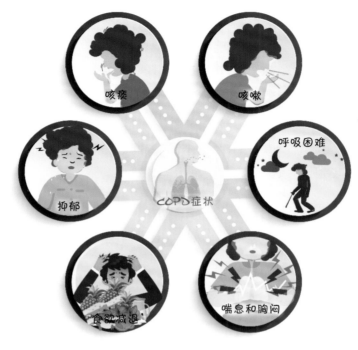

图 1.14　COPD 的常见症状

慢性支气管炎和肺气肿

我们常说的慢性支气管炎和肺气肿等可以认为是不同形式的 COPD。

慢性支气管炎是气管、支气管黏膜及周围组织的慢性非特异性炎症。临床以咳嗽、咳痰为主要症状，每年发病持续 3 个月，连续 2 年或 2 年以上。因吸烟引起的咳嗽多为慢性支气管炎的标志。通常在早晨或潮湿、阴冷的天气咳嗽会更加厉害。

肺气肿则是指呼吸时细支气管、肺泡管、肺泡囊和肺泡出现弹性减退（膨胀、充气）或伴有气道壁破坏的病理状态。这是一个病理学上的诊断。严格来说，肺气肿并不是一种比较独立的疾病，而是慢性支气管炎或者其他慢性肺部疾患发展的结果。

COPD 起病缓慢，病程较长。一般均有慢性咳嗽、咳痰等慢性支气管炎的症状，但也有少数人虽有明显气流受限，却无咳嗽症状。当慢性支气管炎和肺气肿患者的肺功能检查出现持续气流受限时，则可诊断为 COPD。所以，可以说慢性支气管炎、肺气肿和 COPD 是难舍难分的肺部疾病"三兄弟"。

怎样预防慢性阻塞性肺疾病

（1）戒烟：吸烟是导致 COPD 的主要危险因素，因此阻止 COPD 发生和进展的关键措施是戒烟。

（2）减少室内外空气污染的影响：不要长期生活在污染严重的环境中，避免在通风不良的空间燃烧生物燃料，如烧柴做饭、炉火取暖、被动吸烟等。此外，从事接触职业粉尘的人群，如煤矿、金属矿、棉纺织业、化工行业及某些机械加工等，平时更应注意肺部的保养。

（3）防治呼吸道感染：积极预防和治疗因感冒引起的急性支气管炎和肺炎等呼吸道疾病。

（4）加强锻炼：根据自身情况选择适合自己的锻炼方式，如加强呼吸功能锻炼和耐寒能力锻炼等。

5　历史上的肺结核

结核病有着悠久的历史，有史记载可追溯到六千年前的意大利和古埃及，而我国可查证的最早的结核病患者是 1973 年湖南长沙马王堆一号墓出土的 2100 年前的女尸。结核病被形象地赋予"国王的邪恶""白色瘟疫""人类的死亡队长"等一系列名字。

而历史长河中，无数个耳熟能详的名字，曾经都是结核病患者列表上的一员，如鲁迅、林徽因、雪莱、契诃夫、肖邦等。肺结核也因此成为文学史上重要的主题，并被赋予了经典的病态美形象：弱不禁风、声量飘忽、阵阵咳嗽、极易晕倒，疾病与她们受挫的爱情紧密交织。

结核病

结核病是由结核杆菌感染引起的慢性传染病。结核菌可能侵入人体全身各种器官，但主要侵犯肺，称为肺结核病。

它的症状主要表现为连续咳嗽、咳痰3周以上，或痰中带有血丝。此外，还可能伴有胸痛、盗汗、午后低热、全身疲乏、食欲减退等其他常见的症状（图1.15）。

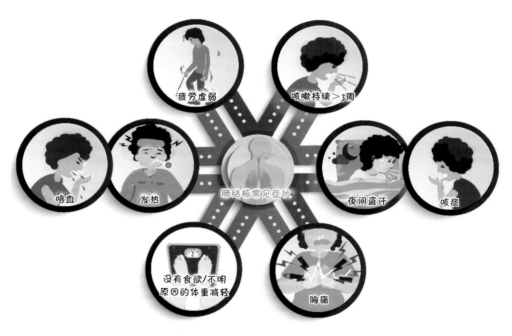

图 1.15　结核病的常见症状

90%以上的肺结核是通过呼吸道传染的。当患有肺结核的人咳嗽、打喷嚏或咳痰时，就会把结核菌带到空气中。人们只需要吸入少数几个这类细菌就会获得感染。

结核病元凶——结核杆菌

结核分枝杆菌俗称结核杆菌,是引起结核病的病原体,它的大小不过几微米;它喜欢氧气、喜欢 37℃的体温;它很挑食、长得很慢。

它的族群大概在地球上存在 2 万年了,可是直到一百多年前,人类才知道它的真面目。

结核分枝杆菌大概是导致人类死亡人数最多的病原微生物。据统计,这种古老的病原微生物,在 2017 年仍然夺走了 130 多万人的生命。全世界约 1/4 的人口是结核分枝杆菌的潜伏感染者,此时的感染者不会表现出症状,也不具备传染性。有 5% ~ 10% 的潜伏感染者会变成活动性结核病,这时患者就具备了传染性,患者痰液中的病菌会经过空气传播,传染给其他人。

未结束的战役

结核病是一种古老的传染病,世界各国一直在与结核病做斗争。尽管多年来,科学家们在诊断技术、药物开发、治疗手段等方面都取得了众多成果,但结核病依然是全世界十大致死原因之一。世界卫生组织公布的数据显示,2017 年,全球估计有 1000 万新发结核病患者,160 万人因该病死亡。肺结核影响所有年龄段人群。负担最大的人群是成年男性,2018 年,57% 的结核患者为这一群体;成年女性占 32%,儿童占 11%。所有结核病例中,8.6% 的患者伴有 HIV 感染。

而中国是世界上 30 个高结核病负担国家之一,包括中国在内的 8 个国家的新发结核病例占全球新发结核病例的 2/3。2015 ~ 2019 年,肺结核报告率每年下降 3.4%。2015 ~ 2019 年,在法定报告的甲类和乙类传染病中,肺结核病例数居第二位,仅次于乙型肝炎。

虽然,结核分枝杆菌的发现、卡介苗的发明、链霉素和异烟肼等药物的诞生,都让人类不再像千年前那样任由结核病宰割。但是,面对结核病,我们离胜利还很远。

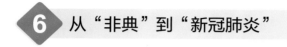

6　从"非典"到"新冠肺炎"

提到肺炎，相信每个人都不陌生。从 2002 ～ 2003 年的"非典"，到 2020 年的"新冠肺炎"，肺炎的每次暴发都给社会带来了巨大的冲击，同时也影响了每一位普通老百姓。

那么肺炎是什么？"非典"和"新冠肺炎"和它是什么关系呢？

肺炎

一般来说，肺炎是指终末气道、肺泡和肺间质的感染性炎症。可由细菌、病毒、真菌、寄生虫等致病微生物，以及放射线、吸入性异物等理化因素引起。其中，以细菌性和病毒性肺炎最为常见。

肺炎的分类

肺炎可按病理形态、病原体、病程、病情、感染地点、临床表现等多种方式进行分类。

（1）按病理形态分类，可以分为大叶性肺炎、支气管肺炎、间质性肺炎，其中以支气管肺炎最为多见。

（2）按病原体分类，可分为细菌性肺炎、病毒性肺炎、支原体肺炎、真菌性肺炎、其他病原体肺炎和非感染因素引起的肺炎。其中，细菌性肺炎是最常见的肺炎，约占肺炎的 80%。

（3）按病程分类，病程 1 个月以内的称为急性肺炎，如果病程迁延长达 1 ～ 3 个月，则为迁延性肺炎，超过 3 个月则为慢性肺炎。

（4）按病情分类，可以分为轻症肺炎和重症肺炎。

（5）按感染地点分类，可以分为社区获得性肺炎和院内获得性肺炎。

（6）按临床表现分类，可以分为典型性肺炎和非典型性肺炎，一般细菌性肺炎、病毒性肺炎为典型的肺炎，支原体肺炎、衣原体肺炎为非典型的肺炎。

肺炎的致病因素

（1）免疫力下降：肺炎球菌一般寄居在正常人的鼻咽部，平时不会发病，当人体免疫力下降时，如感冒、劳累、慢性支气管炎、慢性心脏病、长期吸烟等，肺炎球菌即可乘机侵入人体，引起肺炎、中耳炎、鼻窦炎、脑膜炎、心内膜炎、败血症等。

（2）细菌：其中最为常见的是肺炎链球菌和甲型溶血性链球菌，其次为流感嗜血杆菌及金黄色葡萄球菌等。

（3）病毒：冠状病毒、腺病毒、流感病毒、巨细胞病毒、单纯疱疹病毒等都会引发肺炎。

（4）真菌：引起真菌性肺炎较为常见的为念珠菌和曲霉菌。

（5）非典型病原体：如军团菌、支原体、衣原体、立克次体、弓形虫、原虫等非典型病原体都会引发肺炎。

（6）理化因素：放射性物质、胃酸吸入、药物等理化因素都会引发肺炎。

肺炎的临床症状表现

寒战与高热、咳嗽与咳痰、胸痛、呼吸困难等。偶有恶心、呕吐、腹胀或腹泻等胃肠道症状。严重感染者可出现神志模糊、烦躁、嗜睡、昏迷等。

非典型性肺炎

从名字上可以看出，非典型性肺炎是相对于典型性肺炎而言的。

典型性肺炎常指由肺炎双球菌、肺炎链球菌等细菌引发的肺部炎症。

而非典型性肺炎是多由病毒、支原体、衣原体、立克次体或其他微生物引起的急性传染病。它们多经空气飞沫或分泌物传播，而且传染性强，常呈现聚集传播的特点。

那么"SARS"又是什么呢？

"SARS"是一种由 SARS 冠状病毒（SARS-CoV）引起的急性呼吸道疾病。WHO 将其命名为严重急性呼吸综合征（severe acute respiratory syndrome，SARS）。

SARS 的传播方式是近距离的飞沫传播和接触传播。发病后有乏力、肌肉酸痛、发热、头痛等全身症状，以及胸闷、干咳、呼吸困难等局部症状。

SARS 事件于 2002 年年末在中国广东发生，并扩散至东南亚乃至全球，直至 2003 年中期疫情才被逐渐消灭。据 WHO 的数据，2002 年 5 月至 2003 年 8 月 5 日，29 个国家报告临床诊断病例 8422 例，死亡病例 916 例。可见，SARS 的传染性很强，死亡率非常高。

那么，这么可怕的病毒，最后是怎么突然消失的呢？

首先，就是传染源被严格控制。其次，就是传播途径都被切断，也正是因为隔离治疗这个原因，曾经大面积暴发的非典疫情最终得以控制，最后消失了。

不过可能还有一个原因，就是气候的影响。SARS 病毒在高温高湿度的环境里死得快，因此热带国家并没有大规模暴发疫情。此外，还有研究显示，相比于气温高的日子，气温低的日子里 SARS 发病率高 18 倍。

新冠肺炎

2020 年全球暴发的新冠肺炎疫情已经成为继 1918 年"西班牙流感"以来全球最严重的传染病大流行。根据 WHO 的实时数据，截至 2020 年 8 月 28 日，新冠肺炎全球累计确诊病例 2425 万余例，累计死亡病例 82 万余例，且疫情仍在蔓延。

其实，冠状病毒是一个大型病毒家族。因为其不稳定而经常变异，总会有新成员的加入。例如，引起中东呼吸综合征（MERS）和严重急性呼吸综合征（SARS）的就是变种的冠状病毒。而此次的新型冠状病毒又是一个之前从未在人体中发现的冠状病毒新毒株（图 1.16）。

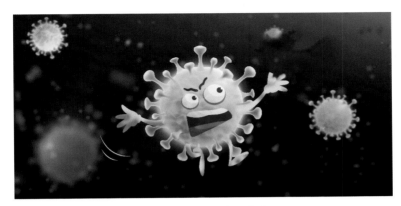

图 1.16　新型冠状病毒

新型冠状病毒主要的传播途径还是呼吸道飞沫传播和接触传播。各个年龄段的人都可能被感染，其中老年人和体弱多病的人似乎更容易被感染。

患者主要临床表现为发热、乏力，呼吸道症状以干咳为主，并逐渐出现呼吸困难。严重者表现为急性呼吸窘迫综合征、脓毒症休克、难以纠正的代谢性酸中毒和出凝血功能障碍。部分患者起病症状轻微，可无发热。多数患者为中轻症，少数患者病情危重，甚至死亡。

面对新型冠状病毒，我们应该怎么做?

（1）保持手卫生。

（2）保持室内外空气的流通。

（3）咳嗽和打喷嚏时使用纸巾或屈肘遮掩口鼻，防止飞沫传播。

（4）医院就诊或陪护就医时，一定要佩戴好合适的口罩。

（5）保持良好安全的饮食习惯。

（6）尽量避免在未加防护的情况下接触野生或养殖动物。

第 2 章

呼吸系统疾病与天气、气候变化关系大

　　人体与外界环境是相互联系、相互作用的,外界环境作用于人体,在人机体内引起各种复杂的反应,以便使人类更好地适应外界环境。天气形势或大气环境条件的波动变化会对人体健康产生不同程度的影响,继而引发或加重各类疾病,其中呼吸系统疾病是较为常见的气象敏感性疾病。

一呼一吸间的气象奥秘

为什么流感多发于冬天

无论在东方还是西方,感冒似乎都和寒冷紧紧地联系在一起。在汉语中,感冒有时称"着凉",英语里普通感冒称"cold",也和冷有关系。那么,冬季流感暴发真的是因为天冷么?

或许,答案并没有那么简单。

冬季室内空气不流通的环境、人体免疫反应的季节变化,以及包含湿度、温度、太阳辐射等在内的环境气象因素,这些都被用来解释该现象。随着医学、生物学等学科技术的发展,科学家们逐渐为大家揭开了其中的奥秘。

病毒的自我保护——冻不死的流感病毒

气温越低,病毒的保护层越硬,生命力越强

美国国立卫生研究院的科学研究显示,流感病毒表面包裹了一层脂类物质。冬季,随着气温不断降低,这层物质会凝固变得坚硬,对病毒起到保护作用(图2.1)。这层物质在病毒进入人的呼吸道时会融化,病毒便可以肆无忌惮地侵袭细胞。科学家将这一过程比喻为巧克力在口中的融化。而在温暖的环境中,病毒还没来得及侵入呼吸道,防护层已融化为液态,病毒随即死亡。

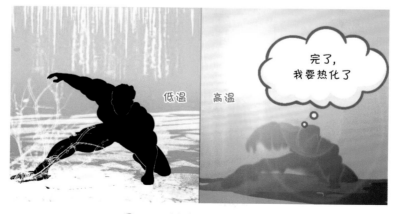

图 2.1　怕热不怕冷的病毒

根据专家推测，在寒冷的条件下，病毒那硬硬的防护层也许会让某些洗手液变得毫无用处。既然如此，流感病毒传染也就变得很容易了。流感病毒是一种不能自我复制的复合有机体。它会抓住另一个细胞，然后将自己送到里面，使其成为病毒工厂。

流感病毒的传播——偏爱低温低湿

流感病毒主要通过空气传播和接触传播。国内外众多研究表明，流感病毒经气溶胶的传播依赖适当的温度和相对湿度。有研究发现，流感传播的最有效湿度为20%～35%，在80%的相对湿度下，流感的传播会被完全终止。而病毒在20℃时的传播效果不如在5℃时传播效果，温度一旦上升到30℃，传播就基本被阻止了。因此，冬季的低气温和低的相对湿度有利于流感病毒的传播。较低的湿度有利于病毒粒子的稳定性，能形成更小的携带病毒的飞沫（微滴），从而能使病毒传播得更远。

此外，也有学者研究发现：流感病毒的传播和生存与绝对湿度的相关性（50%和90%）明显高于相对湿度（12%和36%）。研究认为，相对湿度的变化与季节性流感的传播方式之间的相关性并不密切。虽然冬季室内相对湿度很低，但室外相对湿度的水平则在冬季达到高峰。另外，在冬季的室内和室外绝对湿度都处于低水平，其季节性循环的模式与流感在冬季的传播加速是一致的。

绝对湿度和相对湿度

在气象中，空气中的水分含量常用百分比给出。相对湿度：指空气中的实际水汽压与相同温度下饱和水汽压的百分比，也可表示为湿空气中水蒸气分压力与相同温度下水的饱和压力的比值。

绝对湿度，表示每立方米的湿空气中含有的水蒸气的质量。其实就是空气中实际含水量。

低湿度环境下的你——弱小、可怜又无助

流感病程是一场免疫系统与病毒的殊死搏斗（图2.2）。在这场战争中，若免疫系统强大，病毒被清除，你将重新恢复强壮；若免疫系统不强大，弱小、可怜又无助的你就会患流感。

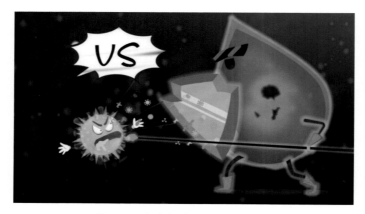

图2.2　病毒与免疫系统的对抗

而耶鲁大学的最新研究指出，空气湿度是这场战争的关键因素，低湿度会损害机体对于流感病毒感染的防御能力。

研究人员发现，低湿度在三个方面阻碍了动物的免疫反应。①阻止纤毛（气道细胞中的毛发状结构）清除病毒颗粒和黏液。②降低气道细胞修复肺部病毒造成的损伤的能力。③涉及干扰素或病毒感染细胞释放的信号蛋白，以提醒邻近细胞对病毒的威胁。

虽然研究人员强调湿度不是流感暴发的唯一因素，但在冬季，湿度是应该考虑的一个重要因素。因此，在室内使用加湿器来增加空气中的湿度可能是减少流感症状和加速恢复的潜在方式之一。

为什么"热伤风"多发于夏天

虽说秋冬是感冒的多发季节，可别以为天气一热，感冒就逃之夭夭了。其实并不是这样，其实夏季也是感冒等急性上呼吸道感染的高发季节。

想必，你一定听过"热伤风"这个名字。很显然这是一个会在夏天出现的感冒，而且它不止偏爱夏季，还很喜欢婴幼儿。

原因是什么呢？我们先来认识一下它。

"热伤风"

其实"热伤风"就是夏天的普通感冒，老百姓俗称"热伤风"，中医则称为暑热感冒或暑湿感冒。

"热伤风"是怎么引起的？

第一，生活上，夏季天气炎热，大多数家庭都使用空调，空调开放造成室内外温差大，或开着电风扇入睡，或冒雨受凉，或大汗淋漓时用凉水冲浴等，造成身体温度发生骤变，尤其是抵抗力相对较弱的儿童、老人，会多发热伤风等呼吸道感染类疾病。

第二，饮食上，夏季人体出汗较多，往往出现食欲差、消化酶分泌减少，体内营养元素流失增加，机体自我保护能力降低，这也是多发呼吸道感染类疾病的重要原因之一。

第三，身体上，夏季炎热的环境会造成呼吸系统水分的大量流失、黏液分泌量差、汗毛运动减少等现象，将人体原有的除菌功能削弱了许多，使身体抵抗力下降，病毒乘虚而入。

而婴幼儿为什么更易患"热伤风"（图 2.3）？主要原因有两点：①婴幼儿皮肤比较薄嫩，皮下脂肪少，肌肉不发达，而皮下的毛细血管却非常丰富，体温调节中枢和血液循环调节中枢都尚未发育完善，对体温的调节功能比较差，不能随着外界环境的变化而迅速发生相应的变化。②在炎热的夏天，婴幼儿的毛细血管处于开放的状态，汗毛孔也处于开放状态，敞开散热，这样就使体温调节中枢和血液循环中枢失去平衡。当受到冷风刺激时，汗毛孔突然闭合，以减少散热。但是开放的毛细血管没能及时收缩，血流的速度仍然很快。

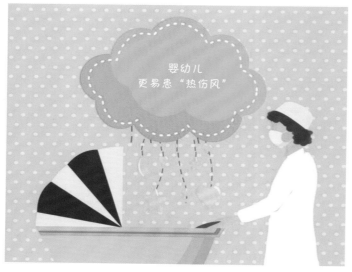

婴幼儿
更易患"热伤风"

图 2.3   婴幼儿更易患"热伤风"

通过上面的介绍，大概了解了"热伤风"为什么会出现在夏季，又格外喜欢小朋友。下面，我们再来辨识一下夏季感冒的"双胞胎兄弟"——暑热感冒和暑湿感冒。

暑热感冒和暑湿感冒

从中医角度，暑热感冒和暑湿感冒都发生在夏季，都因感暑气而生。怎么区分暑湿感冒与暑热感冒呢？

发病的气象条件不同

暑热感冒喜欢高温酷热的天气，而暑湿感冒则喜欢闷热潮湿的"桑拿天"。

在我国的华北、西北和黄淮地区，春末夏初期间都有干热风出现。干热风也称"干旱风"或"热干风"，人们习惯称其为"火南风"或"火风"。干热风时，温度显著升高，湿度显著下降，并伴有一定风力，一般分为高温低湿型和雨后热枯型两种类型，均以高温为主。在干热风期间，极易发生"热伤风"。

而每年的盛夏季节，由于夏季风的向北推进，副热带高压控制下常常会出现高温高湿的闷热天气，也就是我们常说的"桑拿天"。这个季节，除了爱发生中暑以外，还会容易出现暑湿感冒。

因此，夏季看天气预报除了关注降雨以外，也要重视气温和湿度的变化，这和我们的身体健康息息相关。

典型症状不同

若口渴、心烦、汗多、身热等热象突出者，多为暑热感冒；而头重身困、脘腹胀满、恶心、发热与怕冷并见者，多为暑湿感冒。

所以，暑热感冒见于夏季，但不能认为夏天的感冒都是暑热感冒。暑热、暑湿二者病情、症状有别，治疗也迥然不同。

 为什么过敏性鼻炎多发于春秋

每年的春秋季节，在花开或柳絮漫天飞舞的日子，会有一部分人流涕频繁，同时眼睛发痒、喷嚏不停，必须随时准备着纸巾，发生这种情况的原因除了感冒以外，很大程度上是因为患了过敏性鼻炎（花粉症）（图2.4）。

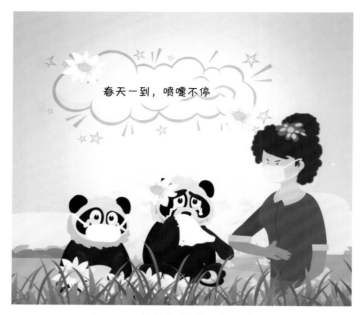

图 2.4　花粉引起的过敏性鼻炎

不断增多的花粉症

　　花粉症（hay fever）又称季节性变应性鼻炎。虽然英文名字带有"fever"，但花粉症并不会导致发热。花粉症是因为免疫系统受到空气中的过敏原影响而导致的鼻炎症状，它的医学名称是变应性鼻炎或过敏性鼻炎（allergic rhinitis，源自古希腊语"犀牛"，指鼻子）。

　　据美国过敏、哮喘及免疫学院（ACAAI）统计，过敏是美国慢性病的第六大原因，每年有超过 5000 万人患过敏症，而其中有 610 万儿童及 2000 万成人患花粉症。而日本东京一项针对 0 ～ 14 岁花粉症的流行病学调查显示，1987 年花粉症的发病率为 2.4%，到 1996 年上升到了 8.7%，2006 年迅速上升到了 26.3%，患花粉症的人在 20 年间增加了 10 倍以上。

　　花粉症症状通常在接触了过敏原后会马上出现，而花粉过敏就是花粉症的主要原因。树木、草本植物都释放花粉，不少植物的花粉是由风传播的。

乔木花粉：树木花粉多于春季释放，主要有松树、柏树、杨树、桦树、水曲柳、山核桃树等的花粉。

草本花粉：以秋季为主，如豚草、荨麻、艾蒿、藜、酢浆草等的花粉。

可以看出，花粉的传播有一个明显的季节性特征，即春季和秋季是花粉传播的两个高峰期。春季的大气花粉以乔木为主，而秋季则以草本为主。但不同地区花粉出现的季节和持续时间也各有差异。我国春季花粉高峰期由南向北逐渐推迟，同时持续的时间也逐渐变短。例如，西南和华南等地，春季花粉高峰期最早在 2 月就会出现，会一直持续到 4 月。华北、西北等地的花粉春季高峰期在 3 ～ 4 月；而东北地区的春季花粉高峰区则出现在 4 ～ 5 月。春季大气中的花粉主要以松属、杨属、桦木科、杨柳科、柏科、胡桃属和悬铃木属等植物的花粉为主。秋季花粉高峰期则由北向南逐渐推迟：华北、东北地区出现在 8 ～ 9 月，西北地区为 7 ～ 9 月，华中、华东地区出现在 8 ～ 10 月，华南、西南地区为 9 ～ 11 月。秋季花粉主要以蒿属、藜科、葎草属、豚草属等植物花粉为主。总的来说，春季花粉量明显高于秋季。但有研究指出，秋季豚草属、蒿属、葎草属等花粉的致敏性更强，患者的反应更明显，因此从就诊人数上来说，秋季患者更多一些。

花粉的传播与气象条件有着密切的关系。风力较大时更容易将数量大、体积小的植物花粉向周围传播。而除了风之外，空气的温度、湿度等都会影响花粉传播。如果是阴雨连绵，那么就可以清除掉散布在空气中的花粉，从而不利于花粉的传播；如果天气晴朗且干燥、温度较适宜，那么，空气中花粉数量就会增多，进而有利于花粉传播（图 2.5）。

一呼一吸间的气象奥秘

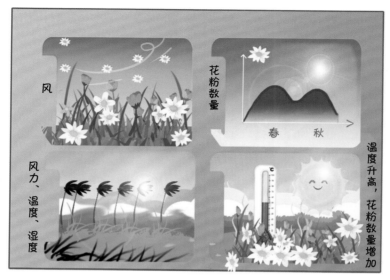

图 2.5　气象条件如何影响花粉传播

《柳叶刀·星球健康》期刊最新的一项研究显示，随着全球平均气温的升高，空气中传播的花粉数量一直在增加。此外，气候变暖加重了洪涝和干旱，也间接导致人类过敏发病率上升。这是因为气候越温暖，植物的生长季也会变得更长，传粉的时间出现得更早并且持续得更久，空气中的花粉浓度也会自然而然地变高。另外，气候变化在让空气中的花粉存留更久的同时，也帮助花粉扩大了分布范围，并且让一些以前并不适于生长的植物开始生长，这无形中增加了空气中花粉的数量和存在时间，从而导致过敏季节延长。

血管运动性鼻炎——温差型过敏

一如其名，这种鼻炎的症状是由冷热温差过大引起的流涕、鼻塞、打喷嚏等。温差所造成的刺激让鼻子产生反应。在北方寒冷的冬季，当我们从温暖的室内走到寒冷的室外，鼻子吸进去的是气温骤降的冷空气，鼻黏膜受到冷空气的刺激，黏膜下的血管会立即收缩，虽然血管在体温的加温下很快就会扩张，但是血液中的水会从血管中穿过血管壁，化为鼻涕。

  我国幅员辽阔，相比于沿海地区，内陆地区温差较大。就季节而言，春秋季节冷暖气团势力相当，互相进退，气温差最大；冬季冷空气活动频繁，气温差也较大，而室内外温差最大；而夏季受暖气团控制，气温差相对较小。

  对于温差型过敏，预防胜于治疗，温差过大时出行要戴口罩，以免吸入冷空气，保持规律的生活作息和睡眠，提高抵抗力（图 2.6）。同时，还必须要关注天气预报，尤其是最高气温与最低气温之间的温差。

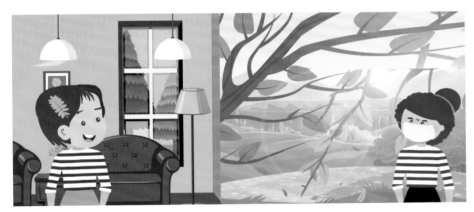

图 2.6   温差过大时出行需戴口罩

 寒冷季节谨防呼吸道慢性病

  进入秋冬季节，天气转凉，温差加大，呼吸系统疾病患者人数增加。除了普通感冒、流感外，已经患有呼吸道慢性病的老友们也面临高复发或疾病加重的风险，如哮喘、慢性阻塞性肺疾病等患者。

  慢性病患者在寒冷季节里的最大敌人莫过于冷空气。冷空气会带来强烈的降温和大风。而研究表明，冷空气活动（冷风过境）引起的气温降低和气温日较差大是导致冬季呼吸系统疾病患者发病、病情加重或死亡的主要原因。

  那么冷空气是如何对呼吸系统产生影响的呢？主要有以下几种方式。

容易受凉，机体抵抗力下降

低温环境下，当遇到降温天气，人体为保持体温在正常的范围，便产生热能，消耗体内积蓄的热量（图2.7）。面对突如其来的寒冷刺激，人体的体温调节功能可能难以适应，如果不及时添衣保暖，则容易受凉，引起机体抵抗力下降。细菌、病毒便会乘机繁殖，侵犯身体，从而诱发呼吸道疾病的发生或病情加剧。

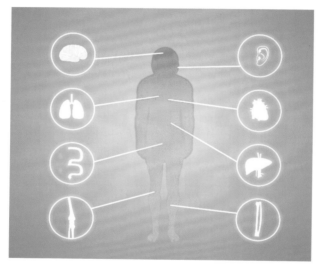

图 2.7 人体热量平衡

血管收缩，免疫球蛋白减少

呼吸道受强冷空气刺激，可引起局部血管收缩，使黏膜分泌的免疫球蛋白相应减少，为细菌、病毒等的入侵和增殖提供了有利条件。

免疫球蛋白（Ig）指具有抗体（Ab）活性或化学结构，与抗体分子相似的球蛋白。免疫球蛋白是由两条相同的轻链和两条相同的重链通过链间二硫键连接而成的四肽链结构。它们是一种形似大写字母"Y"的蛋白质，上面的两个"小叉"结合抗原，然后下面的"尾巴"用来结合细胞表面的受体（图2.8）。

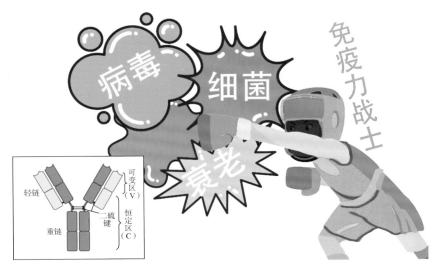

图 2.8　免疫球蛋白

寒冷刺激，呼吸器官功能失调

寒冷空气的刺激和温差的突变会使呼吸道黏膜分泌功能降低，黏膜细胞分泌物减少，纤毛上皮细胞的分泌作用减弱，通气换气功能受到影响，呼吸器官功能失调。

此外，低温对哮喘、慢性阻塞性肺疾病的影响也受相对湿度水平的调节。寒冷季节里，相对湿度越低，气温对呼吸系统疾病的影响越显著。当人体吸入干燥的空气时，会使呼吸道黏膜变得干燥，呼吸道纤毛的运动受到抑制，从而增加人体的易感性。

冬季吸入的冷空气刺激呼吸道，有时还会携带灰尘、病菌污染物等，对呼吸道造成刺激，尤其是北方冬季供暖地区，室内干燥，尘土、$PM_{2.5}$ 等细颗粒物增加，便容易发病。

 "雷暴哮喘"，你听说过吗

首先，认识一下雷暴和哮喘。

雷暴是发生于热带和温带地区的局地性强对流天气。雷暴发生时可伴随雷击、闪电、强风和显著的降水，如雨或冰雹。雷暴通常发生于春季和夏季，如夏季午后，但也可能在冬季随暴风雪发生，被称为雷雪。

哮喘一般指支气管哮喘。支气管哮喘是由多种细胞及细胞组分参与的慢性气道炎症，此种炎症常伴随气道反应性增高，导致反复发作的喘息、气促、胸闷和（或）咳嗽等症状，多在夜间和（或）凌晨发生，此类症状常伴有广泛而多变的气流阻塞，可以自行好转或通过治疗而好转。

表面上看，雷暴和哮喘好像并没有什么关系。那么这种病是如何存在的呢？

奇怪的现象——墨尔本大规模哮喘竟是由雷暴引起

暴风雨来临时会对花粉造成破坏，甚至可对那些通常没有呼吸道问题的人造成影响，由此引发的症状称为"雷暴哮喘"（图2.9）。其通常表现为大规模哮喘暴发，导致因呼吸道疾病就诊的急诊或住院患者急剧增加，给局部地区医疗应急救治工作带来极大的压力和考验。

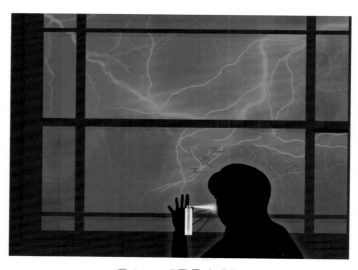

图 2.9 "雷暴哮喘"

澳大利亚墨尔本正是这种呼吸道病症的全球热点城市。迄今为止影响规模最大的一场雷暴哮喘发生于 2016 年 11 月 21 日，其间墨尔本当地急救中心共接到 2332 次急救电话，3365 人因呼吸问题于急诊就诊，35 人因病情危重收入重症监护病房，9 人因"雷暴哮喘"去世。

这种病症相对较为罕见。第一个已知的"雷暴哮喘"现象发生于 1987 年的墨尔本。随后，英国伦敦、澳大利亚沃加沃加、意大利那不勒斯等城市均报道了"雷暴哮喘"的发作。

2018 年 9 月 11 日，我国陕西省榆林地区出现局部雷暴天气后，榆林市儿童医院因"喘息、咳嗽、呼吸困难"就诊的急诊患儿数量急剧增加，并延续至雷暴天气后约 54 小时，与同期此类患者就诊量相比增加 2.7 倍。类似情况也出现在榆林市神木地区。

雷暴与花粉不得不说的秘密关系

1985 年，《柳叶刀》发表了英国东伯明翰医院胸科医生 Packe 与 Ayres 关于"雷暴哮喘"的研究成果，这是世界首次关于该疾病的报道，并提出这种群体性哮喘发作事件并非由空气污染导致，而是与雷暴之后真菌孢子的大量释放有关。

传统观念认为，经过雷阵雨的冲刷，停留在空气中的气传过敏原（花粉、真菌、尘螨等）会急剧减少，空气更加清新而干净，为什么哮喘发作的患者反而更多，病情反而更加严重呢？

其实，气传过敏原在雷暴天气中发生了很多我们看不见的变化，真相与我们想象的恰恰相反，雷暴与花粉之间存在着不得不说的秘密关系。

以草类花粉为例，花粉颗粒中包含大量的具有变应原性的淀粉微粒（图 2.10）。

（1）在雷暴发生前，天气往往炎热而干燥，这种干燥的气流能够使花粉颗粒上升到云层底部，云底的潮湿空气使得花粉颗粒爆裂，每个花粉颗粒能够释放至少 700 个淀粉微粒，这些淀粉微粒足够小，很容易通过鼻腔进入下呼吸道。

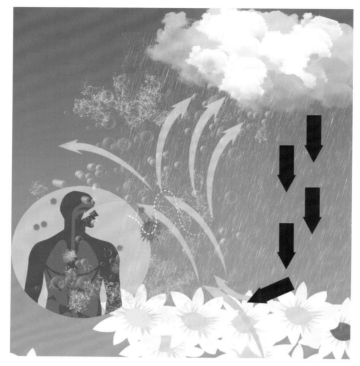

图 2.10　"雷暴哮喘"原理

（2）当暴雨来临时，强冷空气的下降将这些足够小的淀粉微粒重新带回地面；此外，雷暴时产生的强电场使得地面的阳离子释放能够黏附花粉颗粒的电荷，从而加快花粉颗粒的爆裂，这些花粉颗粒释放出的变应原更强，能够形成在人体上下气道通行自如的淀粉微粒，造成的危害理所当然就更加严重。

（3）空气对流产生的强风，会加快这些微小"犯罪分子"的传播速度。

这些微粒不仅会引起原有哮喘患者的发病，对于有花粉过敏的非哮喘患者，同样可能会引起咳嗽、呼吸困难、喘息、喉头水肿，甚至休克或死亡。

气候变化带来的威胁

天气形势或大气环境条件的波动变化对人体健康会产生不同程度的影响，继而引发或加重各类疾病，其中呼吸系统疾病是较为常见的多发病。除先天体质影响外，呼吸系统受季节和气象条件变化的影响最大，天气突变、低温、寒潮、高温热浪等都可能成为其致病的外界环境因素。此外，经济高速发展，城市化进程不断加快，我们在享受极度生活便利的同时，也承受着环境污染所带来的沉重后果。由于二氧化碳等吸热性强的温室气体逐年增加，大气的温室效应随之增强，引起全球气候变暖、冰川融化、海平面上升、极端天气不断出现等严重问题，与之伴随的，还有空气污染、城市热岛效应等。

干旱严重

在气温升高、降水减少等气候变化背景下，经常出现大范围严重的干旱事件。干旱不仅直接导致农作物减产，还将间接导致呼吸系统疾病的暴发。持续干燥、少雨雪的天气让很多人感到身体不适，比如说喉咙干、上火，最集中的反映就是呼吸道疾病高发。入冬以来，尤其是在我国北方，呼吸道患者通常比平时明显增多，经常看到不少医院的诊室都挤满了人，连走廊里也都站满了人。这主要是因为气候干燥之后，人体对环境不太适应，容易造成呼吸道干燥或缺水而诱发疾病。另外，干燥无雨的天气势必造成空气质量下降，也易引发扁桃体炎、急性喉炎、支气管炎等多种呼吸道疾病。

极端天气事件

伴随着气候变暖，一些极端天气事件的发生频率也在增加，如寒潮、高温热浪、暴雨、飓风等。这些灾害已严重威胁人们的生命健康和安全，而其对于呼吸系统疾病的影响也是令人担忧的。暴雨和雷暴强度与频率的增加会带来更多的雨水，从而使建筑物潮湿，滋生霉菌，而霉菌是引起过敏性呼吸道炎症的常见过敏原。不过最让人忧虑的还是极端天气事件发生期间暴发的传染性呼吸系统疾病，暴雨或飓风引发的洪水暴发有可能使疾病像野火一样在人群中四处传播。

过敏原增多

气候变暖背景下，空气温度和二氧化碳（CO_2）浓度的升高会影响植物的分布和产量的微生物机制。温度是影响植物分布、生物气候学、致敏性花粉地理分布和大气污染物浓度的关键因素。而大气中 CO_2 的增加为光合作用、生物繁殖、植物种植提供了更多的碳元素。

多项研究结果显示，在过去几十年，温室气体呈现较为明显的上升趋势。温室效应，除了使地球"体温增加"外，还可能直接影响人们的日常生活及身体健康。CO_2 是导致全球变暖的最主要的温室气体，来自马萨诸塞大学的研究指出，CO_2 通过光合作用刺激植物生长和繁育，一定浓度的 CO_2 可以刺激植物产生更多花粉，从而增加空气中的花粉浓度，这种现象在城市地区尤为明显。对花粉过敏的人而言，更多的过敏原暴露会增加其患病风险。也有研究指出，当 CO_2 浓度增加 2 倍，单株豚草植物的花粉就增加 30%～90%。在 CO_2 浓度和气温较高的城市地区，豚草产生的花粉则更多。同时，CO_2 水平升高会导致豚草花粉主要的致敏蛋白组分增加，而且随着日平均气温上升，桦树花粉主要致敏蛋白组分也呈现增加趋势。豚草与桦树花粉都是在我国北方导致过敏性呼吸道疾病的主要过敏原。

而气温升高使得无霜期延长，也导致花粉飘散季节延长。此外，随着气温增加，一些原本在低纬度的产生花粉的植被可能会逐渐向高纬度扩张，最终使得花粉过敏的全球发病率上升。

空气污染与城市热岛效应

温室气体排放可引发气候变化。变暖的气候亦可以多种方式加剧空气污染,甚至影响人类生活的方方面面。例如,频繁的森林大火,不仅吞噬大片土地、造成伤亡,同时也导致严重的空气污染。另外,研究发现,较高的温度还会导致许多树种将更多的有机化合物排放到大气中,形成臭氧和更多的颗粒物。

在全球气候变暖过程中,城市热岛效应也变得越来越明显。城市热岛效应是指城市的气温较周边地区偏高的现象。在温度的空间分布上,城市犹如一个温暖的岛屿,城市热岛中心区域近地面气温高,大气做上升运动,与周围地区形成气压差异,周围地区近地面大气向中心区辐射,从而在城市中心区域形成一个低压旋涡(图 2.11)。热岛效应的加剧势必使生活、工业生产、交通中燃烧石化燃料而形成的温室气体在热岛中心区域聚集,危害人的身体健康甚至生命。大量污染物在热岛中心聚集,浓度剧增,直接刺激人的呼吸道黏膜,轻者咳嗽流涕,重者会诱发呼吸系统疾病。

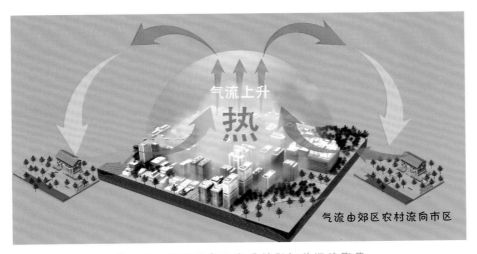

图 2.11　城市热岛效应及其引起的污染聚集

第 3 章

雾 - 霾来了，你的肺还好吗

　　近年来，细颗粒物 $PM_{2.5}$ 等引发的大气污染在全球范围内持续蔓延。WHO 的报告指出，空气污染导致全球每年约有 700 万人死亡。由于空气污染衍生出的致命因素已不限于呼吸道问题，还延伸至心脏病、脑卒中、慢性阻塞性肺疾病和肺癌等。空气污染已成为全球最具威胁的环境健康风险，亚洲更是重灾区。

1 雾是雾，霾是霾

近些年来，"雾霾"已成为大家耳熟能详的空气污染代名词。由于霾和雾同归属于视程障碍现象，它们都可使能见度降低、视野模糊，而且，还可能互相依存。所以，当人们提到霾时，总习惯性地把它与雾联系在一起，说成"雾霾"。对于"雾霾"一词，目前还没有标准的定义，一般认为是雾和霾的混合体，主要成分是霾。从气象角度来说，雾和霾则是两种天气现象。雾是一种自然天气现象，而霾是大量极细的尘粒悬浮空中，使水平能见度下降、空气混浊的现象。因此，建议中间用标点符号隔开，即"雾、霾"或"雾 - 霾"更科学。可是，老百姓和媒体称之为"雾霾"已经习惯了，改起来也很难。不过，叫归叫，其本质区别和联系还是应该知道的。从本质上来说，雾和霾并非同根生，虽然它们都和空气污染有关系，但是却有着不同之处，我们先来看一下什么是雾，什么是霾。

雾是一种自然天气现象，多出现在水汽充足、微风及大气稳定的情况下，是大气中悬浮的水汽凝结（或凝华）而成，使能见度小于 1 千米的天气现象，雾也可以说是接近地面的云（图 3.1）。

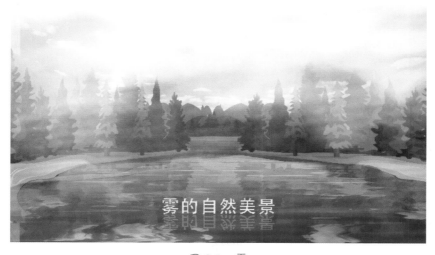

雾的自然美景

图 3.1　雾

自古以来，有无数描写雾景的名诗，如唐朝诗人董思恭的《咏雾》。

> 苍山寂已暮，翠观黯将沉。
>
> 终南晨豹隐，巫峡夜猿吟。
>
> 天寒气不歇，景晦色方深。
>
> 待访公超市，将予赴华阴。

唐朝皇帝李世民的《远山澄碧雾》。

> 残云收翠岭，夕雾结长空。
>
> 带岫凝全碧，障霞隐半红。
>
> 仿佛分初月，飘飘度晓风。
>
> 还因三里处，冠盖远相通。

以前，雾的主要成分是微小水滴或冰晶。但如今由于工业的发展，空气中含有大量极细小的颗粒物，如各种酸、碱、盐、胺、酚、尘埃、病原微生物等有害物质。当空气中的水汽达到饱和时，里面混有大量的污染物质，如细颗粒物、盐粒等，它们会进一步吸湿性增长，造成污染加剧，对人体的呼吸系统也有很大的危害。看似温和的雾，对人体健康却是有影响的。

霾又是什么呢？霾是悬浮在大气中的大量微小尘粒、烟粒和盐粒的集合体。组成霾的粒子很小，不能用肉眼分辨，但数量却非常多，足以使天空看起来变得浑浊。

空气中的灰尘、硫酸、硝酸、有机碳氢化合物等粒子也能使大气混浊、视野模糊，并导致能见度恶化，如果水平能见度小于 10 千米，则这种非水成物组成的气溶胶系统可称为霾（haze）或灰霾（dust-haze），香港天文台称之为烟霞。霾的组成成分非常复杂，囊括了上百种颗粒物。这些颗粒物可以分为无机成分和有机成分：无机成分，如矿物粉尘、土壤尘、沙尘、火山灰、海盐、黑炭、硫酸盐、硝酸盐等；有机成分，如有机碳氢化合物、具有生物活性的粒子（病毒、病菌、花粉、孢子）等；需要提及的是，汽车尾气和工厂废气里含有大量氮氧化合物和碳氢化合物，在太阳光作用下，这些物质发生光化学反应，产生光化学烟雾，其主要成分是一系列氧化剂，如臭氧、醛类、酮等，被称为空气二次污染物，这也是霾的成分之一。由于霾的这些粒子散射波长较长的那部分可见光比较多，因而霾看起来呈黄色或橙灰色，给人一种晦暗、压抑的感受（图3.2）。

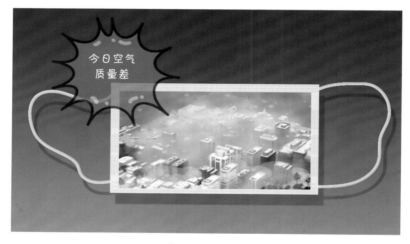

图 3.2 雾 - 霾

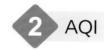 AQI

AQI 是空气质量指数英文"air quality index"的首字母缩写，是定量描述空气质量状况的指数。其数值越大说明空气污染状况越严重，对人体健康的危害也就越大。

AQI 指标于 2012 年 3 月开始在我国推行，依据《环境空气质量标准》（GB3095—2012），参与空气质量评价的主要污染物为细颗粒物（$PM_{2.5}$）、可吸入颗粒物（PM_{10}）、一氧化碳（CO）、二氧化硫（SO_2）、二氧化氮（NO_2）和臭氧（O_3）6 项。AQI 将这 6 项污染物用统一的评价标准呈现。

那么，AQI 是怎么计算出来的呢？

1）以细颗粒物、可吸入颗粒物、二氧化硫、二氧化氮、臭氧、一氧化碳等各项污染物的实测浓度值分别计算得出空气质量分指数（individual air quality index，IAQI）。

2）从各项污染物的 IAQI 中选择最大值确定为 AQI，当 AQI 大于 50 时将 IAQI 最大的污染物确定为首要污染物。

3）对照 AQI 分级标准，确定空气质量指数、级别、对健康的影响情况与建议采取的措施。

AQI 的等级划分见表 3.1。

表 3.1 空气质量 AQI 的等级划分

空气质量指数	级别（状况）	对健康的影响情况	建议采取的措施
0～50	一级（优）	空气质量令人满意，基本无空气污染	各类人群可正常活动
51～100	二级（良）	空气质量可接受，但某些污染物可能对极少数异常敏感人群健康有较弱影响	极少数异常敏感人群应减少户外活动
101～150	三级（轻度污染）	易感人群症状有轻度加剧，健康人群出现刺激症状	儿童、老年人及心脏病、呼吸系统疾病患者应减少长时间、高强度的户外锻炼
151～200	四级（中度污染）	进一步加剧易感人群症状，可能对健康人群的心脏、呼吸系统有影响	儿童、老年人及心脏病、呼吸系统疾病患者应避免长时间、高强度的户外锻炼，一般人群应适量减少户外运动
201～300	五级（重度污染）	心脏病和肺病患者症状显著加剧，运动耐受力降低，健康人群普遍出现症状	儿童、老年人及心脏病、肺病患者应停留在室内，停止户外运动，一般人群减少户外运动
＞300	六级（严重污染）	健康人群运动耐受力降低，有明显强烈症状，以致提前出现某些疾病	儿童、老年人和患者应停留在室内，避免体力消耗，一般人群应避免户外活动

空气中的"致命杀手"——颗粒物

空气污染又称大气污染，是威胁人类健康的主要因素之一。

说起空气污染，我们总能想到著名的伦敦烟雾事件（图3.3）。1952 年 12 月 5～9 日伦敦发生了一次严重的大气污染事件，当时伦敦冬季多使用燃煤采暖，市区内还分布有许多以煤为主要能源的火力发电站。12 月 5 日开始，逆温层笼罩伦敦，城市处于高气压中心位置，垂直和水平的空气流动均停止，连续数日天空中寂静无风。煤炭燃烧产生的二氧化碳、一氧化碳、二氧化硫、粉尘等污染物在城市上空蓄积，引发了连续数日的污染天气。仅仅 4 天时间，死亡人数就达 4000 多人。在这一周内，伦敦市民因支气管炎死亡 704 人，冠心病死亡 281 人，心脏衰竭死亡 244 人，结核病死亡 77 人，分别为前一周同种疾病死亡人数的 9.5 倍、2.4 倍、2.8 倍和 5.5 倍。此外，肺炎、肺癌、流行性感冒等呼吸系统疾病的发病率也显著增加。据英国官方的统计，在大雾持续的 5 天时间里，丧生者达 5000 多人，而在此后两个月内，又有近 8000 人死于呼吸系统疾病。

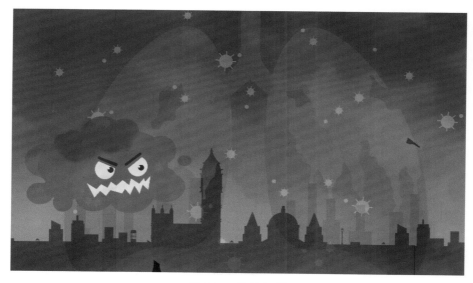

图 3.3　伦敦烟雾

从 1952 年伦敦烟雾事件之后，欧洲开始关注煤烟等烟尘污染。之后随着相关大气污染对人体健康影响研究的进步，研究和治理的对象转向了颗粒物。直径较小的颗粒物能够通过鼻咽进入人体，对呼吸系统健康造成较大危害。

那么颗粒物是什么？ $PM_{2.5}$、PM_{10} 又是什么呢？

首先，PM 是颗粒物（particulate matter）的英文简写，而我们常说的 PM_{10} 和 $PM_{2.5}$ 即属于颗粒物。PM 后边的 "2.5" 和 "10" 其实是用来表示颗粒物大小的数值，一般用微米（μm）表示，数值越大表示颗粒物越大。

当颗粒物直径小于或等于 10 微米时，即我们常说的 PM_{10}，又称可吸入颗粒物。而当颗粒物直径小于或等于 2.5 微米时，即我们常说的 $PM_{2.5}$，又称细颗粒物。它的直径还不到人的头发丝粗细的 1/20，能较长时间悬浮于空气中（图 3.4）。其实，$PM_{2.5}$ 是 PM_{10} 的一种，它们是包含与被包含关系，$PM_{2.5}$ 一般占 PM_{10} 的 70%。

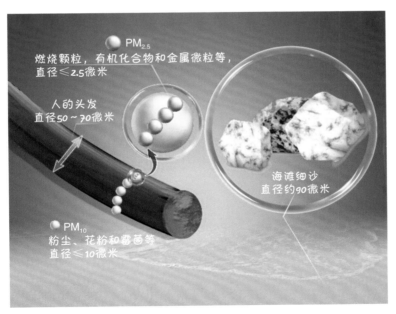

图 3.4　颗粒物与头发丝的对比

研究表明，颗粒越小对人体健康的危害越大，因为直径越小，进入呼吸道的部位越深（图 3.5）。10 微米直径的颗粒物通常沉积在上呼吸道，直径2 微米以下的颗粒物可深入到细支气管和肺泡。细颗粒物进入人体到肺泡后，直接影响肺的通气功能，使机体容易处在缺氧状态。

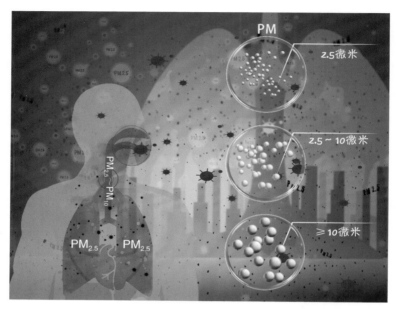

图 3.5　不同直径粒子进入呼吸系统示意图

　　$PM_{2.5}$ 与 PM_{10} 相比，其粒径小，比表面积大，活性强，更易附带有毒、有害物质（如重金属、微生物等），且在大气中的停留时间长、输送距离远。同时，其更易于滞留在终末细支气管和肺泡，因而同一来源的 $PM_{2.5}$ 比 PM_{10} 对健康的影响更大。

　　$PM_{2.5}$ 会通过呼吸道进入肺泡，并沉积在肺部，同时这些颗粒物具有较强的吸附能力，是多种污染物的"载体"和"催化剂"，有时能成为多种污染物的集合体。它们在肺泡上沉积下来，会干扰肺部的气体交换，损伤肺泡和黏膜，引起肺组织的慢性纤维化，导致肺心病，加重哮喘病、慢性阻塞性肺疾病，引起慢性鼻咽炎、慢性支气管炎等一系列病变，对儿童和老年人的危害尤为明显。

$PM_{2.5}$ 在呼吸道内的转移方式有如下几种：一是通过呼吸道纤毛－黏液运动排出体外或进入消化系统；二是被肺泡巨噬细胞吞噬后进入淋巴系统，由淋巴液带到淋巴结，最后被清除，或者长期滞留在肺间质形成病灶；三是某些颗粒或组分通过肺的内呼吸进入血液从而到达其他器官。

PM_{10} 进入呼吸道后，大部分可被呼吸道表面的纤毛－黏液层黏附或清除，但过多的微粒沉积会对气道产生刺激，并导致平滑肌收缩，慢性支气管炎、肺气肿患者气道对有害刺激的反应性降低，清除能力减弱，使较多的更细的颗粒物（$PM_{2.5}$、PM_1）进入小气道和肺泡，加重了对肺功能的损害。

4　晴空下的"隐形杀手"——臭氧

臭氧是地球大气中的一种微量气体，它是由大气中氧分子受太阳辐射分解成氧原子后，氧原子又与周围的氧分子结合而形成的，含有 3 个氧原子。

大气中 90% 以上的臭氧存在于大气层的上部或平流层，离地面有 10 ～ 50 千米，其可阻挡和吸收紫外线，起到了保护人类与环境的重要作用。人类需要保护大气臭氧层。还有少部分的臭氧分子徘徊在近地面，一些专家发现地面附近大气中的臭氧浓度有快速增高的趋势，近地层高浓度的臭氧会对人体健康产生影响。臭氧对眼睛和呼吸道有刺激作用，同时对肺功能也有影响，对植物也是有害的。从臭氧的性质来看，它既可助人又会害人，它既是上天赐予人类的一把保护伞，有时又像是一剂猛烈的毒药（图 3.6）。

相信大家都听说过光化学烟雾（photochemical smog），它是以臭氧为主要污染成分的烟雾。光化学烟雾是汽车、工厂等污染源排入大气的碳氢化合物和氮氧化物等一次污染物在太阳辐射作用下发生光化学反应生成的二次污染物，参与光化学反应过程的一次污染物和二次污染物的混合物形成有害的浅蓝色烟雾。臭氧的浓度升高是光化学烟雾污染的标志。

一呼一吸间的气象奥秘

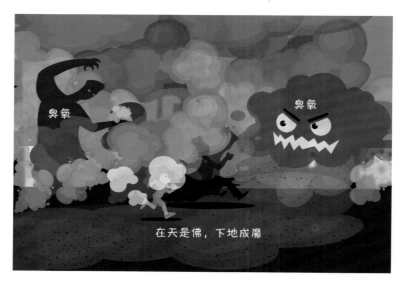

图 3.6 臭氧可助人又会害人

人类最早认识臭氧的危害应该是从美国的洛杉矶光化学烟雾开始。从 1940 年初开始，洛杉矶每年从夏季至早秋，只要是晴朗的日子，城市上空就会出现一种弥漫天空的浅蓝色烟雾，使整座城市上空变得浑浊不清。这种烟雾使人眼睛发红、咽喉疼痛、呼吸憋闷、头晕、头痛。1943 年以后，烟雾更加肆虐，以致远离城市 100 千米以外的海拔 2000 米的高山上的大片松林也因此枯死，柑橘减产。仅 1950 ~ 1951 年，美国因大气污染造成的损失就达 15 亿美元。1955 年，因呼吸系统衰竭死亡的 65 岁以上的老年人达 400 多人。1970 年，75% 以上的市民患上了红眼病。

1971 年，日本东京发生较严重的光化学烟雾事件，使一些学生中毒昏迷。与此同时，日本的其他城市也发生了类似的事件。此后，日本的一些大城市连续不断地出现光化学烟雾污染事件。

光化学烟雾污染时人和动物受到的主要伤害是眼睛和黏膜受刺激、头痛、呼吸障碍、慢性呼吸道疾病恶化、儿童肺功能异常等。光化学烟雾能促使哮喘病患者哮喘发作，能引起慢性呼吸系统疾病恶化、呼吸障碍、损害肺功能等，长期吸入氧化剂能降低人体细胞的新陈代谢，加速人的衰老。

臭氧是一种强氧化剂，在大于 0.1ppm 浓度时具有特殊的臭味。其可达到呼吸系统的深层，刺激下气道黏膜，引起化学变化。其作用相当于放射线，可使染色体异常，使红细胞老化。过氧乙酰硝酸酯（PAN）、甲醛、丙烯醛等生成臭氧过程中的中间产物对人和动物的眼睛、咽喉、鼻子等有刺激作用，其刺激限值约为 0.1ppm。大气中臭氧质量浓度为 $0.1 \sim 0.5mg/m^3$ 时可引起对鼻和喉头黏膜的刺激和对眼睛的刺激；在 $0.2 \sim 0.8mg/m^3$ 浓度下接触 2 小时后会出现气管刺激症状；在 $1.0mg/m^3$ 以上可引起头痛、肺深部气道变窄，出现肺气肿，长时间接触会出现一系列中枢神经损害或引起肺水肿（图 3.7）。

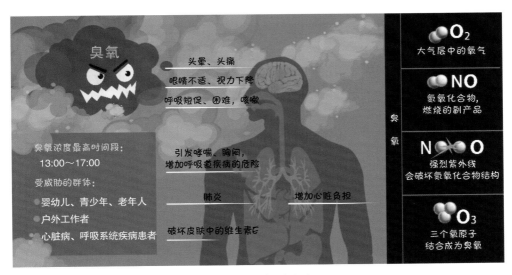

图 3.7　臭氧的危害

近年来，随着大气污染的治理，以 $PM_{2.5}$ 为首要污染物的天数逐渐减少，而以臭氧为首要污染物的天数在很多地区呈现增加趋势（图 3.8）。所以，在晴朗的夏季，没有雾－霾，能见度好，但依然要警惕有臭氧污染的可能。

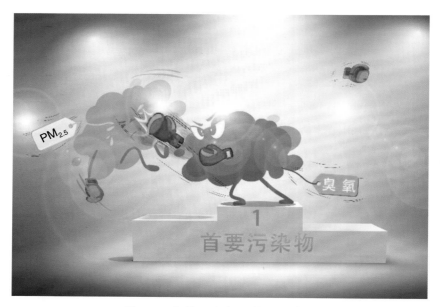

图 3.8　臭氧逐渐成为首要污染物

5 不容忽视的 SO_2、NO_2 和 CO 污染

常规污染物监测项目除了 PM_{10}、$PM_{2.5}$ 和 O_3 以外，还包括 SO_2、NO_2 和 CO。

二氧化硫（SO_2）

SO_2 是最常见、最简单、有刺激性的硫氧化物。SO_2 的自然来源有火山喷发，但更多的却是人为来源，如许多工业过程中会产生大量的 SO_2。SO_2 溶于水中会形成亚硫酸。若把亚硫酸进一步在 $PM_{2.5}$ 存在的条件下氧化，便会迅速高效生成硫酸，也就是酸雨的主要成分（图 3.9）。酸雨可使儿童免疫功能下降，使慢性咽炎、支气管哮喘发病率增加，同时可使老年人眼部、呼吸道疾病患病率增加。

SO_2 对呼吸系统有严重的危害。大气中 SO_2 会被氧化形成硫酸雾或硫酸盐气溶胶，是环境酸化的重要前驱物。大气中 SO_2 浓度在 0.5ppm 以上时对人体有潜在影响；在 $1 \sim 3$ppm 时多数人开始感觉到刺激；在 $400 \sim 500$ppm

时人会出现溃疡和肺水肿直至窒息死亡。SO_2 与大气中的烟尘有协同作用，当大气中 SO_2 浓度为 0.21ppm，烟尘浓度大于 0.3mg/L 时，可使呼吸道疾病发病率增高，慢性病患者的病情迅速恶化，如伦敦烟雾事件、马斯河谷烟雾事件和多诺拉烟雾事件等，都是这种协同作用造成的危害。北京大学公共卫生学院研究发现，大气中 SO_2 浓度与儿童喘鸣报告率的相关性较明显，SO_2 浓度每增加 10μg/m^3，儿童喘鸣的报告率增加 0.55%；在大气中 SO_2 浓度低于 0.15mg/m^3 的地区，SO_2 浓度与儿童咳嗽和咳痰报告率的相关性较明显，SO_2 浓度每增加 10μg/m^3，咳嗽和咳痰的报告率分别增加 1.65% 和 1.50%。

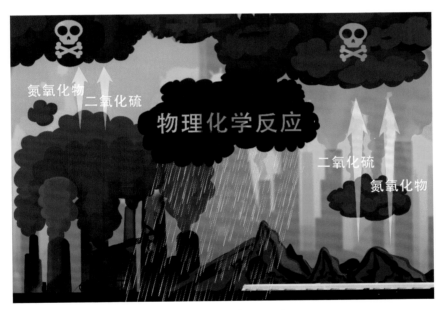

图 3.9　空中恶魔——酸雨

二氧化氮（NO_2）

NO_2 在 21.1℃时是一种棕红色、高度活性的气态物质，又称过氧化氮，它在臭氧的形成过程中起着重要作用。人为产生的 NO_2 主要来自高温燃烧过程的释放，如机动车尾气、锅炉废气的排放等。与 SO_2 一样，NO_2 也是酸雨的成因之一。

NO_2 能够损害人体的呼吸道。吸入气体初期仅有轻微的眼及上呼吸道刺激症状，如咽部不适、干咳等。常经数小时至十几小时或更长时间潜伏期后发生迟发性肺水肿、成人呼吸窘迫综合征，出现胸闷、呼吸窘迫、咳嗽、咳泡沫痰、发绀等，可并发气胸及纵隔气肿。肺水肿消退后两周左右可出现迟发性阻塞性细支气管炎。慢性作用主要表现为神经衰弱综合征及慢性呼吸道炎症，个别病例可出现肺纤维化。意大利是欧洲受 NO_2 影响最大的国家之一。据意大利媒体报道，2018 年拉齐奥大区流行病学研究部门对米兰的 NO_2 含量进行采样研究，发现米兰有一半的地区 NO_2 含量超过 $40\mu g/m^3$，2017 年在米兰有 594 人因 NO_2 污染超标（高于 $40\mu g/m^3$）而死亡，每 15 小时就有 1 人因此而死亡。

一氧化碳（CO）

CO 是一种无色、无臭、无刺激性的有毒气体，几乎不溶于水，在空气中不易与其他物质产生化学反应，故可在大气中停留 2 ~ 3 年。CO 是大气中分布最广和数量最多的污染物之一，也是燃烧过程中生成的重要污染物之一。在冶金、化学、石墨电极制造，以及家用煤气或煤炉、汽车尾气中均有 CO 存在。大气中的 CO 主要来源是内燃机排气，其次是锅炉中化石燃料的燃烧。

由于 CO 无色无臭，泄露后不易及时发觉，急性 CO 中毒迄今仍是我国发病和死亡人数最多的急性职业中毒。CO 也是许多国家包括我国北方的意外生活性中毒中致死人数最多的毒物。CO 中毒会损伤人体中枢神经系统、呼吸系统、循环系统等。它对机体的危害程度主要取决于空气中 CO 的浓度与机体吸收 CO 高浓度空气的时间长短。短时间接触高浓度 CO 即可致窒息死亡。按不同的接触浓度和时间，CO 中毒可以分为急性 CO 中毒和慢性 CO 中毒。

6　当心家里的空气污染

室内污染主要是指室内空气中存在的多种挥发性有机物对室内环境造成

污染的现象（图 3.10）。继"煤烟污染"和"光化学烟雾污染"之后，"室内空气污染"成为人类面临的主要环境污染之一。美国专家检测发现，室内空气中存在 500 多种挥发性有机物，其中致癌物质就有 20 多种，致病病毒 200 多种。危害较大的主要有氡、甲醛、苯、氨及酯、三氯乙烯等。研究表明，室内空气的污染程度要比室外空气严重 2～5 倍，在特殊情况下可达到 100 倍。

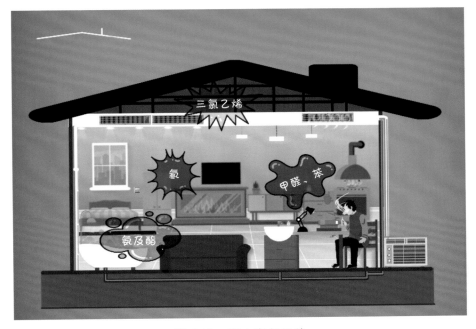

图 3.10　室内空气污染

那么室内污染的危害有多大？ 80% 以上的城市人口，70% 以上的时间在室内度过，而儿童、孕妇和慢性病患者因为在室内停留的时间比其他人群更长，受到室内环境污染的危害就更加显著，特别是儿童，他们比成年人更容易受到室内空气污染的危害。一方面，儿童的身体正在成长发育中，呼吸量按体重比成年人高近 50%；另一方面，儿童有 80% 的时间生活在室内。而在现代城市中，室内空气污染的程度比户外高出很多倍。据统计，全球近一半的人处于室内空气污染中，室内环境污染已经引起 35.7% 的呼吸道疾病、22% 的慢性肺病及 15% 的气管炎、支气管炎和肺癌。

美国已将室内空气污染归为危害人类健康的五大环境因素之一。WHO也将室内空气污染与高血压、高胆固醇血症及肥胖症等共同列为人类健康的十大威胁。WHO宣布全世界每年有10万人因为室内空气污染而死于哮喘，其中35%为儿童。我国儿童哮喘患病率为2%～5%，其中85%的患病儿童年龄在5岁以下。据中国室内装饰协会环境监测中心提供的数据，我国每年由室内空气污染引起的超额死亡数可达11.1万人，超额门诊数可达22万人次，超额急诊数可达430万人次。

对室内空气污染因素的分析发现，冬季取暖、使用固体烹饪燃料、家人室内吸烟、儿童毛绒玩具等对儿童发生常见呼吸系统疾病的影响较为明显，有一种或几种空气污染因素暴露者发生呼吸系统症状与疾病的危险性基本上均高于无相应因素暴露者，未发现儿童与别人共用卧室对呼吸系统健康的影响具有统计学意义。室内空气污染在COPD发病中的作用颇受重视，对于空气污染，建议患者外出时常戴口罩，有条件的可以在家中添置空气净化器，或者换一份远离粉尘的工作。

室内污染如何进行日常预防？室内空气污染并不是一时能够解决的问题，我们应该对日常生活中的一些细节加以留意来尽量减少和避免室内空气的污染。第一，通风换气是最有效、最经济的方法，不管住宅里是否有人，应尽可能地多通风。第二，室内保持一定的湿度和温度，若湿度和温度过高，大多数污染物从装修材料中散发得快，这对室内的人不利，同时湿度过高有利于细菌等微生物的繁殖。第三，在使用杀虫剂、除臭剂和熏香剂时要适量，这些物质对室内害虫和异味有一定的处理作用，但同时它们也会对人体产生一些危害。第四，尽量避免在室内吸烟，吸烟不仅危害自身，而且会对周围人产生更大的危害。

空气污染防护小贴士

（1）根据天气合理选择户外运动时间：秋冬季节由于取暖燃煤增加，空气中的污染源排放增加，清晨和晚上大气混合层高度较低，风力较小，并有大气逆温层存在，天气形势相对静稳，不利于污染物的扩散。白天和午后风力加大，混合层高度升高，有利于污染物的扩散，空气中的污染物浓度相对较低。因此秋冬季节户外运动应当选择白天或午后,空气质量相对较好的时段。晚春和夏季，白天气温迅速上升，紫外线逐渐增强，在午后可形成较高浓度的臭氧等污染物，户外运动时间可以选择早、晚空气质量较好的时段。

（2）适当选择防雾－霾口罩：目前我国并没有防雾－霾口罩的相关标准，参考的是《呼吸防护用品自吸过滤式防颗粒物呼吸器》（GB2626—2006），所以当大家选择防雾－霾口罩时第一个应关注的是其是否符合相关标准。根据GB2626—2006，口罩是分等级的，共3个等级，KN90、KN95、KN100，防护效率分别为90%、95%及99.97%以上。然而在选择口罩的时候，也不是等级越高越好，等级越高，呼吸阻力越大，呼吸越困难。雾－霾天气尽量要避免出行，必须出行的时候建议根据参数合理选择防雾－霾口罩（图3.11）。

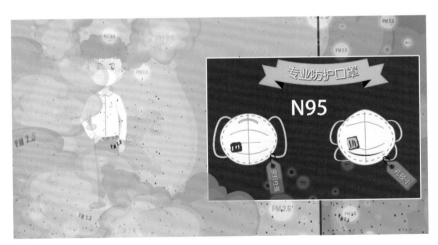

图3.11　雾－霾天出行佩戴专用口罩

第 4 章

掌握天气，科学预防呼吸系统疾病

　　早在 2000 多年以前，我国《黄帝内经·素问》就阐述了天气、气候对人体健康与疾病的影响及其变化规律，东汉时期的医圣张仲景所著的《伤寒杂病论》揭示了伤寒对人体的影响及其治疗方案，其中的经典名方至今仍被广泛使用。20 世纪以来，医疗气象学的研究进一步发展。气象部门可以根据大气变化的规律，预报未来大气环境条件对人们健康的可能影响，制作医疗气象预报，提醒人们通过着装或调解人工环境小气候来预防疾病的发生，提高人们的生活质量（图 4.1）。

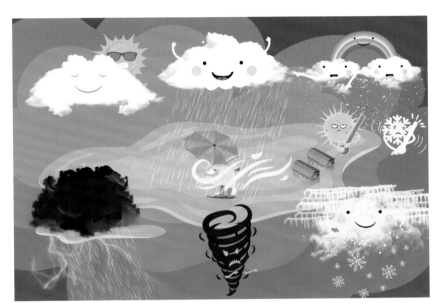

图 4.1　气象与健康

1　解密天气预报

天气预报的重要性

天气预报如今已是大众日常生活的一部分，但论历史源头，可追溯到几千年以前。预测天气是人类的生存智慧，我们的祖先在生产、生活中积累了很多预测天气的谚语，如"天有铁砧云，地下雨淋淋""风静又闷热，雷雨必强烈""十雾九晴天"等。《三国演义》中诸葛亮草船借箭的成功也主要是因为诸葛亮准确地预测了东风和大雾天气。

暴雨、大风、冰雹、台风等灾害性天气可对人们的生命财产安全造成严重的损失，到了现代，人类在生活上对天气预报的依赖程度变得更加强烈，天气预报对人类而言是生存的必备资讯。

一呼一吸间的气象奥秘

天气预报的种类有哪些

日常生活中，我们接收到的天气预报都有哪些呢？大家印象最深刻的莫过于《新闻联播》过后的《天气预报》节目，内容包括未来三天的天空状况、最高最低气温和风向风速。

然而，天气预报的内容可不止这些，按天气预报的时效长短，可分为以下几种。

1）短时预报：根据雷达、卫星探测资料，对局地强风暴系统进行实况监测，预报未来 1 ～ 6 小时的动向。

2）短期预报：预报未来 24 ～ 48 小时的天气情况。

3）中期预报：对未来 3 ～ 15 天的预报。

4）长期预报：对未来 1 旬到 1 年的预报。

5）超长期预报：预报时效为 1 ～ 5 年。

6）气候展望：10 年以上的。

常规天气预报的气象要素主要有降雨量、天空状况、气温、风向风速等。此外，还有针对特定行业的交通气象、环境气象、森林火险、草原火险等预报内容。

认识天气预报中的健康密码

气象要素作用于人体的途径是通过人体的外感受器官接受不同气象要素的刺激，感觉器将刺激转变为神经冲动，该冲动经过感觉神经和中枢神经传导至大脑皮质，产生对气象要素刺激的感觉。

那么呼吸系统主要接受哪些气象要素的刺激呢？影响呼吸系统的气象因子主要有气温、湿度、风、大气酸碱度、气压、气溶胶、臭氧、大气电荷及大气中的化学物质。

与呼吸系统健康有关的天气预报内容可关注气象要素预报和环境气象预

报。例如，当环境气象预报第二天有雾、霾、扬沙、光化学污染时，要合理安排户外活动，减少外出；当预报未来三天空气污染气象条件较差、差、很差时，要合理安排户外活动，减少外出；当预报未来三天空气污染气象条件好、较好、一般时，可合理安排户外活动。

在收听天气预报的时候，我们常常会听到诸如冷锋、冷涡、焚风等气象专有名词，那么我们来了解一些与健康相关的气象专有名词吧！

月平均：为了掌握天气的变化，天气预报中常使用"月平均"一词，如气温比历史同期月平均低 2℃ 等，那么这里的月平均是什么意思呢？其实，历史同期月平均指以过去 30 年的平均值作为常年值。

生活中我们经常说"晴天""少云""多云""阴天"等天空状况，它们的界定标准是什么呢？在气象行业标准中，以云的面积占据天空的百分比作为判别依据：云量在 0 ～ 10% 为晴天，10% ～ 30% 为少云，30% ～ 70% 为多云，大于 70% 为阴天。不难看出，晴天并非绝对的"万里无云"。

风：产生于各种环境，并且风的种类很多。例如，海上和陆地温差产生的海陆风、随台风而来的强风、干热的焚风、寒潮冷锋带来的西北风等。风的强度以风速区分，蒲福风力等级表将风速划分为 12 个等级，中国气象局于 2001 年下发《台风业务和服务规定》，以蒲福风力等级将 12 级以上台风补充到 17 级（表 4.1）。中医学里有"百病风为首""风为百病之长"等的论断，认为风是外感病因的先导，寒、湿、燥、热等因子往往都依附于风而侵袭人体。

表 4.1　风力等级对照表

风级	名称	风速（m/s）	风速（km/h）	陆地地面物象	海面波浪
0	无风	0.0 ～ 0.2	< 1	静，烟直上	平静
1	软风	0.3 ～ 1.5	1 ～ 5	烟示风向	微波峰无飞沫
2	轻风	1.6 ～ 3.3	6 ～ 11	感觉有风	小波峰未破碎
3	微风	3.4 ～ 5.4	12 ～ 19	旌旗展开	小波峰顶破裂

续表

风级	名称	风速（m/s）	风速（km/h）	陆地地面物象	海面波浪
4	和风	5.5～7.9	20～28	吹起尘土	小浪白沫波峰
5	清风	8.0～10.7	29～38	小树摇摆	中浪折沫峰群
6	强风	10.8～13.8	39～49	电线有声	大浪白沫离峰
7	疾风	13.9～17.1	50～61	步行困难	破峰白沫成条
8	大风	17.2～20.7	62～74	折毁树枝	浪长高有浪花
9	烈风	20.8～24.4	75～88	小损房屋	浪峰倒卷
10	狂风	24.5～28.4	89～102	拔起树木	海浪翻滚咆哮
11	暴风	28.5～32.6	103～117	损毁重大	波峰全呈飞沫
12	台风（一级飓风）	32.7～36.9	117～134	摧毁极大	海浪滔天
13	台风（一级飓风）	37.0～41.4	134～149		
14	强台风（二级飓风）	41.5～46.1	150～166		
15	强台风（三级飓风）	46.2～50.9	167～183		
16	超强台风（三级飓风）	51.0～56.0	184～201		
17	超强台风（四级飓风）	56.1～61.2	202～220		
17级以上	超强台风（四级飓风）	≥61.3	≥221		
	超级台风（五级飓风）		≥250		

　　湿度：是空气中含有水蒸气的多少。它有三种表示方法：第一种是绝对湿度，它表示每立方米空气中所含水蒸气的量，单位是克/米³；第二种是含

湿量，它表示每千克干空气所含水蒸气量；第三种是相对湿度，表示空气中的绝对湿度与同温度下的饱和绝对湿度的比值，得数是一个百分比（也就是指在一定时间内，某处空气中所含水汽量与该气温下饱和水汽量的百分比）。

每到冬季，气候干燥。据测在北方地区约整个供暖期内，仅有平均 2.5 天达到健康湿度，另有研究表明，室内空气污染是室外的 5 ～ 10 倍，所以冬季许多人缺少湿润、洁净的空气。科学家通过对流行病的研究发现，在干燥的冬季，白喉、流感、百日咳、脑膜炎、哮喘、支气管炎等的发病率显著增加，导致上述疾病的原因很多，除了冬季温度偏低、温差变化大导致人体抵抗力下降外，还有如下两方面的原因：第一，环境相对湿度过低使流感病毒和致病力强的革兰氏阳性菌繁殖速度加快，而且随粉尘扩散，引起疾病流行。第二，环境相对湿度过低可使人的呼吸系统抵抗力下降，诱发和加重呼吸系统疾病。冬季，居室小气候的最佳组合为温度 18 ～ 25℃、相对湿度 45% ～ 65%，这时人的身体、思维皆处于良好状态，无论工作、休息都可收到较好的效果（图 4.2）。

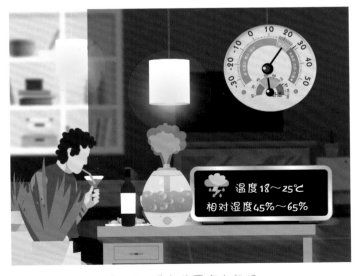

图 4.2　适宜的居室小气候

高气压与低气压：是使用频率极高的气象术语，两者的差别没有绝对的数值依据。与周围的气压相比，气压较高处就是高气压，较低处就是低气压。被高气压笼罩的地区形成下沉气流，往往会是好天气，反之，低气压接近时，有上升气流，天气就会开始变坏，提高了降雨的概率。

锋：是冷暖气团的交界面，在地面上表现为冷暖气团的分界线，是冷暖气团移动的前缘，称为锋线。锋的种类主要分为冷锋、暖锋、准静止锋和锢囚锋。其中，与健康有关的是冷锋。影响我国的冷锋多以西北或偏北路径向南移动，冷锋过境时，原本往南吹的暖风突然转向，且风力增大，气温降低，有时还会伴随着雷雨、瞬时强风和冰雹等激烈的天气现象。如此激烈的天气变化，尤其是气温的剧烈下降，气压的显著上升，会影响我们的身体状况，容易使血压上升，引发感冒等疾病。

台风：指形成于热带或副热带 26℃ 以上广阔海面上的热带气旋。

世界气象组织定义中心持续风速在 12 ～ 13 级（32.7 ～ 41.4m/s）的热带气旋为台风（typhoon）或飓风（hurricane）。在北太平洋西部（赤道以北，国际日期变更线以西，东经 100° 以东）地区通常称其为台风，而在北大西洋及东太平洋地区则普遍称之为飓风。每年的夏秋季节，我国毗邻的西北太平洋上会生成不少名为台风的猛烈风暴，有的消散于海上，有的则登上陆地，带来狂风暴雨。台风的能量来自海上的暖湿气流，台风急速上升的暖空气使气压急速下降，这种变化会使偏头痛、腰痛和关节痛发作的概率升高。

焚风：是指从山上往山下吹的干燥热风。焚风现象是由于湿空气越过山脉时，被迫抬升失去水分（一般形成地形雨），并在山脉背风坡一侧下沉时增温，形成高温并且干燥的气流。因而气团所经之地湿度明显下降，气温也会迅速升高。在中国，焚风地区可见于天山南北、秦岭脚下、川南丘陵、金沙江河谷、大小兴安岭、太行山下、皖南山区等地。

冷涡：是指存在于中、高纬度地区对流层中、上层的冷性的闭合低压环流系统，其强度随高度的增加而增强。春、夏季节出现在我国华北、东北和蒙古地区的冷涡常给我国北方地区带来低温、大风、冰雹、暴雨、雷电等强对流天气。由于它的影响范围大而且往往会持续数天，因此所造成的灾害严重。如果天气预报有冷涡来袭，除了注意气象灾害，请务必做好对抗低温的准备，以免有损健康。

 解读天气预报对常见呼吸系统疾病的影响

大人和小孩如何防感冒

研究表明，感冒的发生和传播与同期气象要素具有明显的相关性，且气象条件对不同人群感冒发病率有不同的影响。

春夏季节，成人发病人数与气温和冷空气活动有关，儿童和婴幼儿的发病人数则与暖空气活动和高温天气影响有关；而秋冬季节成人发病人数主要与强冷空气影响有关，儿童的发病人数受冷空气活动和低温的共同影响，婴幼儿的发病人数主要与低温天气有关。冷、热环境对儿童和婴幼儿的影响超过成人，冬季对婴幼儿的影响最为显著。

因此，关于感冒的预防，在解读天气预报的时候，在春夏季节成人要关注气温和冷空气的活动，儿童和婴幼儿要关注高温和暖空气的活动。春夏季节，尤其是北方，气温忽高忽低，变化幅度很大。在我们大部分人的常识里，往往都是天冷容易被冻感冒了，这个结论似乎对大人更适用一些。对于儿童和婴幼儿，在高温和暖空气活动的时候更容易感冒。这可能是由于暖空气来临时婴幼儿没有及时更换衣物，而婴幼儿体温调节功能相对不完善，出汗后易受凉而感冒。所以在气温忽高忽低的季节里，家长朋友一定要根据天气及时给婴幼儿增减衣物，预防感冒。到了秋冬季节，成人还是要关注强冷空气的影响，注意防风保暖；对于儿童，除了要关注冷空气活动以外，还要关注低温天气，及时增加衣服保暖，预防感冒；对于婴幼儿，则主要关注低温影响（图4.3）。

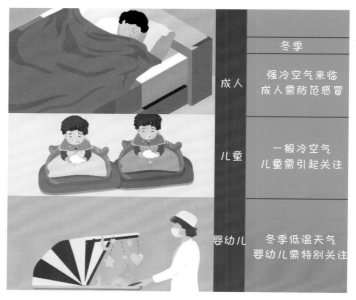

成人 — 冬季 强冷空气来临 成人需防范感冒

儿童 — 一般冷空气 儿童需引起关注

婴幼儿 — 冬季低温天气 婴幼儿需特别关注

图 4.3　大人和小孩防范冬季感冒

预防慢性支气管炎

寒冷是慢性支气管炎发作的重要原因，慢性支气管炎发病及急性加重常见于冬季寒冷季节，尤其是冷空气活动、气温突然变化时，慢性支气管炎发病或复发与短期天气变化有明显关系。这主要是因为寒冷对支气管炎患者呼吸道生理功能有明显的影响，慢性支气管炎患者吸入冷空气后，肺活量会下降，在寒冷环境中，肺泡吞噬细菌的能力降低，使上呼吸道的细菌侵入下呼吸道的机会增加；寒冷还可以引起支气管的病理改变，降温后慢性支气管炎患者痰内变性纤毛柱状上皮细胞大幅度增加，表明降温使支气管黏膜损伤加重，从而使黏膜纤毛柱状上皮细胞大幅度脱落。

因此，预防慢性支气管炎或者支气管炎的急性发作，在解读天气预报时，要关注寒潮和冷空气的活动，尤其是气温突然变化或者气温日较差较大的时候（图 4.4）。

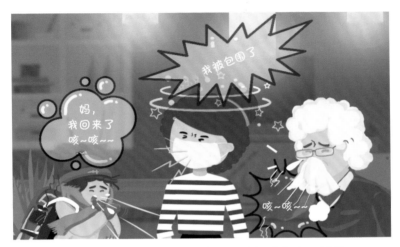

图 4.4　寒冷或气温日较差较大时易诱发支气管炎

预防哮喘

哮喘是一种过敏性疾病，细支气管平滑肌痉挛并伴有不同程度的黏膜水肿，腺体分泌亢进导致患者出现胸闷、气急、哮鸣及咳痰等症状，多发生在春、秋两季（图 4.5）。研究表明，哮喘与日平均气温有明显的关系。在春夏之交日平均气温 15 ~ 25℃时，哮喘患者人数随日平均气温的升高而增加；日平均气温达到 21℃时，哮喘患者的发病率最高；当日平均气温超过 25℃后，哮喘患者发病率趋于零。当由夏季进入秋季，日平均气温在 15 ~ 25℃时，哮喘患者的发病率随着日平均气温的下降而增多，当达到 21℃时，哮喘患者的发病率最高，当日平均气温下降至 15℃以下，哮喘发作人数又趋于零。

因此，预防哮喘疾病，要重点关注春季升温和秋季降温时期。同时春秋季节花粉较多，其也是哮喘发作的过敏原之一，户外活动时要注意戴口罩等进行预防。

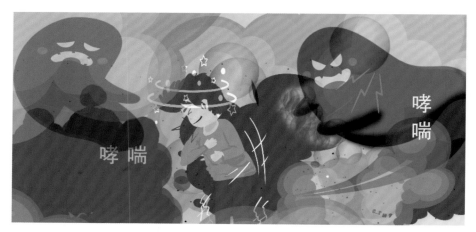

图 4.5　春秋季节，哮喘多发

3　发展中的医疗气象预报

　　为了让人们有可能预防天气对健康造成的危害，气象部门开发了医疗气象预报，预报容易患某种疾病的天气条件及可能引起的疾病倾向。制作医疗天气预报的关键问题主要有两个：一是天气过程和气象要素、城市环境要素的准确预报，它将直接影响医疗气象预报的准确性；二是建立正确的气象要素、城市环境要素与可能发生疾病的因果关系。

　　我国医疗气象学的研究起步较晚，20 世纪 90 年代以来，北京、南京、上海等地先后开展了花粉、紫外线强度、舒适度预报。目前，我国气象部门发布的医疗气象预报主要有人体舒适度指数、润肤指数、穿衣指数、感冒指数、空调指数、霉变指数、早间晚间锻炼指数，以及针对某种疾病的预报等。

人体舒适度指数

　　人体舒适度指数（comfort index of human body）是日常生活中较为常用的表征人体舒适度的方法，它主要取决于气温、相对湿度、风速等指标

（图4.6）。气温是判断气候舒适度的主要指标，相对湿度和风速是辅助指标。人类在大气环境中活动时，经受着气象要素的综合作用，人们通常用气温高低来表示环境冷热，人体感觉不舒适，就会导致相应的应激反应。能量交换在人类与大气环境之间无时无刻地进行着，人体通过自身体温调节中枢使体温维持恒定。人体舒适度正是以人类机体与近地大气之间的热交换原理为基础，从气象学角度评价人类在不同天气条件下舒适感的一项生物气象指标，其在城市环境气象服务中具有重要地位。

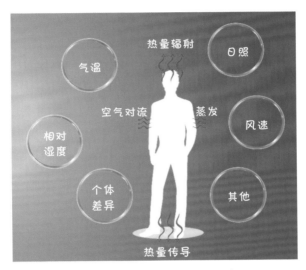

图 4.6　人体舒适度影响因素

人体的实感温度与气象百叶箱中的气温有明显的差异，气象学家在长期的研究和实践中提出了许多表征人体舒适度的方法，主要包括实感气温、体感温度、不适指数（温湿指数）、等价体感、寒冷指数等，下面介绍几个人体舒适度预报的公式。

（1）体感温度：吕伟林根据Houghton和Jaglou等提出的有关方法，代入大量数据进行计算、订正，确定基本适合计算体感温度的经验公式。

体感温度的计算公式为

$$T_g = T_a + T_r + T_u - T_v$$

式中，T_g 为体感温度（℃）；T_a 为气温（℃）；T_r 为辐射作用对体感温度的修正；T_u 为湿度对体感温度的修正；T_v 为风速对体感温度的修正。这套计算方案已在北京、河北、青海等省市气象台的特种气象预报中发布使用，取得了较好的服务效果。

（2）不舒适指数（温湿指数）：美国常用 E. C. Thom 的不舒适指数，也称温湿指数，表示无风时闷热的程度，计算公式为

$$I_d = 0.72（T_d + T_w）+ 40.6$$

式中，T_d 为干球温度（℃）；T_w 是湿球温度（℃）。

在有风与日晒时，计算公式为

$$I_d = 0.72（T_d + T_w）- 7.2u^{1/2} + 0.03J + 40.6$$

式中，J 为日射量（W/m²），u 为风速（m/s）。用上述两式计算的指数越高或越低，则不舒适程度越严重。不同地区、不同人种，同一指数反映的不舒适程度也不完全相同。一般来说，不舒适指数在 60 以下人会感到寒冷，当不舒适指数超过 70、75、80 时分别有 10%、50% 或 100% 的人感到不舒适。

（3）炎热指数：由 Tom 提出，Bosen 又做了进一步完善，其是热应力的舒适指标，也是温湿指数的一种表示方法，表示人体的热与温度、湿度的关系，用下式求得

$$E_t = T_d - 0.55（1 - R）（T_d - 58）$$

式中，T_d 为干球温度（℉），R 为相对湿度。

北京市气象局直接使用华氏温标表示的炎热指数作为人体舒适度指数，服务效果相当不错。有些省市使用张清提出的形态类似炎热指数的舒适度指标来制作人体舒适度预报。

$$E_t = T_d - 0.55（1 - R）（58 - T_d）$$

式中，T_d 为干球温度（℃），R 为相对湿度。

（4）人体舒适度指数（C_{IHB}）：目前国内比较流行的是人体舒适度 KSSD

经验计算公式，具体的计算公式如下。

$$C_{\text{IHB}} = (1.8T+32) - 0.55(1-H/100)(1.8T-26) - 3.2V^{1/2}$$

式中，T 为温度（℃）；H 为湿度（%）；V 为风速（m/s），数值就当地实际情况可划分为若干等级。

花粉浓度预报

花粉过敏症是一种严重危害人体健康的常见病和多发病。花粉过敏症患者的临床表现因人而异，主要表现为流涕、流泪、打喷嚏、鼻痒、眼及外耳道奇痒，常被人误认为患了感冒，严重者会诱发气管炎、支气管炎、哮喘、肺心病等。

研究花粉颗粒浓度的时空变化规律，揭示风媒花粉扩散与地面气象要素的可能联系，开展人居环境花粉浓度的气象预测预报，对于提示花粉过敏症患者诊断和预防花粉过敏症有重要作用。花粉过敏症患者在花粉高峰期应尽量减少外出，多在室内活动，更不要到树木花草多的公园或野外，使花粉吸入量降低到最低限度；遇干热或大风天气，可关闭门窗，开窗时应挂湿窗帘，以阻挡或减少花粉侵入；当患者在户外活动时，要佩戴口罩，也可明显缓解或减轻症状。

花粉监测预报服务在北京、天津等省市专业气象服务中已经开展了多年，已积累了很多预报经验。

流感指数预报

流行性感冒（简称流感）是流感病毒引起的急性呼吸道传染病，发病率高，易暴发流行，近百年来曾多次发生世界大流行。流感的暴发流行与气象条件关系密切，流感病毒主要潜伏在患者的鼻涕、痰和唾液中，通过空气飞沫和接触传播，飞沫在空气中传播受温度、湿度、风速、气压等气象条件的影响。

流感与气象条件的关系研究主要包括两个方面：一是研究气象条件或各种气象因子对流感发病率的影响程度，二是建立流感与气象条件之间的预测模型。

北京市专业气象台张德山等按北京 2003 ～ 2005 年 0 ～ 3 岁年龄组感冒的日发病资料，建立了逐日发病率（Y）的滚动预报模式。

$$Y=B_0+B_1X_1+B_2X_2+B_3X_3+B_4X_4+B_6X_6+B_9X_9$$

式中，因子的有关参数值为 B_0=0.097 04；B_1=-0.000 87，X_1 为前 5 日平均气温（11.542 67%）；B_2=3.945 60，X_2 为前 5 日发病的气候背景均值（38.191 79%）；B_3=-0.003 75，X_3 为前 5 日气温变化倾向（4.170 418%）；B_4=0.002 14，X_4 为前 5 日气温日较差（15.196 81%）；B_6=-0.003 77，X_6 为前 5 日降水总量（5.093 772%）；B_9=-0.014 38，X_9 为前 5 日平均风速（25.804 55%）。

括号中的数值为对应因子 X_i 对预报对象 Y 的方差贡献百分率。可以发现，对该预报模式方差贡献最大的因子为 X_2、X_4 和 X_9。需要指出的是，尽管 X_6 的方差贡献不大，但每当冬季降雪较大的日子（降雪量大于 10 毫米，积雪深度大于 10 厘米），儿童呼吸系统疾病的发病率明显走低。

哮喘、COPD 预报

哮喘、COPD 可以说都是呼吸系统的大病，患者人数多，发作期长且痛苦，治疗过程艰辛多磨。COPD 由于其缓慢进行性发展，严重影响患者的劳动能力和生活能力。COPD 患者在急性发作期过后，临床症状虽然有所缓解，但其肺功能仍会继续恶化，并且由于自身防御和免疫功能的降低及受外界气象环境等因素的影响，经常反复。

COPD 发病的季节性比较明显，在冬季低温干燥的气象环境下，COPD 的发病率普遍增多，夏季高温、相对湿度大的闷热环境也是影响 COPD 的重要气象条件。除了气温、相对湿度，气压是另一个影响 COPD 发病的显著因子，它的影响关系与气温相反。气象上，一个地区的气压主要与空气的密度有关，而空气密度的变化受当地温度变化的影响，温度升高空气密度降低，温度下降空气密度增加，所以气压因子的作用实际上与气温是一致的，只是相关系数的符号相反。

空气污染也是影响 COPD 的一个重要环境因素。大量医学研究证明，吸烟与 COPD 密切相关，是 COPD 的主要病因，这主要是针对个体暴露，而我们每天呼吸时的空气污染暴露仍是 COPD 患者的危险因子。

由于哮喘、COPD 都属于呼吸系统慢性病，相对于感冒更具有特殊性，且发病的季节性比较明显，在气象环境对哮喘、COPD 的影响分析中，多采用基于泊松分布的半参数广义相加模型（GAM），这个模型的好处是能实现对发病人数统计中长时间序列趋势变化、季节变化、节假日放假效应及周内专家坐诊效应导致的非气象环境因素影响的控制，能得到某一影响因子的独立作用大小，而且这个模型能表现出疾病的季节性发病波动、非线性变化趋势。但现阶段气象环境对哮喘、COPD 的影响还处于研究阶段或试预报阶段，目前国内对公众预报服务的开展还较少。

上海环境气象中心通过流行病学研究，确定影响发病的气象环境因素，建立预测模型，并根据当天的天气预报和空气质量预报结果，确定疾病的风险等级，针对易感人群和不利天气，给出预防建议。目前开展了感冒、儿童哮喘、COPD 的气象环境风险预报，并公布在其微信公众号中。

近年来，河北省气象服务中心也开展了针对我国北方环境特征的哮喘、COPD 等疾病气象环境影响研究。由于成人哮喘与儿童哮喘的病因区别较大，他们基于流行病学特征，分别建立了儿童哮喘预报模型、成人哮喘预报模型，以及 COPD 疾病预报模型等，并在业务中开展应用。

 4 享受天然的气候疗养

掌握气候调节规律和现象，了解不同气候对人体健康的影响，对于疾病疗养具有积极作用。对于呼吸系统疾病患者来说，可以选择合适的气候疗养因子，来帮助疾病的疗养和康复。

气候疗养

难道气候能帮助治疗疾病吗？听到这个概念，你可能觉得有些陌生。

其实早在 16、17 世纪，英国和瑞士的医学家就开始重视自然气候因素对疾病的影响机制。18 世纪末，一些国家出现了用海滨、山地和沙漠气候治疗疾病的尝试。

医疗气象研究表明，人体的生理功能和赖以生存的气候环境有着密切关系，在一些特殊地理条件下形成的特殊气候条件能对人体生理功能产生不同的刺激作用，并对某些疾病有较好的康复作用。利用大自然的气候条件进行治疗和修养，就是气候疗养。

气候中包含多种因素，这些因素或对人体造成压力和负担，或让生命得到更好的养护和激活。根据对身体产生的潜在影响，气候因素可以被分为三大类：消极压力因素、积极刺激因素、积极保护因素。例如，华北的雾 - 霾、西北的沙尘暴、江南的梅雨季等，这些气候因素一般不利于身体健康；而空气清新、温度适宜、阳光充足的天气，在愉悦心情的同时，也有利于身体的健康。气候疗养的主要方式是根据疾病和个体体质，将人从消极的气候环境转移到积极的气候环境中，接受有利的气候刺激，从而使机体功能向好的方向转化，提高对疾病的抵抗力，达到治疗的目的。

常见的气候疗养类型如下：具有保护性的平原气候和丘陵气候，具有刺激性的山区气候、森林气候和海滨气候等。不同的疗养气候具有不同的特点，可对人体产生不同的生理调节作用。某一类型的气候对一些疾病能起调理作用以促进健康，但对另一些疾病则不适宜，甚至起到恶化作用。

对于呼吸系统疾病患者，可以针对疾病特征和气候特征，选择适宜自己的疗养气候类型。例如，过敏性鼻炎患者可以选择远离过敏原的山区气候，慢性鼻炎患者可选择具有海盐杀菌功效的海滨气候，而对于支气管哮喘和肺部炎症患者，空气清新、氧气充足的森林气候是一个不错的选择。

海滨气候——特殊的海盐空气

海滨地区气候的主要特点是夏无酷暑、冬无严寒，日照强烈，温暖湿润，污染物少。

海滨空气含有丰富的负氧离子、盐分和碘，再加上缓慢的气温变化和海陆风，可以调节机体平衡和改善呼吸功能。同时，海水浴、沙浴、咸泥浴及日光浴能促进新陈代谢，增强氧的消耗，对稳定自主神经及呼吸系统疾病、过敏性疾病的康复等最为有效（图 4.7）。

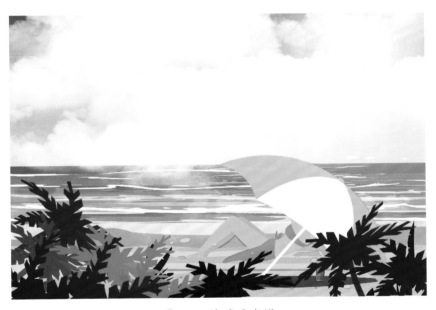

图 4.7　海滨日光浴

同时，海滨过敏原少，所以哮喘、花粉症、过敏性鼻炎患者有时去海滨地区，病情可缓解，甚至不发病。由于海滨空气中的气雾含有氯化钠及碘，可改善慢性鼻炎及慢性喉炎患者的症状。健康人在海滨，因为体温调节功能的改善，感冒也会减少。哮喘患者如果在夏天去南方风小的海滨进行海水浴锻炼，可兴奋交感神经系统，改善体温调节功能。而结核病、慢性气管炎患者不宜到海滨疗养。

山区气候——远离过敏原

与平原相比，海拔 1000 米以上的山区气候特点是气压、气温、湿度及氧分压都随着高度的增加而减小。高山气候是指海拔在 1500 米以上的山地气候。其特点是夏无酷热，平均气温、气压和氧分压都比平原地区低，太阳辐射强，紫外线充足，空气中负离子数多，大气中的飘尘和污染物少。

从秋季到春季，高山气候的日照时数是低海拔地区的 3 倍。强烈的太阳辐射与轻度寒冷刺激结合在一起会产生对人体的刺激作用，促进抵抗力并增强机体的活力。在山区气候中，轻度寒冷和纯净的空气，特别是空气中过敏原减少，为患有过敏症或对花粉和尘螨敏感的患者提供了理想的生活条件。

此外，山区气候能使人的呼吸和心率加快，从而使体内氧化过程加快，代谢能力增强，所以适合哮喘、肺结核等的恢复期和疾病疗养（图 4.8）。

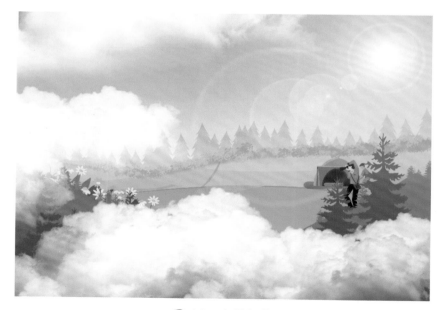

图 4.8　山区气候

森林气候———一起来 "森呼吸"

宜人的森林气候

森林与日照、温度、湿度、风速、云雾、降水及地貌等共同作用构成了森林气候，具有气象景观丰富、氧气充足、温差小、平均风速小、相对湿度大、降水量丰富等气候优势（图 4.9）。森林气候可以通过调节人的神经系统增强人体免疫力。森林中丰富的气象景观能够调节人的视觉、味觉和触觉神经。

总体看来，森林生态环境对提升人体生理健康和调节心理状态两个方面具有正面作用。生理作用包括调节血压、改善心肺功能、治疗慢性疾病、调节自主神经，心理作用包括减轻心理压力、镇静宁神、降低疲劳感、增强幸福感等。

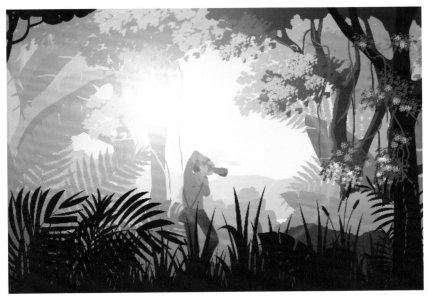

图 4.9 宜人的森林气候

洁净的空气

森林具有净化空气的功能。第一，它可使大气中氧气和二氧化碳保持平衡，树木的叶子通过光合作用吸收二氧化碳释放氧气，是天然的"制氧厂"；

第二，森林可以大量吸收大气中的 SO_2 等有害气体；第三，森林能阻挡和吸收放射性物质；第四，树木的枝干、叶片能够大量吸附尘粒，是庞大的天然"吸尘器"；第五，树木分泌的挥发性物质具有杀菌和抑制细菌的作用。总的来讲，相对于高楼林立的城市环境，森林中的空气干净而丰富，因此人们在森林中会感到神清气爽。

产生负离子

丰富的负离子具有极佳的净化除尘功效，可以有效清除空气中引起呼吸系统刺激的污染物。此外，负离子可以恢复鼻黏膜上皮细胞的再生，恢复黏膜的分泌功能，对哮喘、气管炎等呼吸系统疾病有立竿见影的效果。

释放芬多精

芬多精，又称植物精气或植物杀菌素，是一种芳香性碳氢化合物。在树林密布的地方，大气含氧量高，植物（如松、柏、柠檬和桉树等）散发出的芬多精物质具有抗菌、防腐、镇定的作用，研究证明，植物芬多精能够杀死或抑制人体病菌，免疫系统疾病患者和慢性病等患者都可以通过森林疗养的芬多精芳香疗法进行调理。人体吸入芬多精，可以促进新陈代谢，增加细胞活力，提高免疫力，减缓压力和改善各种不良情绪，促进人的身心健康。

在无污染的森林中，愉悦的心情和积极的外部环境有利于呼吸系统疾病的疗养。

参考文献

毕家顺，2006. 昆明的气候与感冒发病率相关性研究. 数理医药学杂志，19（1）：62-64.

韩喜琴，2016. "白色瘟疫"结核病. 大众健康，11：34-35.

胡毅，2005. 应用气象学. 北京：气象出版社.

李红，曾凡刚，邵龙义，等，2002. 可吸入颗粒物对人体健康危害的研究进展. 环境与健康杂志，19（1）：85-87.

李开周，2012. "感冒"一词源于古代官场. 国学，1：53.

李为民，罗汶鑫，2020. 我国慢性呼吸系统疾病的防治现状. 西部医学，32（1）：1-4.

刘子豪，黄建武，孔德亚，等，2018. 近50年武汉市人体舒适度指数变化特征分析. 安徽师范大学学报（自然科学版），41（5）：468-473.

罗一婷，翁榕星，周芳，等，2020. 2019 WHO全球结核报告：全球与中国关键数据分析. 新发传染病电子杂志，5（1）：47-50.

吕伟林，1998. 体感温度及其计算方法. 北京气象，1：23-25.

孟紫强，桑楠，张波，等，2000. 二氧化硫体内衍生物诱发小鼠骨髓嗜多染红细胞微核的效应. 环境科学学报，20（2）：239-243.

欧阳军，2010. 怡情修身的气候疗养. 解放军健康，3：41.

钱颖骏，李石柱，王强，等，2010. 气候变化对人体健康影响的研究进展. 气候变化研究进展，6（4）：241-247.

秦强，徐保平，2018. 流行性感冒诊疗方案（2018年版）解读. 中国临床医生杂志，46（3）：253-256.

孙健，吴普. 2020. 气候康养旅游大有可为—德瑞意调研札记. 中国气象报，3：4871.

吴兑，邓雪娇，2001. 环境气象学与特种气象预报. 北京：气象出版社.

吴兑，2003. 多种人体舒适度预报公式讨论. 气象科技，31（6）：370-372.

吴兑，吴晓京，朱小祥，2009. 雾与霾（气象灾害丛书）. 北京：气象出版社.

吴正清，2008. 大灾难. 北京：新世界出版社.

徐婷贞，2019. 不是所有"喘"都是哮喘. 中医健康养生，5（10）：40-41.

徐迎阳，薛涛，刘永林，等，2019. 益生菌辅助治疗儿童过敏性哮喘的疗效. 中华临床免疫和变态反应杂志，13（6）：501-504.

杨复沫，马永亮，贺克斌，2000. 细微大气颗粒物 $PM_{2.5}$ 及其研究概况. 世界环境，4：32-34.

张德山，海玉龙，冯涛，等，2010. 北京地区 1～4 天花粉浓度预报的应用研究. 气象，36（5）：128-132.

张德山，刘燕，丁德平，等，2007. 京津地区儿童呼吸系统疾病医疗气象预报初步研究. 气候与环境研究，12（6）：804-810.

张书余，2010. 医疗气象预报. 北京：气象出版社.

张文丽，崔九思，戚其平，2001. 空气细颗粒物（$PM_{2.5}$）生物效应指标研究进展. 卫生研究，30（6）：379-382.

张雨辰，马春梅，方伊曼，2018. 大气花粉监测与传播研究进展. 微体古生物学报，35（2）：200-210.

张仲景，罗哲初，1980. 伤寒杂病论. 南宁：广西人民出版社.

中国医师协会呼吸医师分会，林江涛，2012. 普通感冒规范诊治的专家共识. 中国急救医学，32（11）：961-965.

中华医学会呼吸病学分会慢性阻塞性肺疾病学组，2013. 慢性阻塞性肺疾病诊治指南（2013 年修订版）. 中华结核和呼吸杂志，36（4）：255-264.

中华医学会呼吸病学分会哮喘学组，2018. 支气管哮喘患者自我管理中国专家共识. 中华结核和呼吸杂志，41（3）：171-178.

周庆伟，王海峰，2014. 一本书读懂肺病. 郑州：中原农民出版社.

《大气科学辞典》编委会，1994. 大气科学辞典. 北京：气象出版社.

《中国大百科全书》总编辑委员会，1987. 中国大百科全书：大气科学 海洋科学 水文科学. 北京：中国大百科全书出版社.

Hong PY，Wah LB，Marion A，et al，2010. Comparative analysis of fecal microbiota in infants with and without eczema. PLoS ONE，5（4）：e9964.

Kudo E，Song E，Yockey LJ，et al，2019. Low ambient humidity impairs barrier function and innate resistance against influenza infection. P Natl Acad Sci，116（22）：10905-10910.

Lowen AC，Mubareka S，Steel J，et al，2007. Influenza virus transmission is dependent on relative humidity and temperature. PLoS Pathog，3（10）：1470-1476.

Polozov IV，Bezrukov L，Gawrisch K，et al，2008. Progressive ordering with decreasing temperature of the phospholipids of influenza virus. Nat Chem Biol，4（4）：248-255.

Shaman J，Kohn M，2009. Absolute humidity modulates influenza survival，transmission，and seasonality. PNAS，106（9）：3243-3248.

总 主 编　柳艳香

副总主编　姚孝元　吴 昊

健 康 气 象
气象与寄生虫病的故事

主 编　李 怡　徐月顺　张 仪

科学出版社

北 京

内 容 简 介

寄生虫病是由寄生虫引起的疾病，它致病性强，常常给人类健康带来严重的危害。发现、防御、消灭寄生虫是我们共同的愿望。寄生虫病的传播过程受到传播媒介和中间宿主的影响。寄生虫、传播媒介和中间宿主的繁殖、发育、活动与天气、气候的变化息息相关。本书首先介绍了寄生虫病的基础知识和我国重要的几类寄生虫病，以揭开寄生虫病的神秘面纱。在此基础上，重点介绍寄生虫病与气象的关系，讲述什么样的天气和气候会影响寄生虫病的发生和传播，以及与寄生虫病相关的气象百科小知识。最后分享了一些解读天气预报和气候预测的小技巧，介绍了应对寄生虫病的预防措施。

本书内容丰富、图文并茂、通俗易懂，可供关注寄生虫病的读者及从事医疗气象的研究人员使用，并可作为大众科普读物。

图书在版编目（CIP）数据

气象与寄生虫病的故事 / 李怡，徐月顺，张仪主编 . —北京：科学出版社，2022.1

（健康气象 / 柳艳香总主编）

ISBN 978-7-03-069575-8

Ⅰ.①气⋯　Ⅱ.①李⋯②徐⋯③张⋯　Ⅲ.①气象学 - 影响 - 寄生虫病 - 研究　Ⅳ.① R53-05

中国版本图书馆 CIP 数据核字（2021）第 168158 号

责任编辑：丁慧颖　韩　鹏 / 责任校对：张小霞
责任印制：肖　兴 / 封面设计：龙　岩

科学出版社 出版
北京东黄城根北街 16 号
邮政编码：100717
http://www.sciencep.com

北京九天鸿程印刷有限责任公司 印刷
科学出版社发行　各地新华书店经销

*

2022 年 1 月第　一　版　开本：720×1000　1/16
2022 年 1 月第一次印刷　印张：31
字数：370 000

定价：**88.00 元（全 5 册）**
（如有印装质量问题，我社负责调换）

"健康气象"编委会

总 主 编　柳艳香

副总主编　姚孝元　吴　昊

编　　委　（按姓氏汉语拼音排序）

　　　　　陈　辉　程义斌　段蕾蕾　冯蜀青

　　　　　李湉湉　李永红　鲁　亮　师金辉

　　　　　田　华　王　情　王　志　王松旺

　　　　　张　仪

绘　　图　梁　磊　陈　虓　周　婧

前　言

在人与自然和谐共生的今天，有许许多多的寄生虫和传播它们的媒介生物一直生存在你我身边，只是通常不被发现，也没有引起人们足够的重视。它们喜欢生活在温暖、潮湿的环境中，如野外的丛林、河流、绿地、水洼……不知不觉，可能寄生虫就侵入了人体，导致寄生虫病的发生。"知己知彼，百战不殆"，想要战胜疾病，首先就要充分地了解它，这样才不至于处于险境而不自知，然后才能发现它、防御它、消灭它，这是我们共同的愿望。

寄生虫的种类繁多，包括原虫类寄生虫、蠕虫类寄生虫和节肢动物类寄生虫。寄生虫的可怕之处不仅仅在于它会掠夺人体内的营养，它还会传播多种疾病，如血吸虫病、疟疾、黑热病等。各种寄生虫病的传播媒介、中间宿主的活动对天气气候的变化十分敏感，同时寄生虫的发育与变异扩散又受到温度、湿度、降水等气象条件的影响。也可以说，适宜的大气环境是寄生虫滋生、繁衍及寄生虫病传播的温床。

在气候变化备受关注的今天，相信天气气候与疾病的关系，大家已经不再陌生了。本书将以气象与寄生虫病的关系作为纽带，介绍寄生虫病的知识和预防寄生虫病的相关措施。在阅读之前，大家首先来了解一下本书的概况：第1章和第2章主要介绍寄生虫病的基础知识与我国重要的几类寄生虫病的特征以及它们的流行区域，第3章介绍寄生虫病与天气的关系，第4章介绍对天气预报的解读与如何预测寄生虫病的发生，第5章则告诉大家正确地应对和预防寄生虫病的办法。

最后，请大家带着预防疾病、关爱健康、共建美好生活的愿望，开始阅读吧！

编　者

2021 年 3 月

目　录

第 1 章

可怕的寄生虫病

　　提到寄生虫病，大家可能会觉得很遥远、很陌生。但一提到蛔虫，就会觉得不那么陌生了，甚至会感同身受。"饭前勤洗手，不洗手的话肚子里会长蛔虫"，这大约是每个人孩童时期常在家或者学校听到的话语。在我国，蛔虫感染率居高不下的那些年，许多城市中小学每年会统一向学生发放驱虫药。

　　这个为人所熟知的蛔虫就是寄生虫的一种，是长期寄生在人体肠道内的线虫，雌虫成虫长度在20～35厘米，有的可达40厘米以上。它就像"吸血鬼"一样，吸食人体肠道内的各种营养，会导致被感染的儿童身体矮小、营养不良，身体及智力发育受到严重影响。蛔虫有着爱钻孔的坏习惯，严重者会危及人的生命。虽然小小的蛔虫只是众多寄生虫中的一种，但从它的危害我们就可以想象其他寄生虫的可怕。

那么寄生虫病又是什么呢?

寄生虫病,顾名思义是由寄生虫侵入人体而引起的疾病。寄生虫的种类繁多,包括寄生原虫、蠕虫和节肢动物。寄生虫的一生大多数时间寄生于其他生物身体内或体表,长期或暂时地从被寄生的生物汲取营养,占用它们的生活场所,导致被寄生的生物受害。而受害的生物则被称为宿主,包括人类、动物等。寄生虫不仅能够感染人体,也可以感染其他宿主生物。

当寄生虫的宿主不是同一个物种时,幼虫或无性生殖阶段的宿主称为中间宿主,如钉螺。寄生虫成虫或有性生殖阶段所寄生的宿主称为终宿主。还有一些寄生虫的幼虫侵入非正常宿主后,不能继续生长发育,但可长期处于幼虫状态,有机会进入正常终宿主体内后,可继续发育为成虫,这种非正常宿主称为转续宿主。

1 寄生虫病的那些事儿

揭开神秘的面纱

大约在公元前 4000 年,我们的祖先就已经对寄生虫病有了一些模糊的认识。公元前 2000 多年,相继有了关于疟疾症状、蛔虫病症状的文字记载。公元前 1500 年,有关埃及的肠虫病和血吸虫病的情况也能从当时的文字记载中窥探一二。公元后,人们逐渐认识了一些寄生于人体或动物体内的寄生虫,如蛔虫、蛲虫和带绦虫等。公元 138 年,盖伦首次详细记载了疟疾。1379 年,de Brie 在羊体内发现肝吸虫。1684 年,列文虎克借助于显微镜,在他自己的粪便中,发现了世界上第一个原虫——蓝氏贾第鞭毛虫(图 1.1)。寄生虫病虽然由来已久,但它被人们所认识的过程却很漫长。

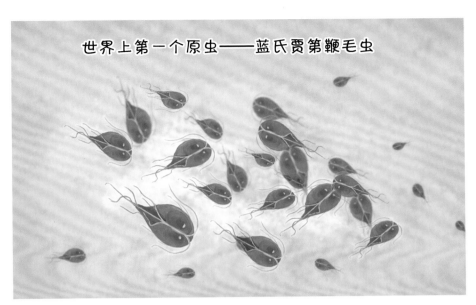

图 1.1   世界上第一个原虫——蓝氏贾第鞭毛虫 [引自周晓农，林矫矫，王显红，等，2005. 国外寄生虫学发展简史 . 国际医学寄生虫病杂志，32（2）：51-53.]

17 世纪后期至 19 世纪中期，随着科学的进步和发展，寄生虫和由它们导致的疾病逐渐被曝光在人类面前。例如，1700 年第一张带绦虫图问世；1770 年第一例由罗阿丝虫所致丝虫病的临床病例被记录下来；1835 年在人体肌肉内发现旋毛虫幼虫；1875 年丝虫微丝蚴被证实存在于皮肤活组织中。1877 年，班氏丝虫生活史被人们阐明，人们首次发现蚊虫在人类疾病传播过程中起着媒介作用。再后来，关于黑热病的病因、布氏锥虫和它的媒介采采蝇，以及不同种类的疟原虫和由它们引起的致命疾病、克氏锥虫和由其引起的锥虫病、巴贝虫病、血吸虫病等的发现，慢慢掀开了致病性寄生虫的面纱。越来越多的寄生虫及人类寄生虫病无所遁形，被发现、研究、抵抗，甚至被消灭。

寄生虫的成长

寄生虫病是如何产生的呢？这要从寄生虫的生活史说起，它一般是指寄

气象与寄生虫病的故事

生虫完成一代生命周期所经历的生长、发育和繁殖的全过程。不同的寄生虫生活史过程也不同。寄生虫完成生活史需要寻找到合适的宿主和适宜的外界环境。

先从原虫类寄生虫说起。原虫是单细胞真核动物。例如，杜氏利什曼原虫，也就是引起黑热病的祸首。它的生命史分为无鞭毛体和前鞭毛体两种形态。无鞭毛体是杜氏利什曼原虫寄生于人或哺乳动物体巨噬细胞时的形态，是杜氏利什曼原虫的致病阶段；前鞭毛体寄生于白蛉的消化道内，处于杜氏利什曼原虫的感染阶段。还有一些原虫的生命史分为滋养体和包囊两个阶段，如蓝氏贾第鞭毛虫、溶组织内阿米巴等。

蠕虫类寄生虫生活史中有三种形态——虫卵、幼虫、成虫。在寄生虫传播过程中，虫卵随着人或动物的粪便排出，污染周围的环境，如水源、土壤、蔬菜、其他动物皮毛等。虫卵随着被污染的水源或植物等，被一些动物食用后，直接进入第一宿主体内。例如，虫卵在水中孵化出毛蚴，被螺类、鱼类等食用，就进入了第一宿主体内。毛蚴是指扁形动物门吸虫纲幼虫发育中最早的一个阶段，其体表生有许多纤毛，故称毛蚴。绝大多数吸虫的卵随宿主粪便排出体外，进入水中孵化出毛蚴，但有的吸虫的毛蚴潜伏在卵内，当卵进入中间宿主体内才开始孵出。毛蚴以纤毛在水中游动，遇到适宜的中间宿主（如淡水螺类），即钻入其体内，进行发育和幼体繁殖。有些吸虫（如血吸虫）的卵在短短数小时内即孵化出毛蚴，也有一些吸虫（如肝吸虫、姜片吸虫）的卵，在水中经数周后才孵化出毛蚴。

其后，就进入了幼虫阶段。在这里我们需要了解另一个名词——尾蚴。毛蚴在第一宿主体内繁殖并发育成为尾蚴，尾蚴钻出中间宿主后，在水中直接钻入终宿主或第二中间宿主。尾蚴是吸虫纲一些动物的末期幼虫，身体由长圆形的躯干和细长的尾部组成，它体内的生殖细胞将来发展为成虫的生殖系统。有些种类的尾蚴偷偷附于水草或作物上，脱去尾部，等待被终宿主食入体内。

尾蚴进入第二中间宿主后或附着于水生植物上，脱掉尾部，躯干部变圆，由头腺分泌囊壁而成为一种幼虫，这时的幼虫称为囊蚴。囊蚴是扁形动物门吸虫纲幼虫发育中的一个阶段，处于某些吸虫的感染期，如肝吸虫（华支睾吸虫）的囊蚴，寄生在淡水鱼类的鳃和肌肉内，人吃了生的或没有煮熟的带有囊蚴的鱼肉就会被肝吸虫感染。另有一些吸虫（如姜片吸虫等）的囊蚴附着在水生植物（菱、荸荠等）上，人吃了生的带有囊蚴的菱、荸荠等就会被姜片吸虫感染。吸虫的生命史中通常都有毛蚴、尾蚴这两个阶段，而囊蚴阶段并不一定存在。尾蚴或囊蚴进入中间宿主体内蓄势待发，进入人体后一般寄生在人体的小肠、阑尾和大肠等最佳环境中脱囊，发育为成虫并排卵。这样被感染的人或者其他动物就成了新的传染源。

从感染虫卵到成虫排卵的整个生命周期，大概需要几天至数周时间。成虫通常寄生在人体内，所以人通常是终宿主（图1.2）。

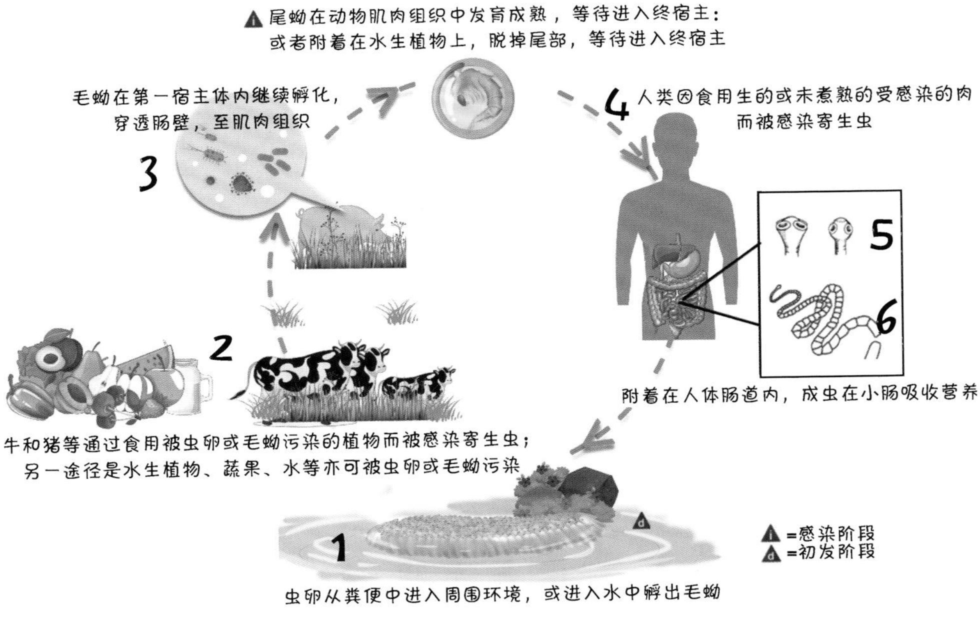

▲尾蚴在动物肌肉组织中发育成熟，等待进入终宿主；或者附着在水生植物上，脱掉尾部，等待进入终宿主

毛蚴在第一宿主体内继续孵化，穿透肠壁，至肌肉组织

3

4 人类因食用生的或未煮熟的受感染的肉而被感染寄生虫

5

6

2

牛和猪等通过食用被虫卵或毛蚴污染的植物而被感染寄生虫；另一途径是水生植物、蔬果、水等亦可被虫卵或毛蚴污染

附着在人体肠道内，成虫在小肠吸收营养

1

虫卵从粪便中进入周围环境，或进入水中孵出毛蚴

▲=感染阶段
△=初发阶段

图1.2 吸虫生活史示意图

为什么寄生虫病那么可怕

由寄生虫引发的疾病折磨了人类数千年之久，成为重要的全球性健康问题。寄生虫病的可怕之处首先在于它的传播途径很多，一不小心就会像鼻涕一样甩也甩不掉。俗话说"病从口入"，无处不在的寄生虫或虫卵通常附着在蔬果、肉类、鱼类、贝类等食物上。这些人类不可或缺的食物被人们生食或者未经完全煮熟就食用后，寄生虫即乘势进入宿主体内而导致疾病的发生。其实，寄生虫病的传播方式很普通也很常见（图 1.3），常给人体健康造成威胁。例如，有些寄生虫寄生在蚊子、苍蝇、尘螨、蜱虫等体内，通过蚊虫的叮咬传播疾病；有些狡猾的寄生虫卵或幼虫藏在土壤里、饮用水或可接触到的水中发育，然后侵入人体。一旦发生了寄生虫病，人体可能会出现突发高热、腹痛、腹泻等急性感染症状，有的人可能会合并感染不同的寄生虫病，也有

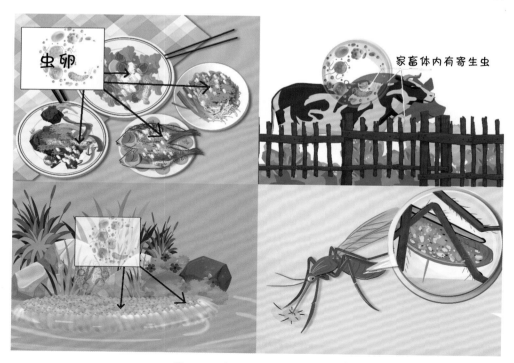

图 1.3　寄生虫病的传播途径

的人会多次感染同一种寄生虫病。这种合并感染和反复感染必定会加重病情，摧毁人的免疫功能。

更为可怕的地方在于，寄生虫为了榨干人体内的营养会不择手段。它们为了自己的生长、发育和繁殖而不断地掠夺人体内的营养，妨碍人体肠道对营养的吸收。"温柔一点"的寄生虫只是导致人体营养不良、影响身体发育，但并不危及生命安全。还有一群厉害的寄生虫，它们的行为变本加厉，因为掠夺营养或是"玩心太重"，它们会在体内移动或在某些组织、器官中定居，这会导致对人体的机械性直接损伤，重者危及生命。另外，除了寄生虫本身，它们的排泄物、分泌物也会对人体产生毒性作用，造成中毒或免疫功能损伤，严重时还会造成死亡。

寄生虫病暴发大事件

目前世界上流行最广、危害最大的一种寄生虫病是疟疾。疟疾、艾滋病和癌症，被世界卫生组织列为世界三大致死疾病。据世界卫生组织统计，目前仍有 92 个国家和地区的疟疾处于高度和中度流行，儿童致死率依然很高。

目前在年轻人中对疟疾的知晓率并不高，但疟疾却是一个古老又顽固的存在，目前仍是祸害人类的重大疾病。1698 年，苏格兰遭遇疟疾肆虐；在第一次世界大战时期，殖民非洲、亚洲等地的欧洲部队发生了疟疾大流行，特别是在东非的英军，感染疟疾丧生者达 10 万人以上。在 20 世纪 50 年代初期，我国有 1829 个县（市）流行疟疾，占当时县（市）数的 70% ～ 80%。1969 ～ 1972 年，我国河南全省多地曾大面积暴发疟疾，洛阳地区以偃师、伊川等地较为集中。1972 年，洛阳的疟疾发病率达到历史最高峰 2%。

其他的寄生虫病暴发事件，如非洲锥虫病也称为昏睡病，一种由锥虫属原生寄生虫感染所致的寄生虫病。这些寄生虫通过采采蝇（舌蝇属）叮咬后传给人类。锥虫在皮下组织、血液和淋巴中繁殖，造成阵发性发热、头痛、关节疼痛和瘙痒。当寄生虫穿过血脑屏障感染中枢神经系统后，感染者出现行为改变、意识模糊、感觉障碍、动作协调性差，进入昏睡状态，甚至致命。在过去一个世纪中，该病在非洲有 3 次疫情暴发：1896～1906 年的疫情，主要在乌干达和刚果盆地；1920 年在若干非洲国家发生过疫情；最近一次疾病疫情出现在 1970 年，并延续到 20 世纪 90 年代后期。随后，世界卫生组织（WHO）和非政府组织开展了一系列的防控工作，有效控制了该病的发展。

聚焦到国内的情况，2006 年夏天，北京曾暴发"福寿螺事件"，原因是人们食用了凉拌的被感染的福寿螺肉，致 160 人群体感染广州管圆线虫病。

2　寄生虫病的门派大全

寄生虫病与传染病这对兄弟

看到上述讲到的疟疾，大家可能有种疑惑："疟疾到底是传染病还是寄生虫病呢？"在人们的认识中，寄生虫病和传染病这对兄弟虽有区别但又很难完全区分清楚，总会不经意间发生混淆。其实寄生虫病和传染病最大的区别在于致病源不同，寄生虫病一定是由寄生虫引起的；而传染病的病原体大部分为微生物，如病毒、细菌、真菌等，只有一小部分为寄生虫（图 1.4）。

两者的传播途径有很多相似之处，如通过水源、食物、土壤、空气传播等。

世界上的寄生虫病知多少

寄生虫病是一种与贫穷有密切关系的感染性疾病，一直在一些生活条件落后的热带、亚热带地区流行。比如非洲地区就是寄生虫病的重灾区，非洲疟疾、血吸虫病的疾病负担全球占比均超过了 85%。2016 年的统计资料显示，在全球依然流行并造成疾病负担的寄生虫病有疟疾、血吸虫病、食源性吸虫病、钩虫病、蛔虫病、淋巴丝虫病、利什曼病、盘尾丝虫病、非洲锥虫病等。我国目前已经发现232种人类寄生虫病。随着国际交往的日益频繁，一些境外尤其是非洲国家流行的寄生虫病在我国也有发现。

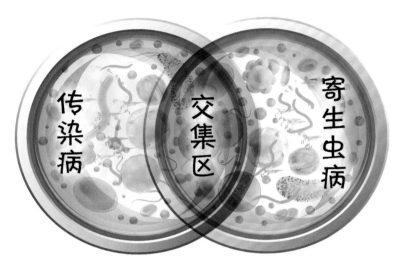

图 1.4　寄生虫病与传染病的关系

　　这里给大家介绍一个关于寄生虫病感染方式的重要知识点。根据人类行为和寄生虫感染方式，寄生虫病有食源性寄生虫病、土源性寄生虫病、水传播性寄生虫病和虫媒传播性寄生虫病等（图1.5）。

　　由食物引发的寄生虫病就是食源性寄生虫病。例如，猪带绦虫、牛带绦虫这种常见于家畜肉类中的寄生虫，通过被人食用而引起人类患病。随着社会经济的发展和人们物质生活水平的日益提高，人们餐桌上的食材也越来越丰富，如生鱼片、醉虾等食物因为味道鲜美而被人们大量食用，这就极大增加了人患肝吸虫病的概率；螺类食物中多含有管圆线虫的幼虫，也可导致患病；含蛇、蛙类的食物也会极大提高裂头蚴病的发病概率。一些老饕们热衷食用野味更加容易患上寄生虫病。这就应了那句老话："常在河边走，哪能不湿鞋。"

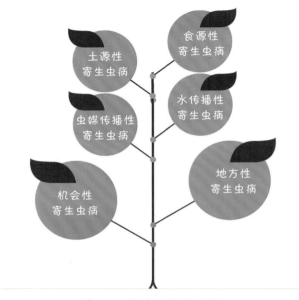

图 1.5   寄生虫病的分类

　　土源性寄生虫病和水源性寄生虫病顾名思义是指通过土壤或水源传染的寄生虫病,这其中就包括人们熟悉的蛔虫病(土源性)、南方温暖湿润地区高发的鞭虫病(土源性)和血吸虫病(水源性)、阿米巴病(水源性)、管圆线虫病(水源性)。另外,血吸虫病还具有典型的地方流行特征,又被称为地方性寄生虫病,分布于东亚、非洲、拉丁美洲、南亚和中东地区,其中分布最广、危害最大的当属曼氏血吸虫病。这些疾病的传播感染和人类的行为习惯密切相关。

　　有一类寄生虫的幼虫或者虫卵通过节肢动物,如蚊子、苍蝇、跳蚤、虱子、白蛉、疥螨、蜱虫等叮咬和吸血等过程到达人体内。以这种方式传播的寄生虫病称为虫媒传播性寄生虫病。这些虫媒主要传播哪些疾病呢?如因传染性很强而比较可怕的疟疾、流行性乙型脑炎、登革热、黑热病(内脏利什曼病)等,还有鲜为人知的人体巴贝虫病等。

　　还有一类寄生虫仿佛有隐身功能,它们隐藏在人体内,好似睡着了一样安静,基本上与人体和平共处,而待到时机成熟,人体免疫力降低时,便大肆增殖和作乱，如隐孢子虫病（世界六大腹泻病之一）。专家们思虑再三后才给了它们一个比较确切的名字，即机会性寄生虫病。

最常见的十大人体寄生虫

（1）钩虫：通过受污染的水、瓜果、蔬菜进入人体内。

（2）疥螨：通过身体接触进行传播，导致皮肤瘙痒和炎症甚至疥疮。

（3）蛔虫：是影响人体的最大肠道线性虫，最长可至15～35厘米，会穿破肠壁进入血液，有时会进入肺部。

（4）扁形血吸虫：生活在水中，能引发血吸虫病，进入人体可寄生长达10年之久。

（5）绦虫：通过食物进入人体，能在人体内寄生25年之久。

（6）蛲虫：它们在宿主的肠道内安家，产卵时导致人体有奇痒感觉。

（7）班氏丝虫：蚊子可携带这种寄生虫，幼虫会进入淋巴结。

（8）弓形虫：可侵入人体中枢神经系统，吃了被弓形虫污染的未煮熟的肉食或接触被猫感染的垃圾物质会感染弓形虫。

（9）贾第虫：主要生活在肠道内，会导致腹泻、恶心、反胃、腹痛，最显著的特征是打"烂鸡蛋味"饱嗝。

（10）阿米巴虫：主要存在于水、潮湿环境和土壤中，可污染瓜果和蔬菜，被感染者会有腹痛、体重减少、腹泻等症状。

我国已经基本消除的寄生虫病

我们先来理解一下"消灭"和"消除"在医学领域的定义。"消灭"通常指将全球某种寄生虫病的发病率降至零并永久保持这一状态；而"消除"则是指在某一特定地理区域（通常是国家）阻断某种寄生虫病的传播。我国和世界卫生组织分别定义了五大寄生虫病。我国的五大寄生虫病为疟疾、血吸虫病（日本血吸虫）、黑热病（杜氏利什曼原虫）、丝虫病、钩虫病。世界卫生组织定义的五大寄生虫病为疟疾、血吸虫病（日本血吸虫）、黑热病（杜氏利什曼原虫）、丝虫病、锥虫病。可以看出，我国与世界卫生组织定义的五大寄生虫病中的前四种是相同的。

疟疾属于我国五大寄生虫病之一，曾经在 20 世纪 50 年代初大肆流行。从 20 世纪 70 年代后我国开始大规模防治疟疾，经过 60 多年的积极防治，已经取得了举世瞩目的成绩，到 2010 年除了云南边境以外，其他地区该病的本地发病已经基本消灭。但是近年来，由于境外务工人员增多，我国的疟疾病例 95% 以上为输入性病例。一些边境和偏远地区疟疾的本地传播阻断的难度很大，又遇上境外输入性疟疾比例也在增加，人员的跨省、区、市的流动又加大了疟疾跨区域传播的风险，因此我国全面消除疟疾的任务不断面临新的挑战。

黑热病也就是内脏利什曼病，曾经是严重危害我国的五大寄生虫病之一，在长江以北 16 个省、市、区 650 个县的广大农村流行。可喜的是在新中国成立以后，经过卫生部门的积极防治，在 1958 年广大的平原地区已经基本消灭了黑热病。

丝虫病在我国经历了 50 多年的防治历程，终于在 2006 年我国大陆丝虫病发病地区也已全部达到了消灭该病的标准。

谁还在作妖

世界上还在作妖的寄生虫病还有很多。让我们来看一看寄生虫病疾病负担的全球概况。自 20 世纪 90 年代起，世界银行和世界卫生组织以伤残（失能）调整寿命年（disability adjusted life year，DALY）作为评价指标对全球疾病负担进行量化。DALY 是对某个国家人口规模、人口结构、疫情状况的综合反映。1 个 DALY 表示 1 个健康寿命年损，其既考虑了生命数量，也考虑了生命质量。2016 年，寄生虫病的疾病负担（DALY）由大到小依次为疟疾（5620.1 万人年）、登革热（295.7 万人年）、血吸虫病（186.4 万人年）、食源性吸虫病（177.1 万人年）、钩虫病（168.5 万人年）、蛔虫病（130.9 万人年）、淋巴丝虫病（118.9 万人年）、利什曼病（98.1 万人年）、盘尾丝虫病（96.3 万人年）。与 2006 年相比，增长幅度最大的 3 种疾病依次为登革热（增幅 64.4%）、皮肤及黏膜利什曼病（增幅 28.6%）、食源性吸虫病（增幅 6.7%），降低幅度最大的 3 种疾病依次为非洲锥虫病（降幅 76.2%）、内脏利什曼病（降幅 58.0%）、狂犬病（降幅 48.7%）。

从 2019 年 12 月发布的疟疾报告可以看出，东南亚地区疟疾病例数下降是最显著的。2010 ～ 2018 年，中国、柬埔寨、老挝等 6 个国家的疟疾病例下降了 76%，与疟疾相关的死亡人数下降了 95%。但是在其他地区，尤其是印度和撒哈拉以南 19 个国家承担了全球近 85% 的疟疾负担，疟疾病例数正在上升。2018 年，非洲病例数比上一年增加了 100 万，占全球疟疾病例数的近 94%。疟疾依然在危害人类！全球消除疟疾的范围正在扩大，越来越多的国家接近本土病例数为零：2018 年，49 个国家报告疟疾病例数低于 1 万例，而 2017 年和 2010 年分别只有 46 个国家和 40 个国家报告疟疾病例数低于 1 万例。本土病例少于 100 例的国家数量从 2010 年的 17 个增加至 2017 年的 25 个和 2018 年的 27 个。这些指标表明，消除疟疾已触手可及。巴拉圭和乌兹别克斯坦于 2018 年获得世界卫生组织消除疟疾认证，阿尔及利亚和阿根廷于 2019 年初获得认证。2018 年，中国、萨尔瓦多、伊朗、马来西亚和东帝汶报告的本土病例数均为零。

非洲锥虫病仍然存在。2009 年病例报告数字 50 年来首次降到 1 万例以下，2018 年报告发生了 977 例病例。不过由于可传播该病的采采蝇仅在南撒哈拉非洲地区存在，所以非洲锥虫病仅在 36 个撒哈拉以南非洲国家流行。经常接触采采蝇并因此被感染的人主要从事农业、渔业、畜牧业或狩猎业工作，因此有效的防治措施给消除此病带来了希望。同时，值得欣喜的是，2000 ～ 2018 年报告发生的非洲锥虫病新发病例数降低了 95%。

随着社会的发展，又有一些寄生虫病登上了舞台。巴贝虫病就是一种新发寄生虫病，分布在欧洲、亚洲、非洲、南美洲、北美洲及澳大利亚等地区。美国是巴贝虫病病例数最多的国家，2011～2014年，美国发生的巴贝虫病疑似病例和确诊病例就多达5542例。我国巴贝虫病主要分布在东北地区，其次是西南地区。作为一种新发现的虫媒传染病，现在人们对巴贝虫病的认识还不够全面，但它对人类健康却有着严重威胁。

另外，在我国农村与牧区，人体寄生虫病仍然比较流行。我国五大寄生虫病中的血吸虫病、钩虫病都还未被消灭，血吸虫病、肝吸虫病等依然在南方地区作妖。土源性线虫感染率较高，其后依次为华支睾吸虫、带绦虫、棘口吸虫等。也有一种说法是我国的新五大寄生虫病为包虫病（棘球绦虫幼虫）、绦囊虫病、华支睾吸虫病、并殖吸虫病、旋毛虫病。

3 帮助寄生虫捣乱的坏家伙

生活中总是有那么一群坏家伙潜藏在人们生活的自然环境中，帮助寄生虫捣乱，侵害人们的健康。只有认清它们的真面目，才能远离这些坏家伙。

都是蚊子惹的祸

讨厌的蚊子经常作恶多端，人们防不胜防。在夏天或者炎热的地区，人们总会因为蚊虫的骚扰而苦不堪言，有时候甚至彻夜难眠。目前我国发现了将近400种蚊子，其中有3种蚊子占了半数以上，它们是按蚊、库蚊和伊蚊。依赖蚊子帮忙传播的寄生虫病主要有疟疾、丝虫病。疟原虫和丝虫幼虫依靠蚊子叮咬人类，随着蚊子的唾液进入人体内，实现寄生关系。

是否所有蚊子都传播疟疾？当然不是。只有按蚊属、库蚊属、伊蚊属的某些蚊种，且仅仅这些蚊种中的雌性蚊子，因为育卵需要血液，所以在叮咬过程中从受感染者那里染上了疟原虫后，再次叮咬人类时才可传播疟疾。具体来讲疟疾的主要传播媒介有中华按蚊、嗜人按蚊、微小按蚊、大劣按蚊，其中中华按蚊也是马来丝虫病和班氏丝虫病的传播帮手，嗜人按蚊也是马来丝虫病的传播帮手。中华按蚊主要在我国平原地区特别是水稻种植区活动，活动面积广阔。而嗜人按蚊是我国独有蚊种，它主要生长在北纬 34° 以南地区的山区丘陵地带。淡色库蚊和致倦库蚊它们是两种"家蚊"，是班氏丝虫病的传播帮手，可以将可怕的丝虫寄生在人的淋巴组织、皮下组织或浆膜腔，导致人体发病（图 1.6）。

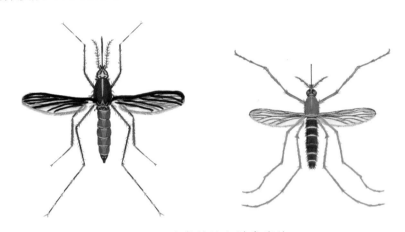

图 1.6 中华按蚊和淡色库蚊

螺的危害

生活在江浙皖、两湖、两广、四川、云南等地，有水乡特征的南方人，可能对螺有一种特殊的感情。每当夏季来临，天气转热，街边的大排档又开始变得好热闹，蠢蠢欲动的人们叫上三五好友，炒上一盘香辣螺肉，外加几份花生米等小吃，点一打冰凉爽口的啤酒，慢慢享受城市的喧嚣，这成为年轻人的一种饮食爱好，是不是感觉很惬意？不过要提醒大家，在享受螺肉带来的美味的同时，别忘了"螺"还有可怕的一面。

有一些螺类是传播寄生虫病的绝好帮手（图 1.7）。生长于湖沼或水网地区的钉螺是血吸虫的唯一中间宿主。血吸虫可引起人兽共患血吸虫病，严重危害人畜健康。钉螺幼体多喜欢生活在水中，这就使得一些水域被带有血吸虫的钉螺所污染。如果人们在这样的水里洗菜、淘米、洗脚、游泳等，或食用这样的生水，会很容易感染血吸虫。钉螺成体喜欢生活在水线以上潮湿地带的草丛中，这给从事插秧、捕鱼、耕种等需要接触水体的农事活动的人们带来了巨大的威胁。血吸虫病的传播、发病和消灭都与钉螺息息相关。

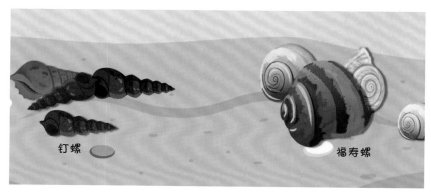

图 1.7　钉螺和福寿螺

　　福寿螺也是一个帮凶。它是卷棘口吸虫和广州管圆线虫的主要中间宿主，对人体健康危害很大。福寿螺喜欢生活在水质清新、饵料充足的淡水中，比如池边浅水区或水面、水生植物的茎叶上。最初，在 1981 年它作为一种食用经济动物被引入到中国广东省中山市养殖，随着 20 世纪 80 年代的养殖热潮而迅速扩张到其他省份，后来因为不好吃又被弃养。结果福寿螺很快在中国南方地区自立门户，大量繁殖，成为许多鼠类爱吃的贝类。令人意想不到的是，它也喜欢吃各种老鼠的粪便，就这样管圆线虫就在螺、鼠间不断循环，造成危害。而人患管圆线虫病都是通过食物传播的，生食或食用半熟的福寿螺肉，大大增加了感染管圆线虫病的概率。

不容小觑的白蛉

看了这么多关于寄生虫病的介绍，大家是不是会觉得只要在北方干燥地区，就不怕寄生虫的骚扰了？其实不然。有一类体小多毛的吸血昆虫可以作为媒介，帮助杜氏利什曼原虫等寄生虫在北方地区传播，那就是白蛉（图1.8）。白蛉在地中海和南亚附近传播白蛉热病毒；在南美洲、非洲和亚洲传播引起内脏利什曼病（黑热病）、皮肤利什曼病、黏膜利什曼病和巴尔通体病。在中国，白蛉的主要种类有中华白蛉、长管白蛉、吴氏白蛉等。

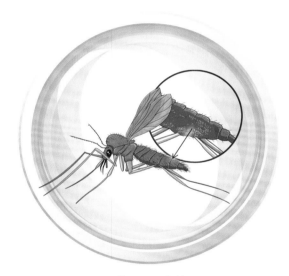

图1.8 白蛉

目前全世界已知白蛉500多种，中国已报告近40种，分布在20多个省、市、自治区，以北方居多。白蛉以头部的喙器刺入皮肤吸血。这个过程起初特别容易被忽视，因为被叮咬后有人可毫无反应，有人只会感到微痒，也不会引起重视，直到局部出现红色丘疹、风团、小结节或糜烂、水疱等情况时，才会去就医查明病因。白蛉体内常会携带寄生虫卵或幼虫，在叮咬人的皮肤时可传播黑热病、皮肤利什曼病等。

草丛和树林中的危机

亲近自然表达了人们对生活深沉的爱，孩子们喜欢在各式各样的草坪上玩耍嬉闹，在绿油油的草丛中穿梭，大人们也总爱在假日去郊外探索自然的奥秘，和大自然的亲密接触已经逐渐成为时下最流行的闲暇活动。可是，殊不知这些被大家热爱的地方依然潜藏着危机，那就是蜱虫。它既是许多脊椎动物体表和人体体表的暂时性寄生虫，也是一些人兽共患寄生虫病的传播媒介和储存宿主，所以蜱虫是寄生虫病传播的邪恶推手，祸害无穷。它不仅能吸血和传播多种病毒，还是巴贝虫病、泰勒虫病（梨形虫病）等寄生虫病的主要传播媒介。巴贝虫病作为蜱传新发寄生虫病，在全球范围内广泛传播，严重影响人类健康。

蜱虫的生长过程需要经过卵、幼虫、若虫、成虫四个阶段（图 1.9）。成虫吸血后交配落地，爬行在草根、树根、畜舍等处，在其表层缝隙中产卵。成虫的嗅觉敏锐，尤其对汗味和二氧化碳很敏感，它能感知 15 米开外的人的气味。它也十分狡猾，常爬到 1 米高的树叶或草尖上等候觅食，例如栖息在森林地带的全沟硬蜱就会聚集在小路两旁的草尖及灌木枝叶的顶端等候猎物的经过，一旦接触到目标，它会立刻攀爬而上，然后寄生在人的皮肤较薄、不易被搔动的部位，如颈部、耳后、腋窝、大腿内侧和腹股沟等处。蜱虫吸血时会牢牢地咬住宿主皮肤，无论怎么吓唬它都不会离去，若强行拔除，还容易使得它的假头断折于皮肤内，无法拔出而造成感染。

所以，去野外如山区、草原和森林时，在草丛和树林中行走，要尽量小心，快速通过，减少拂过草尖和树枝、树尖的次数，多穿长袖上衣和长裤，少穿凉鞋，避免裸露大面积的皮肤。

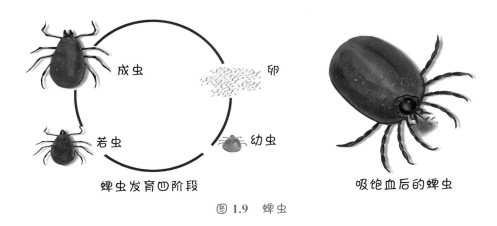

图 1.9　蜱虫

 天气变化能够影响寄生虫病的传播过程

季节的魔力

寄生虫病的传播其实很容易受到季节性因素的影响。首先是因为寄生虫在外界发育和活动具有季节性的特征。其次，作为传播媒介的昆虫的生命周期具有季节性的特征。最后，人们的生产、生活行为也受季节变化的影响，这会导致寄生虫病感染过程具有明显的季节性特征。

就像夏季和冬季，人们的活动是截然不同的，人们在夏季喜欢玩水和吃生冷的食物，而在冬季用凉水洗手都会觉得不舒服，更别说吃凉食了。又如人们常因为农业生产或下水活动接触疫水而感染血吸虫，所以急性血吸虫病通常发生在夏季。另外，夏季温暖潮湿的气候，既有利于蚊虫的生长、繁殖，也适合蚊虫吸血活动，所以疟疾、丝虫病、黑热病的发病率也在这个季节大幅提高。钩虫病的发病也多出现在春、夏两季。

人口越密集的地方越容易传播疾病吗

这个问题的答案是肯定的。大家都知道城市人口越多，居住密度就越大，交通就变得更加拥挤，流动人口也会增多，人们的交往也变得更加频繁，接触更加密切。因此，各类疾病的传播也就变得容易起来。

　　寄生虫病的发病一方面取决于侵入体内的寄生虫数量和毒力，同时也与宿主自身的免疫力有关。侵入体内的寄生虫数量越多、毒力越强，那么宿主发病的概率就越大，病情也会变得更重。宿主的抵抗力越强，即使感染了寄生虫，发病的概率也会越小；纵使发病，病情也较轻。寄生虫病发病的过程是宿主与虫体相互斗争的结果。在人口密集的地方，人们就有更多的机会频繁地接触感染源，也增加了被多次感染和被多种寄生虫侵入的机会。那么即使是抵抗力很强的人，也抵挡不住寄生虫的多次进攻。

自然环境是关键

　　自然环境是相对社会环境而言的，它是由水土、地域、气候等自然事物所形成的环境。自然环境的变化会对寄生虫病的发病地区分布产生影响。从气候上讲，由于温度、湿度、雨量、光照等会对寄生虫、中间宿主、媒介节肢动物种群数量和生长数量产生影响，所以寄生虫病的传播和流行也会随着不同季节温度、湿度的变化而不同。温暖又潮湿的土壤为虫卵提供了加速发育的机会。温暖的气候也给中间宿主和媒介节肢动物的繁殖、生长创造一个好的条件，同时也影响寄生虫在宿主体内的生长发育。随着全球气候变暖，血吸虫病流行区分布范围将逐渐扩大，并在原分布区域向北扩散形成敏感区域。从水土环境变化上看，我国的南水北调工程和全国气温的增暖，有可能使极易发生钉螺的地区分布向北方扩散。

🔷 知识小百科——那些特别的日子

4月25日世界疟疾日

　　疟疾是世界上最主要的杀手之一，据世界卫生组织报告，全球大约40%的人口受疟疾威胁。世界卫生组织估计，全球有59%的疟疾病例分布在非洲，

38% 分布在亚洲，3% 分布在美洲。尤其在非洲 5 岁以下儿童面临危及生命并发症的风险最大。2007 年 5 月第六十届世界卫生大会决定从 2008 年起将每年 4 月 25 日或个别成员国决定的一日或数日作为"世界疟疾日"。我国结合实际情况，决定将每年 4 月 26 日定为"全国疟疾日"。2019 年世界疟疾日，世界卫生组织呼吁加入"遏制疟疾伙伴关系"，以结束疟疾，非洲联盟委员会和其他伙伴组织发起和促进"零疟疾，从我做起"，重视基层的"抗疟"运动，动员更多的资源，使社区能够掌握疟疾的预防和护理。

6 月 6 日世界害虫日

每年 6 月 6 日是"世界害虫日"，它的初衷源于人们对生命的尊重，源于百姓对健康的渴求。在这一天各国政府、公众和媒体等会以主题日的形式开展与害虫问题有关的公益宣传活动，呼吁人们关注身边的"小害虫"带来的"大危害"；关注一个"小日子"，换来世界人民的"大健康"。通过这些活动能引起社会各界对害虫问题的重视，采取统一行动来消除疾病传播的危害，传播科学防治理念。要知道看似弱小的害虫，有时对我们的危害却是巨大的。

8 月 20 日世界蚊虫日

1897 年 8 月 20 日，英国微生物学家罗纳德·罗斯（Ronald Ross）如平日一样待在自己简陋的实验室中，专心致志地研究着面前一群带有致命疟原虫的蚊子。罗斯爵士发现了疟疾由蚊虫传播。因此，8 月 20 日被定为"世界蚊虫日"，用来提醒人们注意蚊子是传播疾病的坏蛋，是疟疾的重要传播者。大家要提高对疟疾及其他蚊子传播疾病的防护意识，防范蚊虫生长，远离蚊虫的叮咬。

第2章

我国重要的寄生虫病有哪些

世界上的寄生虫有很多种，导致的寄生虫病也有很多种。让我们来了解一下我国流行的几种寄生虫病。

疟疾——蚊子的大客户

什么是疟疾

疟疾俗称"打摆子""瘴气""冷热病",是一种以按蚊为媒介的虫媒传播性寄生虫病。它通常发生在夏秋两季,是我国五大寄生虫病之一,也是世界六大热带病之一。蚊子通过叮咬不同的人,使得一种单细胞、具有寄生性的名叫"疟原虫"的原生动物原虫在人与人之间传播,让人类感染疾病。

人们根据感染的疟原虫不同,将疟疾进行了分类,寄生于人体的疟原虫共有5种,即间日疟原虫、三日疟原虫、恶性疟原虫、卵形疟原虫和诺氏疟原虫。诺氏疟原虫可以引起间日疟、三日疟。

中华按蚊传播的"间日疟",顾名思义就是每隔48小时发作一次,主要表现为先冷、后热、出汗、恢复正常,两次发作间期表现正常(图2.1)。

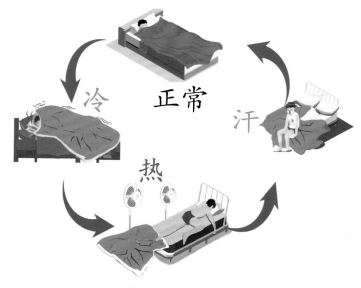

图 2.1　疟疾的症状

寒热三天一发作的"三日疟"，听名字就知道，72 小时就是它的一个发作周期，也比较有规律。发冷、发热和出汗三个时期特别明显。患者主要会有诸如全身肌肉、关节酸痛，畏寒，头痛的表现并有虚脱的可能。

恶性疟虽然在我国比较少见，但在非洲热带地区比较容易发生，怕冷、发热、头痛是首发症状，并发症也比较多，如果不及时治疗，就会危及生命。

卵形疟症状与间日疟相似，症状也比较轻，没有明显的寒战，一般发作 6 次以下。一些无症状的带虫者，不经治疗也会痊愈。

疟疾横行的区域

疟疾分布广泛，北纬 60° 到南纬 30°、海拔 2771 米至海平面以下 396 米的广大区域都有疟疾发生。在全球 100 多个国家和地区仍有疟疾流行，特别是在非洲、东南亚和中、南美洲的一些国家，恶性疟死亡率还是特别高。我国除青藏高原外的地区曾经均有疟疾发生。一般北纬 32° 以北，也就是长江以北为低疟区；北纬 25° ~ 32° 为中疟区，主要在长江以南，台北、桂林、昆明连线以北；北纬 25° 以南为高疟区。但实际情况是，北方也有高疟区，南方也有低疟区。随着《2006—2015 年全国疟疾防治规划》的实施，我国局部地区疫情回升势头得到有效遏制。目前，全国 24 个疟疾流行省（自治区、直辖市）中，95% 的县（市、区）疟疾发病率已降至万分之一以下，仅有 87 个县（市、区）疟疾发病率超过万分之一。

人是怎么感染疟疾的

按蚊叮咬是最主要和最直接的传播途径。一只按蚊不管是叮咬了疟疾患者受到疟原虫的感染，还是这只按蚊自身本来就带有疟原虫，只要它再去祸害健康人，那么这个健康人就会变成个"受害者"，会感染疟疾。也有很少一部分人是因为输血时输入了带有疟原虫的血液，或者是输血过程中使用了被带有疟原虫的血液污染的注射器，也会感染疟疾。还有极少的个例发现，孕妈妈感染了疟疾后，如果得不到及时的治疗，会通过胎盘传染给胎儿，婴儿出生后血液里会含有疟原虫（图 2.2）。

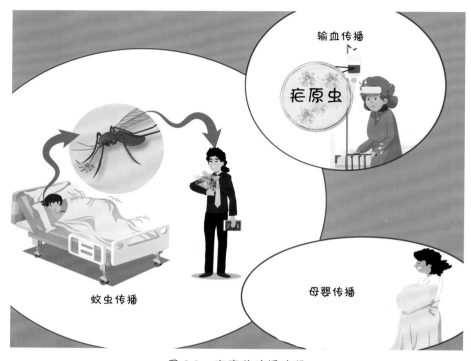

图 2.2　疟疾的传播途径

疟疾是如何祸害人类的

疟疾的每一次发作都会造成红细胞大量破坏，多次发作以后，患者会出现脾脏明显肿大、严重贫血。恶性疟患者红细胞破坏更为严重，尿可能会变为酱油色（又称黑尿热）。如果损害了肾脏，有可能导致急性肾衰竭。脑型疟患者会头痛剧烈、精神错乱等。如果孕妇感染了疟疾，严重时可能会导致死胎、流产及胎儿体重过轻等。

疟疾发病一般会经历四个时期，每个时期有不同的症状。

（1）从感染疟原虫到发病的这段时间叫作潜伏期。这个时期的长短通常会受到所感染的疟原虫的数量、感染者的免疫力、感染方式等因素的影响。

温带地区疟疾的潜伏期可达 8 ～ 14 个月，输血传播感染疟疾的潜伏期一般为 7 ～ 10 天，母婴传播潜伏期更短。具有一定免疫力或者服用疟疾预防药物的人，潜伏期会延长。

（2）接下来患者从手脚开始，发展到背部，再到全身逐渐发冷，冷到起鸡皮疙瘩、"牙齿打战"，全身肌肉、关节酸痛，发抖。通常寒战、发抖持续 10 分钟至 1 小时不等，寒战慢慢停下来后，体温开始上升，好像得了一场大病。这就是发冷期。

（3）发冷期结束后又开始发热，体温飙升，称作发热期。通常发冷越厉害体温就升得越高，持续时间为 2 ～ 6 小时，个别可达 10 多小时。

（4）发热后期，脸和手心慢慢出汗，接着全身大汗淋漓，衣服湿透，称为出汗期。2 ～ 3 小时后体温降低，达 35.5℃左右，患者感觉舒适，但十分困倦，常能够安然入睡。一觉醒来，精神轻快，食欲恢复，进入间歇期。

单纯的急性感染疟疾如果还没有出现严重的合并症，不论是间日疟还是恶性疟，只要及时进行了抗疟药治疗，都能够迅速地控制发作。例如，胃肠型疟疾和脑型疟都是凶险疟疾中最常见的，但治疗结果大多数比较好。一般来说，间日疟和卵形疟有潜隐期和复发。间日疟治疗后患者的日常生活和工作同正常人一样，所以以前有良性疟的说法。卵形疟症状与间日疟相似，远期的复发少，能够自愈。恶性疟发病突然，但及时治疗能够达到根治。三日疟因有疲倦，肌肉、关节酸痛，畏寒等类似感冒的症状，往往被误诊或者直接被忽视；因其退热太快，患者有虚脱的可能，要引起注意。

❷ 告别瘟神——血吸虫病

认识血吸虫和血吸虫病

目前人类已经认识了 86 种血吸虫病，其中有 5 种是人和动物都可以感染的，为人畜共患血吸虫病。而危害人体健康的血吸虫主要有日本血吸虫、曼氏血吸虫和埃及血吸虫 3 种，另外在有些地区还有间插血吸虫、湄公血吸虫和马来血吸虫分布。血吸虫雌雄合抱如图 2.3。

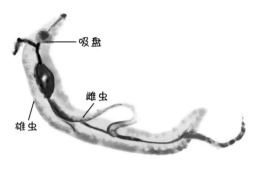

吸盘

雌虫

雄虫

图 2.3　血吸虫

血吸虫病是由于人或牛、羊、猪等哺乳动物感染了血吸虫所引起的一种寄生虫病。在中国、日本、菲律宾、印尼流行的血吸虫，是日本人在日本首先发现的，又称作日本血吸虫，它的第一寄生部位是门静脉，这支重要的血管通往身体的重要器官，从而引发的病症也最为严重，第二寄生部位是肠系膜静脉。在非洲、拉丁美洲、西印度群岛等地流行的曼氏血吸虫，主要寄生部位是肠系膜静脉。非洲、亚洲西部、葡萄牙等地流行埃及血吸虫，寄生部位主要是膀胱静脉。因此，日本血吸虫、曼氏血吸虫和间插血吸虫通常引起肠血吸虫病，马来血吸虫、湄公血吸虫的致病性与日本血吸虫相当，而埃及血吸虫会引起尿路血吸虫病。

血吸虫是怎么让肚子变大的

一个小小的血吸虫，是怎么钻进人类肚子里的呢？这要从血吸虫的生活史说起。它的发育和繁殖包括虫卵、毛蚴、母胞蚴、子胞蚴、尾蚴、童虫和成虫七个阶段。在水温适宜的污染水源中，虫卵里的毛蚴破壳而出，伺机钻入宿主钉螺体内，繁殖并发育成尾蚴。含有尾蚴的钉螺走到哪里，祸害到哪里，尾蚴不断逸入水中，形成疫水。人和动物不管是饮用还是生活接触到这样的水，都会感染上血吸虫尾蚴。尾蚴在宿主体内先脱尾成为童虫。一般日本血吸虫经过 24 天发育为成虫，曼氏血吸虫经过 30 ～ 35 天发育为成虫，埃及血吸虫需 60 ～ 63 天发育为成虫。成虫寄生在肠系膜血管里，通过吸血来维持生命。血吸虫就这样周而复始地循环生存，不断地危害着人畜生命与健康（图 2.4 ）。

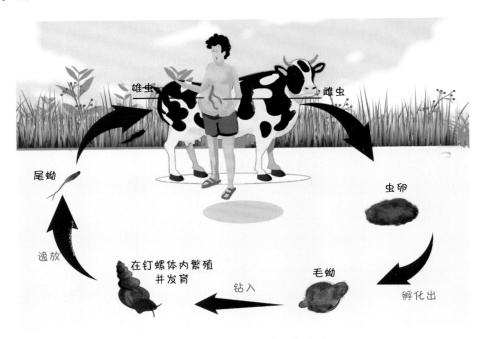

图 2.4　血吸虫的循环生活史

那为什么血吸虫病患者的肚子会变大？其实血吸虫成长过程中的各个阶段都能对人体造成损害。一般情况下，童虫引起点状出血及一些炎症，比较轻微和短暂。成虫引起贫血、脾脏大、静脉内膜及周围发炎。虫卵容易沉着在组织中引起虫卵结节，也称血吸虫性肉芽肿，是血吸虫病最主要的病变。成人得了这种病，身体会慢慢消瘦下去，精神不好，干活没有力气，还会出现皮疹、发热、腹泻、咳嗽等症状。如果发展成晚期血吸虫病，肚子里还会产生腹水，肝脏和脾脏增大。这时，肝脏和脾脏的增大加上腹水会使人肚子看着很大，像孕妇，人们把它称作"大肚子病"，也称"臌胀病"（图2.5）。小孩子要是得了这种病，个子长不高，智力低下，看起来就像小老头一样，甚至成为"侏儒"，并影响生育。妇女患血吸虫病，则月经不调，也会影响生育。

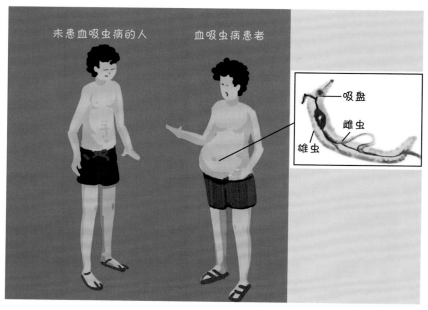

未患血吸虫病的人　　血吸虫病患者

吸盘
雌虫
雄虫

图 2.5　血吸虫病患者变大的肚子

人得了血吸虫病会怎样

从血吸虫病出现的具体症状来看，其病程可以分为四个时期：侵袭期、急性期、慢性期、晚期。侵袭期，患者可能有咳嗽、胸痛、偶见痰中带血丝等症状，但通常不会引起重视。急性期的患者会出现怕冷、发热、咳嗽、胸痛、血痰、腹痛、腹泻、食欲缺乏等症状。如果在急性期病症没有被发现和进行治疗或治疗不彻底，或者患者被多次少量重复感染，那么会逐渐发展成慢性血吸虫病，病程可持续 10 ～ 20 年。慢性期的初期得不到有效治疗，病情逐渐发展会出现尿频、尿痛等症状，这时及时治疗非常重要，否则病情进一步发展会出现排尿困难、尿不尽等症状，严重者甚至引起肾衰竭，出现贫血、消瘦、营养不良、肝脾大等症状。晚期患者会极度消瘦出现腹水、巨脾及肝硬化、门静脉高压等，有些患者还会因为肝损伤和上消化道大出血而死亡（图 2.6）。

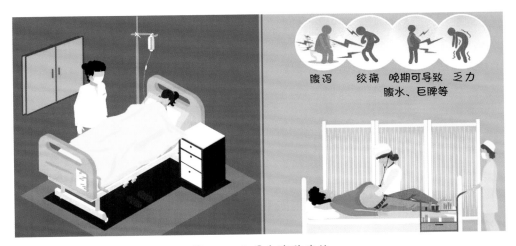

图 2.6　血吸虫病的症状

血吸虫病有急性和慢性之分。急性血吸虫病起病紧急。在反复多次感染了血吸虫后，大多数患者会转为慢性血吸虫病。慢性血吸虫病重者常有腹痛、腹泻和黏液血便，轻者没有明显的发病症状，不易察觉，但常伴有持续几个月或几年的无痛性终末血尿。

血吸虫病的流行国家和地区

目前全球有 76 个国家和地区都发现有血吸虫病，分布在热带和亚热带地区，尤其是那些无法保障饮水安全和缺乏适当环卫设施的贫穷社区，血吸虫病更加严重。血吸虫病在我国流行的历史悠久，考古研究发现在西汉古尸体内有典型的血吸虫卵，说明早在 2300 多年前我国就有血吸虫病。我国的血吸虫病曾经在长江中下游两岸和江南地区的十多个省、市、自治区，包括江

气象与寄生虫病的故事

苏、浙江、湖南、湖北、安徽、江西、福建、云南、四川、广东、广西和上海等地流行，影响比较严重。经过 50 多年的有效防治，目前上海、浙江、福建、广东、广西等地消除了血吸虫病，更多省份正在消除血吸虫病的路上大步前进。

但近些年来，由于生物、自然、社会经济、人口流动、政策保障等因素的变化，一些老的疫区的血吸虫病疫情又有些蔓延，血吸虫病患者增加、钉螺明显扩散、感染性钉螺分布范围有所扩大，一些已经控制和阻断了的疫区又出现了输入型血吸虫病病例，疫情出现了回升、扩散的趋势。

3　伴水而生的管圆线虫病

什么是管圆线虫病

管圆线虫最早由陈心陶于 1933 年在广东家鼠及褐家鼠体内发现，1935 年确定为新属新种，命名为广州肺线虫，1946 年由 Dougherty（多尔蒂）订正为广州管圆线虫。广州管圆线虫的幼虫寄生在螺类或蛞蝓的内脏和肌肉，幼虫或早期性未成熟的成虫寄生在人的体内，使得人类患上管圆线虫病，而它的成虫寄生在鼠类（终宿主）的肺动脉。这里特别说明的是，其他动物只是广州管圆线虫幼虫的转续宿主。

广州管圆线虫病的病原体为广州管圆线虫幼虫或早期性未成熟的成虫。这些蠕虫蚴在人体皮肤及各种器官中移行和寄生。当它们游走到中枢神经系统后，人会出现发热、头痛、呕吐、抽搐、昏迷等症状，有些会出现低度或中度发热、视觉损害。多数患者发病紧急，头痛明显，像要胀裂一样的痛，且间歇性频繁发作，有的伴有痛性感觉障碍。病情严重者有的昏迷、瘫痪，还可能导致痴呆，甚至死亡。

广州管圆线虫病通常表现为潜伏期、急性期和恢复期三个时期。潜伏期一般为 10 天左右，其间症状不明显，极个别者会有腹痛、腹泻。急性期早期一般会有发热、头痛，也可有嗜睡、昏睡症状，轻型病例 1 周左右症状消失，中型和重型病例症状可持续半个月甚至 1 个月左右。恢复期各种症状减轻或基本好转，患者逐渐康复，重症患者出现持续高颅压、昏迷或脑实质定位损害表现。

管圆线虫病是如何传播的

广州管圆线虫的成虫一般寄生在终宿主如家鼠和多种野鼠的肺动脉内。成虫产出虫卵，在宿主的肺毛细血管内发育成熟，并孵出第 1 期幼虫。可不要小看了这些幼虫，它们可以穿过毛细血管进入肺泡，沿着呼吸道到达咽喉部，被吞入消化道，最后随粪便排出体外。广州管圆线虫的第一个旅程就这样顺利完成了。

当第 1 期幼虫被吞入或主动侵入中间宿主福寿螺体内后，幼虫进入宿主的肺及其他内脏、肌肉等处，在适宜温度下，经 3 次蜕皮发育成为第 3 期幼虫，也就是感染期幼虫，人因误食含有第 3 期幼虫的福寿螺或被第 3 期幼虫污染的食物而被感染。其实这个时候幼虫才真正进入人体。

第 3 期幼虫在宿主的消化道内，穿透肠壁进入血循环，运送到全身各器官。但多数幼虫沿颈总动脉到达脑部，并在脑部经过 2 次蜕皮发育为第 4 期幼虫，即幼龄成虫。它们大多在感染后 24 ~ 30 天由静脉回到肺动脉，继续发育成熟。雌虫多在感染后 35 天才能成熟，可以产卵。

将上面的过程进行简单的总结（图 2.7）：虫卵在鼠类体内孵出第 1 期幼虫，然后随粪便排出体外，进入福寿螺体内，发育成感染期的第 3 期幼虫，人误食以后就感染了广州管圆线虫，大部分幼虫到达脑部，危害人类健康，另一部分幼虫继续发育成熟后进行繁殖。

另外，广州管圆线虫也存在于陆地螺、淡水虾、蟾蜍、蛙、蛇等动物体内，因此在享受美食的时候千万不要大意哦！

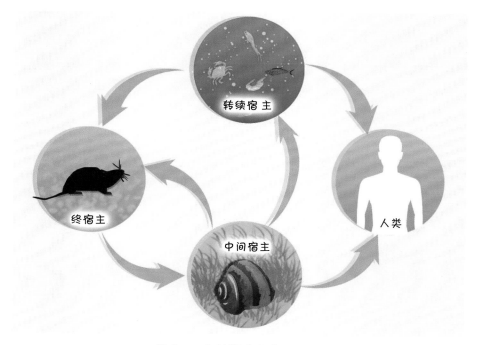

图 2.7　广州管圆线虫生活史

感染途径有哪些

广州管圆线虫病是食源性寄生虫病的一种，真真正正地是"病从口入"。民间流传着"生吃螃蟹活吃虾"，这种被认为既不破坏水产的营养成分又味道鲜美的吃法。其实不然，人们吃了生的或没有完全煮熟的感染了广州管圆线虫幼虫的螺类、淡水虾、蛙等，或者生吃了在加工过程中被广州管圆线虫幼虫污染的蔬菜，这些幼虫就会经口到达消化道，使人感染管圆线虫。如果小朋友摸了不干净的地面、污水或者拿着螺类玩耍以后，没有洗手又有"吃手指"习惯，那么也会增加感染管圆线虫的概率。还有一些人相信所谓的"偏方治大病"，吞食蛞蝓、蟾蜍、蛙等，这更是万万要不得的行为，这相当于直接吃了千万条寄生虫。

广州管圆线虫病流行的地区离你近吗

广州管圆线虫病流行区域在东南亚地区和太平洋岛屿，我国的流行区域主要在福建、台湾、广东、浙江等地。以前这种病主要分布在南方，现在"南病北移"现象很明显。这与人们生活习惯的改变和环境的不断变化脱不了干系。人们通过各种方式在搜罗全国各地的美食。有需求就有市场，各地的水产养殖人员也根据食客的喜好，开始饲养螺类，这其中就包括福寿螺——广州管圆线虫的主要传播媒介。因这种螺类适应性强、个体大、生长快、产量高，而且营养价值高，壳薄肉多，肉质细嫩鲜美，可食部分能占螺体的近50%，这样就导致了其养殖和食用范围不断扩大。不管你在哪里，只要喜欢吃螺类美食，就有"中标"的可能！

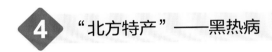

4　"北方特产"——黑热病

什么是黑热病

黑热病又称为内脏利什曼病，是杜氏利什曼原虫（黑热病原虫）引起的慢性地方性传染病。白蛉作为其传播媒介，通过叮咬黑热病患者和病犬（通常所说的癞皮狗）携带上杜氏利什曼原虫，再去叮咬其他健康人，就将这些原虫注入了健康人体内。被叮咬的这些人就遭殃了，会感染上杜氏利什曼原虫而发病。这种病初期会出现发热症状，到了后期皮肤会变粗糙，全身皮肤颜色也会加深变黑，所以称作黑热病。

黑热病的传染源有患者、病犬、受感染的野生动物。人作为传染源的称作人源性黑热病，在印度和我国的平原地区比较常见。以病犬为传染源的称作犬源性黑热病，在地中海盆地和我国西北丘陵地区常见，一般为散发状态。另外，在我国内蒙古、新疆等地的荒漠地区，野生动物通常是黑热病的主要

气象与寄生虫病的故事

传染源，一般称作"自然疫源性"或"野生动物源性"黑热病。除了人与人之间传播外，黑热病也可在动物与人、动物与动物之间传播。

黑热病的传播过程稍复杂，每年 5 ～ 8 月是白蛉活动最频繁的季节。当白蛉吸吮患者的血液时，原虫就进入了白蛉体内，在体内不断发育繁殖成前鞭毛体。7 天后当受感染的白蛉叮咬健康人时，就会把这些发育成熟的前鞭毛体注入人体，使一个健康的人感染杜氏利什曼原虫。前鞭毛体在人体内被巨噬细胞转变成无鞭毛体，然后随着血液循环带到脾、肝、骨髓和淋巴等部位，并在这些器官的网状细胞内进行无性繁殖。当网状细胞因病原虫数大量增多而破裂后，无鞭毛体即入侵其他网状细胞继续进行繁殖，周而复始，导致网状细胞大量被破坏，脾脏也因此肿大，功能亢进。同时，免疫功能也开始紊乱，肝脏及淋巴肿大。黑热病的潜伏期一般为 3 ～ 6 个月，最短仅 10 天左右，最长达 9 年之久（图 2.8）。

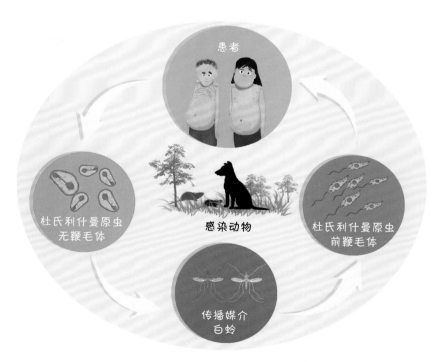

图 2.8   黑热病传播过程

为什么黑热病在北方盛行

为什么说黑热病是"北方特产"？黑热病分布在全球 80 多个国家和地区，流行于地中海沿岸国家、东非、拉丁美洲、印度及我国。我国黑热病的流行范围比较广，主要在长江以北的地区，分为 3 种类型：人源性黑热病或平原性黑热病主要在江苏、安徽、湖北、河南、山东、河北和关中地区、南疆的广大平原地区，传染源主要是青少年黑热病患者；犬源性黑热病或山丘性黑热病主要在甘肃、青海、宁夏、四川北部、陕西北部、河北北部、北京、天津和辽宁丘陵山区，犬是主要传染源，10 岁以下儿童易感染；野生动物源性黑热病或荒漠性黑热病主要在新疆、内蒙古和甘肃的荒漠地区，2 岁以下儿童易感染，狼、赤狐、豪猪和草鼠等野生动物感染率较高。目前，我国平原地区人源性黑热病的流行已基本消灭，只有荒漠地区的野生动物源性黑热病和丘陵地区的犬源性黑热病，并且野生动物源性黑热病趋于上升态势。另外，在我国，白蛉的主要种类有中华白蛉、长管白蛉、蒙古白蛉、江苏白蛉，分布以北方居多。由此看来，黑热病的传染源和传播媒介都以我国的北方地区为主，在北方盛行。

黑热病的发病特征

黑热病根据症状可以分为皮肤型和淋巴型两类。皮肤型黑热病的症状是常在脸部和颈部的皮肤上出现大大小小的肉瘤一样的结节、肿瘤等皮肤损害，而内脏没有病变。淋巴结型黑热病一般不出现皮肤症状，而是出现全身多处淋巴结肿大。

如果感染了黑热病，初期会时不时地出现发热，伴有怕冷、盗汗、食欲减退、乏力、头晕、腹泻等，类似于感冒症状，持续时间也比较久，这个时候症状不明显。接着出现肝、脾、淋巴结肿大，脾大是该病的最主要体征。患者会因为食欲缺乏和消化不良而导致营养不良、消瘦。晚期出现重度贫血、精神萎靡不振、心悸、气短、水肿及皮肤粗糙，全身皮肤颜色加深变黑，皮肤出现出血点等。在整个病程中，症状的缓解与加重也可能交替出现。病后1个月进入缓解期，体温下降，症状减轻，脾缩小，持续几周以后又复发，病程迁延可达数月。

5　不能忽视的健康威胁——蜱虫病

前面已经介绍了蜱虫总是潜藏于森林、山丘和野外的草丛及灌木丛中，给人们造成健康威胁。在开启快乐的野外旅行之前，千万别忘记旅途中的小隐患，现在让我们来好好了解一下蜱虫病的知识吧。

泰勒虫病和巴贝虫病都属于蜱虫病，它们都是通过蜱虫叮咬进行传播的寄生虫病。泰勒虫病是由泰勒科泰勒属的原虫所引发的一种寄生虫病，以侵袭牛、羊、骆驼和其他野生动物的网状内皮系统细胞和红细胞为特征，流行于我国西北、东北、华北等地，对牛的危害最大。巴贝虫病也是寄生在牛、羊、猪、马、犬等动物的一种原虫病，在动物界流行比较广泛，传播媒介为蜱，主要症状为发热、黄疸和贫血。Skrabalo 等在 1957 年首次报道了人类的巴贝虫病，近年来在欧洲、美国、墨西哥及法国等地的成年人中也发现了此病，并发现有死亡病例。巴贝虫病已成为一种"新的健康威胁"，它是一种人畜共患虫媒传播血液寄生虫病，这里作为重点来介绍。

蜱虫如何传播巴贝虫病

蜱虫是一种嗅觉特别灵敏的寄生虫，无论是幼虫、若虫还是成虫都能吸血。它并不像蚊子那样快速叮咬后就离开，而是先依附在宿主身上，寻找到适合进食的地方，然后抓紧皮肤，将身体倾斜 45°～60°，先把前面的一对螯肢和口下板刺入皮肤，分泌黏合剂固定好口器后进食。正在进食的蜱虫看起来像整个身体都埋进了人的皮肤里,实际上那只是细小的口器插入了皮肤。蜱虫吸血时产生的刺激较小,不容易被人发现,这样它在人和动物身上待的时间就会久一些,可能是几天甚至更长时间,慢慢进食,像吸血鬼一样贪婪(图2.9)。

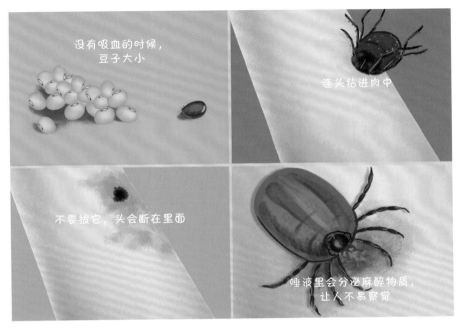

图 2.9　吸血的蜱虫

　　巴贝虫原虫是一种蜱媒原生动物,一般寄生在哺乳动物和鸟类等脊椎动物的红细胞内,可分为小型和大型两种。通常情况下小型的原虫在 2.5 微米以下,能够引起人巴贝虫病。在脊椎动物的红细胞内寄生的原虫不断地使红细胞破裂而游离到血液中,然后再侵入其他红细胞内,这样就增加了感染率。蜱摄入含有原虫的红细胞,再次吸血时会顺带着将原虫注入人体或脊椎动物体内从而使其感染疾病。通常蜱的若虫和成虫都可将巴贝虫传给人。另外,巴贝虫病也可经输血传染。

　　蜱虫传播的疾病其最大的特点是季节性发病。巴贝虫病发病绝大多数在

5～11 月，5～7 月为主要高峰期，9 月份为次高峰期，不同地区可能略有差异。这是因为春末至夏季适合蜱虫大量生长、繁殖并在野外环境中活动，而人也会在这个季节广泛地开展生产劳动及户外活动。

巴贝虫病有哪些发病特征

巴贝虫病的症状主要表现为全身不适、高热、呕吐、腹泻、贫血、消瘦和体表淋巴结肿胀及精神萎靡等，起病急且严重。根据病情的轻重可分为轻型、中型和重型三种情况，轻型可能只表现出低热或者体温正常，也可略有一些疲惫不适、轻微头痛、食欲缺乏等症状。但有的人会出现类似疟疾和重度流感的症状，所以常被误诊。重症患者溶血性贫血发展比较迅速，伴有黄疸、血尿及肾功能障碍等，可能造成死亡。

蜱虫叮咬后最早 1 周左右会出现症状，有的需要几周、几个月甚至更长时间才出现症状。

第3章

气象条件如何影响寄生虫病

　　气象和人们的生活息息相关，它包括每天的天气现象和一个地方长时间的气候状况。具体说到日常生活中的气象现象，大家一定不会陌生。我们见过、听过、感受过的天气现象有很多，例如烈日炎炎、积雪结冰、洪水、干旱等。与天气和气候相关的生物现象有候鸟的迁徙，树木的抽枝长叶、开花结果，作物的收成等。我们听过的雨有很多种，有朦胧的毛毛雨、润物细无声的小雨、倾盆而下的大雨、呼啸的狂风暴雨；我们感受过的风有很多种，有和煦的微风、不客气的大风、暴躁的狂风；我们还见过不同种类的雪，有调皮的雨夹雪、铺天盖地的鹅毛大雪。还有很多的天气状况，如多云、阴天、晴天、大雾等。天气千变万化，天空中的云朵、气流不停地变化着。就这样它们带来了日复一日的冷暖变化和气候的变化，它们决定着动物的行为、植物的生命循环和人的生活方式。

气象与寄生虫病的故事

　　一个地区的气候可以预告灾害性天气事件，如洪水、干旱、暴雨等的多寡，甚至能用来预告大火、疾病等的发生概率。疾病的流行往往伴随着天气和气候的改变。历史上两次大瘟疫都伴随着极端气候。早在公元 542 年开始的欧洲大瘟疫因为一段漫长的干旱期而持续了长达 50 年之久，随着气候停止恶化，瘟疫也逐渐平息。另一次可怕的瘟疫是公元 1346 年开始的席卷欧洲的黑死病，据估计，整个欧洲在 1347～1351 年人口减少了 25%～50%，死亡人数甚至比一场战争牺牲的人数还多。当时的气候环境也处于一次漫长的干旱期中。瘟疫并不是唯一由天气和气候变化所引发的疾病。地球上的生物通常遵循着一些共同的自然规律，寄生虫也不例外。

　　除了了解寄生虫病的基本知识以外，找出它发生的原因才是真正重要的事情。把气象条件的变化当作一个切入点，是十分恰当且有效的办法。从寄生虫病感染人体的三个重要过程来看——从虫卵到毛蚴，毛蚴在中间宿主体内发育成为尾蚴，从尾蚴到进入人体，这些过程的发生、发展都与气象因素有着千丝万缕的联系。

1 温度说了算

　　寄生虫病与气象因素息息相关。一方面，各种寄生虫的发育与变异扩散均受到温度等气象条件的影响；另一方面，各类疾病的传播媒介、中间宿主的生存等又都有与之相适应的天气及气候条件。中间宿主或虫媒活动有一定的季节性，因此导致寄生虫病的流行一般具有季节性和地域性特点。中间宿主和虫媒的活动受到气象因素的影响很大，其中受到温度的影响最为显著。例如，大多数蚊类发育和活动的温度为 10～35℃，适宜的温度为 25～32℃。若低于 10℃时，会滞育而进入越冬状态。温度、湿度、雨量及 pH 都对寄生虫各个阶段的发育有影响，并与寄生虫感染中间宿主、感染哺乳动物的概率有关。温度升高，除了可以加快媒介或中间宿主的生长繁殖以外，还可以使媒介体内的寄生虫幼虫发育速度加快或致病力增强（图 3.1）。

　　如同大地万物复苏一般，虫媒和中间宿主也在温暖的气温条件下变得更加活跃，所以温暖如春的天气确实更容易患病。

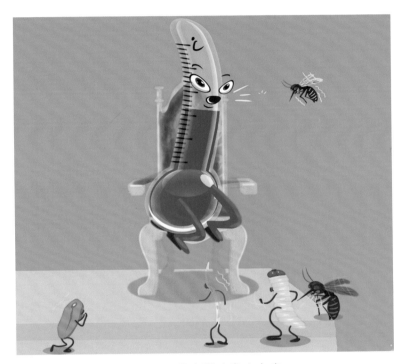

图 3.1　温度影响寄生虫病

虫子发育的温床

　　首先来了解一下寄生虫生长发育与温度的关系。环境温度以多种方式影响疟疾的传播媒介——疟蚊的繁殖发育，通常疟蚊迅速繁殖的适宜温度在 20 ～ 30℃，在此范围内随着温度增高，疟蚊世代发育的时间缩短，媒介密度随之增高，传播速率增加。

　　再来看看日本血吸虫的情况。温度决定着血吸虫的虫卵能否孵化，毛蚴

气象与寄生虫病的故事

能否感染钉螺，尾蚴能不能逸出钉螺而感染人体和动物。

虫卵孵化成毛蚴的最适温度为 25 ～ 30℃，温度区间在 3 ～ 37℃。虫卵孵化成毛蚴的最适温度为 25 ～ 30℃，温度区间在 3 ～ 37℃。毛蚴感染钉螺较适宜温度为 21 ～ 31℃，低于 15.4℃胞蚴停止发育。尾蚴逸出钉螺最适温度为 25 ～ 30℃，温度区间在 5 ～ 30℃。尾蚴感染人体、动物的最适温度为 15 ～ 20℃（图 3.2）。

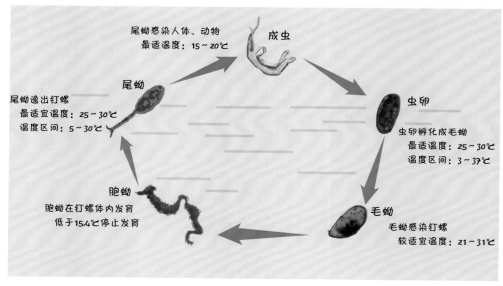

图 3.2　温度影响日本血吸虫发育的各阶段

中间宿主或传播媒介都要看温度的眼色

我们再来看看中间宿主或传播媒介的生存条件。例如，蜱是冷血节肢动物，它们的体温随外界环境温度的改变而变化。气温决定了蜱的各期发育时间，较冷的气温对其传播有利。在适宜温度范围内，尤其是温暖的冬季会减少蜱的死亡率，延长蜱活跃的时段，蜱媒传染病的发病率随之增加。因此，蜱媒传染病的发生和流行具有明显的季节性趋势。年均温度上升还会影响蜱虫的地理分布。又如传播媒介疟蚊的寿命和吸血行为也与温度相关。疟蚊活动的最适温度范围为 20 ～ 25℃，这使得人们在夏季感染疟疾的机会增多。

再以大名鼎鼎的钉螺为例。钉螺是流行于我国的日本血吸虫病的唯一中间宿主，是一种狭温性的两栖性淡水螺类。钉螺能否存活、钉螺的数量多少直接决定着血吸虫病的情况。

钉螺卵并不是任意发育的，它有些挑剔，只有温度达到发育零点和有效积温才会开始发育。我国大陆钉螺的分布地区有共同的特点：1 月份平均气温均在 0℃以上，或 1 月份的平均最低气温 > -4℃，或年平均气温 > 14℃；通常局限于南方的 12 个省。钉螺卵的发育零点为 11.79℃，钉螺卵的发育速率随环境温度的升高而加快，27℃左右为钉螺卵发育的最适温度；钉螺卵发育所需的有效积温随温度的升高而增加。但是，温度过高对钉螺卵的发育有抑制作用，最高临界温度为 38.22℃。钉螺卵在 15 ～ 30℃环境中的平均发育期为 10 ～ 40 天。

长大后的钉螺也不一定能顺利成为中间宿主。钉螺耗氧量随温度的升高而增加，但过冷或过热均能明显地抑制钉螺的氧代谢。温度下降，钉螺"冬眠"率增加，耗氧量降低，而温度过高时钉螺耗氧量明显受抑制（图 3.3），出现"夏蛰"。当环境温度在 1 ～ 36℃时，钉螺耗氧量随温度升高而增加，但当温度升高至 35℃左右便开始出现"夏蛰"现象，37℃开始出现钉螺死亡。钉螺成螺滋生与繁殖的最适温度为 20 ～ 25℃。

可以说，温度影响着钉螺卵的发育、钉螺成螺滋生与繁殖，以及幼虫在钉螺体内能不能完成发育。钉螺成为中间宿主前顺利存活下来的 3 个与温度有关的气候敏感因子：①钉螺卵发育的最适温度（27℃左右）；②成年钉螺的氧代谢有效积温；③决定钉螺能否越冬的 1 月份冰冻线，即满足钉螺生存所需的极端最低温度（-2.3℃）。有一些科研工作者利用钉螺发育的有效积温、极端温度（最高与最低致死温度）等参数，构建了"温度 - 生存"模型，以确定钉螺的分布与扩散范围。

气象与寄生虫病的故事

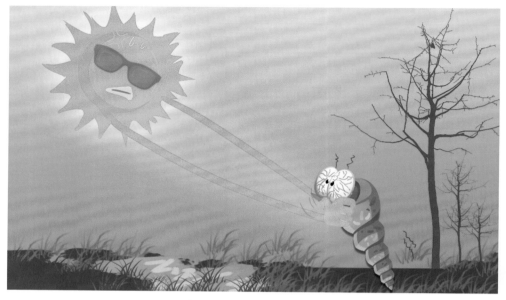

图 3.3　呼吸困难的钉螺

同样是由螺类引起的疾病——广州管圆线虫病，它的发病在我国多是因生食或半生食福寿螺和褐云玛瑙螺引起的。这两种螺的分布易受气温等气象条件的影响。由于这两种螺喜热，统计结果显示，20 世纪 70 年代广州管圆线虫的主要分布范围是在南北纬 23° 的热带地区。目前，太平洋中的多数岛屿及沿岸国家、印度洋的部分岛屿及沿岸国家都发现了广州管圆线虫并有病例报道。一般来说，我国每年清明节前后至 9 月底，会出现广州管圆线虫病的发病高峰。

 气象知识小百科

有效积温指什么？简单地可以理解为适宜温度。有效积温是指生物在生育期内日平均气温减去生物学零度的差值的总和，即日有效温度的总和。有效积温是反映生物生长发育对热量的需求的指标，在气象领域常用于农业气象预报。由于有效积温别除了生物学下限温度以下和上限温度以上的温度的那部分无效积温，因而较为稳定，能更确切地反映作物对热量的要求。它基本上反映了生育速率与温度的线性关系。只有当有效积温高于钉螺最低有效积温值，同时低于钉螺最高有效积温值时，该地的有效积温才适合钉螺的生存。

 ## 雨水惹来的"虫病"

除了温度可以直接影响寄生虫病的发生和传播以外，还有一个自然现象是"润物细无声"的典型，也是滋生寄生虫的温床，它就是降雨。尤其在我国南方地区和长江中下游地区，寄生虫病可以说是雨水惹来的祸。那么为什么是这些地方呢？我们首先来了解一下我国的降雨特点和它产生的原因！

雨的降临

我国幅员辽阔，自北而南有寒温带、中温带、暖温带、亚热带、热带，以及特殊的青藏高寒区。除中国西北地区和西藏以外，大半个中国都受到季风气候的控制。每到夏季，漫长的季风气候携带一大波的雨水来到我国的南方地区乃至北方地区、东北地区的南部。每年雨季可以从 4 月末的华南前汛期开始，历经江淮梅雨期、华北雨季、东北雨季，一直持续到 9 月份的华南后汛期结束。多雨的年份雨季甚至长达 6 个月，影响的地区多，持续的时间长。

降雨是比较常见的天气现象。首先，要降雨，那就需要大气中有足够的水汽，这是先决条件。那么水汽从哪里来呢？答案是水汽来自海洋。在夏季，太阳辐射使得海面的水汽蒸发量大，印度洋上孟加拉湾洋面和我国南海洋面上的大气含有许多水汽。在初夏，这些水汽随着西南季风气候下盛行的西南风，最早被带到了我国云南和华南地区南部；随后，它们与东亚夏季风爆发后盛

气象与寄生虫病的故事

行的东南风所带来的太平洋海面上空的水汽相遇，再一路北上。而这带来太平洋水汽的东南风，沿着西太平洋副热带高压前缘飞奔进入我国。就这样，整个夏季，我国东部地区和南方地区都有充足的水汽。更进一步说，我国夏季的降雨通常发生在西太平洋副热带高压北侧的西风带中。所以，西太平洋副热带高压向西伸入、向北跳跃的幅度决定着我国降雨的位置，它的强弱决定着水汽的多少，它可谓是控制着我国东部地区夏季降雨多寡的先决条件。

有了足够的水汽之后，就看水汽如何抬升凝结成水滴了。只有两者天衣无缝地配合，才能形成云，夏季才会有出现降雨的机会。这个使水汽抬升的家伙叫作气流，它一方面受到天气形势的控制，另一方面受到局部地区地面受热后的热对流的影响，又或者在山的迎风坡被迫抬升。在气流的带动下，低层大气的水汽会向上爬升，越往上温度越低，水汽遇冷得以凝结成水滴。大量的水汽上升凝聚就产生了足够多的凝结水滴，逐渐形成了水滴云，最后便会在夏季降落成雨（图3.4）。

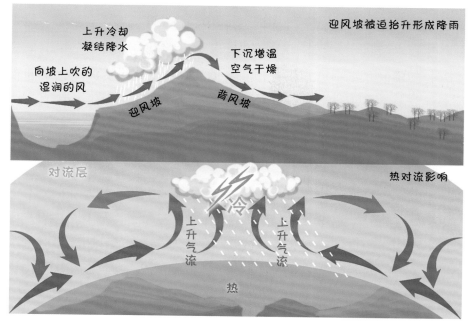

图 3.4　降雨的产生

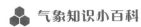

气象知识小百科

　　大气中的高压和低压是指什么？高气压与低气压，其实没有绝对的数值依据。谁高谁低指的是与周围的气压相比。气压较高处是高气压区，较低处则是低气压区。高（低）气压的中心气压其实是高（低）于四周的大气涡旋。高气压的空气自中心向外围流散，因受地球转动的影响，在北半球作顺时针方向流动，在南半球作逆时针方向流动。值得注意的是高气压空气像被压住一样，变得很重，形成下沉气流，不容易形成降雨，通常天气晴好。而在低气压控制下，空气变轻，形成上升气流，水蒸气上升冷却形成水滴，容易凝结成雨，降雨概率提高。

　　西太平洋副热带高压是什么？西太平洋副热带高压在中国简称西太平洋副高，是一个在太平洋上空的永久性高压环流系统。西太平洋副高每年夏季会有三次向北跳跃的过程，对应着我国降雨带向北推进。它的第一次北跳通常发生在 5 月中旬，这时西太平洋副高跳到北纬 15°～ 18° 以北，维持 25 天左右；从此刻起到 6 月上旬我国华南地区降水增多，是华南前汛期的盛期。它的第二次北跳发生在 6 月中旬，跳到北纬 20°～ 25°。这时长江中下游地区出现连阴雨天气，雨量充沛、相对湿度大、日照时长短，这就是俗称的江淮梅雨期。典型的梅雨期长 20 ～ 24 天，一直持续到 7 月上旬。它的第三次北跳在 7 月中旬，这时西太平洋副高跳到了北纬 30° 附近，意味着江淮梅雨期结束，华北雨季拉开序幕。从 7 月中旬持续到 8 月下旬，华北地区至东北地区南部常常下起大雨或暴雨。在 8 月下旬以后，大的雨带跟着西太平洋副高迅速向南撤退，宣告一年的雨季趋于结束。

　　大气热对流是什么？它是大气中的一团空气在热力作用下的垂直上升运动。通过大气对流一方面可以产生大气低层与高层之间的热量、动量和水汽的交换，另一方面对流引起的水汽凝结可能产生降水。

气象与寄生虫病的故事

推波助澜的雨水

我们在了解了降雨的产生过程之后，就能很好地理解寄生虫病的存在为什么具有地域特征了。寄生虫病的发病情况，与一个地方的降雨有着密切的关系。2019年据《欧洲时报》报道，当年11月法国南部普罗旺斯-阿尔卑斯-蓝色海岸大区38人受到感染，得了隐孢子虫病，出现了腹泻和腹痛等症状。这可能是当时该地暴雨连连，土壤受到冲击，自来水中出现寄生虫，才最终导致人体受到感染而发病。

在此，我们以疟疾为例看看雨水是如何推波助澜的。疟疾总在降雨多的地方流行，如热带和亚热带的国家和地区。我们知道疟疾和蚊子脱不了关系。这些地方的天气通常是在降雨和烈日当头中变化。热带地区不用说，只分为旱季和雨季，它的雨季漫长且多雨，蚊子长得强壮无比，咬起人来绝不留情。处于亚热带的地区，如我国东部的华南地区和长江中下游地区，由于夏季雨带随着西太平洋副热带高压的北跳而来回摆动，这些地区经常被季节性降雨或洪水所困扰。倾盆而下的雨水来势凶猛，留下的是一堆数不清的死水坑或沼泽，这成了疟疾传播媒介"疟蚊"的天堂。这些死水坑里通常没有鱼，蚊子的卵可以在这里肆无忌惮地繁殖发育，蚊子的数目一下子多了起来。同时，我国东部季风区的夏季雨带不管在华南前汛期还是在长江中下游地区的梅雨期，都会伴随西太平洋副热带高压的停滞而在原地踏步一段时间。这样一场接一场的大雨，会不断把死水坑里的蚊子的卵冲到别处，再形成新的死水坑。每当亚热带地区夏季雨季到来时，随着下雨、日晒交替，疟蚊就遇到了千载难逢的繁殖机会。尤其在发生洪水的山区，小溪、小河的水流沿无数条冲击而成的小水渠，向平原的各处漫去。当洪水趋于缓和后，低洼的地方就形成了无数的浅浅的水坑或沼泽。一场洪水过后，死水池洼的数量大为增加，疟疾就这样在这些多雨、多发洪水的山区流行起来（图3.5）。

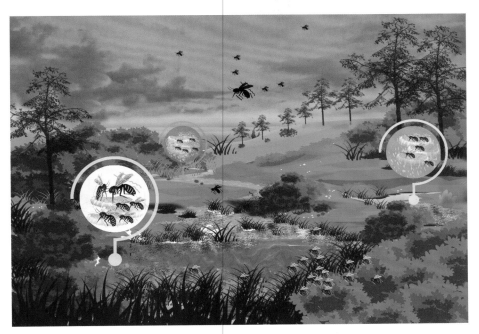

图 3.5　雨后 "疟蚊" 繁殖

　　血吸虫病与降雨的关系和上面的例子，有异曲同工之处。血吸虫及其中间宿主钉螺的生活史与降雨的多少密切相关。降雨及洪水影响着虫卵孵化、毛蚴感染钉螺、尾蚴逸出钉螺、尾蚴感染人体和动物等过程，也影响着中间宿主钉螺卵孵化和钉螺成螺滋生与繁殖。传播血吸虫病的钉螺分布的地区年降水量通常在 750 毫米以上，这意味着这些地区一年至少要下 10 场暴雨量级（24 小时降水量＞ 50 毫米的强降雨即为暴雨）的雨。另外，我国夏季长江中下游的持续性降水也为寄生虫幼虫感染钉螺提供了帮助，因为雨带的停留带来的降水容易形成细水渠等，螺在这些水中孵化，但水淹时间又恰好不超过 1 个月，所以不会被淹死。同时，流速不高于 13.11cm/s 的小水流的水面上容易分布血吸虫的尾蚴，这些尾蚴不容易被冲走，它们易于感染人及动物。当细水渠的流速为 0.1m/s 时，尾蚴向下游扩散可以达 600 米，这就达到了传播的效果。

总之，一个地区的降水量对该地寄生虫病的传播起到了关键的作用。降水量的多少影响了寄生虫的孵化发育和传播媒介的滋生环境，从而决定了寄生虫病是否流行。

 ## 气象条件组合拳的厉害

协作、合作这些词常让人联想到积极向上的好事，但有时候气象条件中的多个要素协作、合作起来对寄生虫病是好事，而对于人类来说却是实打实的坏事。不同的气象因子如温度、降水、相对湿度等都对于寄生虫病的发生和传播起到了不同程度的作用。前面我们介绍了温度和降雨各自的威力，现在我们来看看面对寄生虫，气象条件组合起来如何发挥威力。

例如，黑热病发生的频率与多种气象因素有关。风速、相对湿度、温度等气象因素的变化，将影响白蛉在栖息场所的停留时间，影响在传播季节的种群密度，继而影响人 - 白蛉接触机会，从而影响黑热病的发生，使其呈现出强烈的地域差异。例如，甘肃的黑热病流行趋势为秋季开始，冬季逐渐增高，春季达到高峰，夏季下降。河南、河北和陕西春夏两季最高，山东一年四季均有流行。

巴贝虫病这类蜱媒传染病受到气象因素的影响程度也很大。温度、相对湿度、降水量、气压和风速等气象因素显著影响蜱虫的季节消长、地理分布和相关疾病的发生发展。其中，月平均气温、相对湿度和月平均降水量等的值越大，越有利于巴贝虫病的发生发展；而月平均大气压、风速的值越大，反而不利于其发生发展。

温暖潮湿起作用

不同的气候因素影响着寄生虫在外界的生长发育，如温暖潮湿的环境有利于在土壤中的蠕虫卵和幼虫的发育，同时也影响中间宿主或媒介节肢动物的滋生与繁殖，还影响其体内寄生虫的发育生长。温暖潮湿的气象条件既有利于蚊虫生长、繁殖，也适合蚊虫的吸血活动，增加传播疟疾、丝虫病的机会。温度影响寄生虫的侵袭力，如血吸虫尾蚴对人体的感染力与温度有关。

国内学者根据上海市 1990 ～ 1997 年蚊虫消长密度与同期平均气温、降水量作多元线性相关分析和逐步回归分析，发现平均气温、降水量与同期蚊虫密度均有正相关关系，其中气温对同期蚊虫密度的影响远远大于降水量的影响。降水量是影响疟疾发病情况的关键因素，但是温度也起到了重要作用，当气温低于 15 ～ 16℃或高于 37.5℃时，疟原虫便不能在蚊体内发育；同时，相对湿度达 60%以上的地区易发生疟疾流行。我们再来分析非洲疟疾稳定传播地区模糊逻辑模型的气候因子组合，它们分别是月降水量 0 ～ 80 毫米，月平均最低气温 18 ～ 22℃，月平均最高气温 32 ～ 40℃，最冷月份平均最低气温 4 ～ 6℃，这会使得疟疾在这一地区稳定地传播，甚至加重疟疾的发病。

一个地区是否有螺，不单单取决于某一个气象因子，钉螺分布的地区需要满足的气象条件有很多，如 1 月份平均气温＞0℃，或 1 月份平均最低温度＞-4℃，或年平均气温＞14℃，且年降水量＞750 毫米。另外，湿度也影响钉螺卵的发育、钉螺成螺滋生与繁殖。在较为潮湿的泥土中的钉螺卵才能孵化，最适湿度为泥土含水量大于 30%。其他因素还有光照、pH 等，都影响着钉螺卵的孵化直到感染人体和动物，并影响着中间宿主的滋生与繁殖。例如在全黑环境中寄生虫卵几乎无法孵化。最适宜钉螺的光照时间是在 4 月下旬至 6 月上旬或者 8 月下旬（图 3.6）。

每个气象因子都会对寄生虫病产生影响，与之相关的气候敏感因子有温度、湿度、降水量、日照等。它们巧妙地配合，打出一套组合拳，就能发挥最大的功效。同时，从温度和降水的组合作用来看，温暖潮湿对寄生虫病的发生起到了很大作用。这也解释了为何夏季南方日照充足、温暖湿润的地区

气象与寄生虫病的故事

寄生虫病多发。

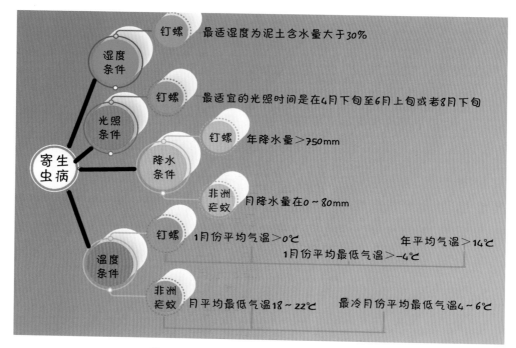

图 3.6 影响寄生虫病发生的气象条件

寄生虫也喜欢秋高气爽

寄生虫经历了春天的洗礼，沐浴了温暖的阳光，快速成长起来。到了夏季气温升高，降水增多，湿度增大，更加有利于寄生虫的活动和生长发育，也利于它们积极孕育和繁衍下一代。经过一个夏天的快速繁殖，它们的数量就会迅猛增长。这样到了秋季，在气象条件适宜的情况下，为了追求最大化的后代繁衍目标，也为了越冬前的产卵，寄生虫必须储备更多的营养，它们会倾巢出动去积极寻找配偶，频繁出没在人们的视野里。就像我们平常熟知的蚊子，9月、10月份是蚊子一年中最后的繁衍高峰。为了产卵过冬，它们变得更活跃，简直是无孔不入，叮人也"更狠"。气温适宜的秋季，通常与人或宠物相伴的昆虫除了"秋蚊子"，还有蟑螂、跳蚤、螨虫、蠓虫、蜱虫等，都需要一并防范（图 3.7）。

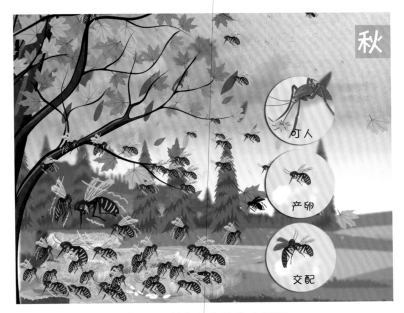

图 3.7   秋高气爽蚊子也活跃

美丽的"意外"

气象条件之间的合作固然重要，但水环境也常创造一些美丽的"意外"，它使得完美的气象组合拳也有"打空"的时候。这里给大家介绍的就是有螺无病的情况。从一份对都江堰地区的调查中，我们了解到在这湿润的鱼米之乡，平坝地区有螺无病的乡镇有 91.1% 分布在都江堰老灌区，该区水流量大、流速快、水温低，年平均水温为 12.4℃；另有 8.9% 分布在中型堰首段，年平均水温为 14.7℃。小型堰年均水温 > 16℃，附近均为血吸虫病流行区。在高山区，血吸虫病流行程度随海拔高度的升高而降低，当气温 < 16℃时，即出现有螺无病区，其间水温差异 ≤ 2℃（15.8 ～ 17.5℃）。

气象条件的妙用

气象条件组合拳怎么才能打好呢？有怎样的妙用呢？那就离不开数学模

气象与寄生虫病的故事

型的帮助。首先研究人员需要了解寄生虫病的流行，以及它与气象因子之间的关系，哪些是"有利"的关系，哪些是"不利"的关系，哪些是随之升高，哪些又是随之减少的。在经过复杂的数学和内在原理分析之后，就可以建立计算模型了。通常研究人员会建立一些能够预测寄生虫病发病概率或者变化范围的计算模型。评估气候变化对疾病影响的模型可分为气候因子决定性模型和数理统计学模型两大类。气候因子决定性模型多数是根据生物学实验得出寄生虫或中间宿主的最低或最高发育阈值来预测疾病的流行范围，所以又称为生物学模型或生物驱动模型（图 3.8）。

首先介绍气候因子决定性模型的原理。气候变化对媒介传播性疾病的影响导致了这类模型的诞生。它一方面可以用来评估气候变化对疾病传播造成的已有影响，另一方面还可以预测未来影响范围与强度及预见未来变化趋势。数理统计学模型采用数理统计学方法，如 logistic 多因素回归模型、贝叶斯空间模型等找出主要决定因子，然后应用建立的模型进行预测。不管是哪种计算模型，应用气象因子的时间和空间变化来监测或预测寄生虫病的未来发展和变化是很有必要的。

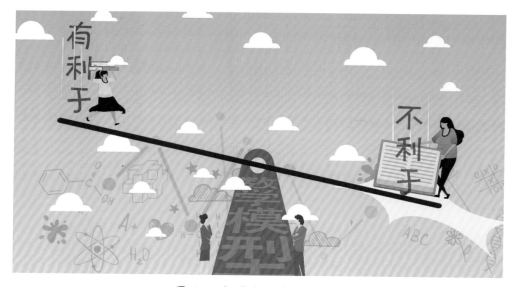

图 3.8　气候因子决定性模型

以我们熟悉的血吸虫病和疟疾为例子，介绍这些计算模型及是如何应用的。首先来介绍血吸虫气候 - 扩散模型，这个模型包括两部分，一部分是血吸虫在钉螺体内的发育有效积温，另一部分是降水量。降水量超过了蒸发量和地表 25 毫米土层吸水能力时会造成土壤表面积水，虫体可以逸出螺体向外扩散。因温度、降水及地表积水的变化对血吸虫的扩散存在延迟现象，模型的构建采用 10 天的时间单位限度。在有效积温的计算中选定 15.2℃为血吸虫发育起点温度，采用 10 天平均降水量和 10 天平均蒸发量。当 10 天平均降水量大于 0.8 倍 10 天平均蒸发量，且当日平均气温大于 15.2℃，才进行发育起点温度以上的温度累积计算；或者 10 天平均降水量大于 10 天平均蒸发量，才能代入模型进行计算。经过严格的气象条件筛选和精密的数学公式计算，就能够预测血吸虫病的发生情况。

研究人员应用统计学模型，根据全球疟疾分布图，在疟疾分布地区和非分布地区随机收集 1500 个点的数据，包括月平均最高和最低气温、降水量、饱和水汽压等气象要素，采用逐步回归的方法，选取最佳气象因子，建立了计算模型，可以用来预估疟疾分布的情况。这些计算模型是很好的分析工具，能够定量分析气象因子对寄生虫病传播的影响。

4 气候变化助长寄生虫病的威风

在应对气候变化方面，寄生虫往往比它们的宿主更具有灵活性，当气候和温度变动较大时，寄生虫可以更容易地进入宿主的体内。这意味着气候变化有可能会将寄生虫变成"得心应手"的致命杀手。

全球气候变暖自 20 世纪 70 年代中期进入快速上升期，且北半球高纬度地区上升的幅度比低纬度地区大。另一项研究预测，2030 年和 2050 年中国 1 月份平均温度将分别上升 0.9℃和 1.6℃。全球气候变暖正在加剧恶化人类

生存环境。也许有一天我们会经历多年不遇的严寒和酷热、格外漫长的雨季、
旷日持久的干旱、提前造访的冰雪霜冻、频繁登陆的台风，甚至是不合时宜的
反常天气等。自全球气候变暖以来，冬天变得越来越温暖，使得一些媒介昆虫
成功越冬，并在春天提前活动，提前形成虫媒密度高峰。这样一来，也无形中
延长了媒介昆虫的滋生繁衍季节，虫媒寄生虫病的发生和流行期也随之延长。
根据世界卫生组织的估计，气候变化正在造成疾病模式的改变、极端天气事件、
热浪和洪水、空气质量下降、食品和水供应短缺、环境卫生变差等各方面的问题。

　　未来全球气候变化所引起的降水和温度变化，势必会影响寄生虫病现有
的分布格局。这些气候变化导致的生态环境变化，可能为寄生虫的滋生创造
了绝佳的条件，引起寄生虫病愈加流行。

那些随"变"的寄生虫病

　　地球持续变暖，为疾病有关的媒介生物的寄生、繁殖和传播创造了适宜
的天气气候条件，引起人类寄生虫病分布的变化，从而扩大了疾病流行的程
度和范围，加重了对人类的危害。我们先来看看 20 世纪 90 年代虫媒寄生虫
病的流行情况，以及它们与气候变暖的关系（图 3.9）。

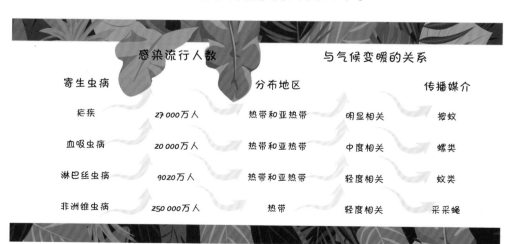

寄生虫病	感染流行人数	分布地区	与气候变暖的关系	传播媒介
疟疾	27 000 万人	热带和亚热带	明显相关	按蚊
血吸虫病	20 000 万人	热带和亚热带	中度相关	螺类
淋巴丝虫病	9020 万人	热带和亚热带	轻度相关	蚊类
非洲锥虫病	250 000 万人	热带	轻度相关	采采蝇

图 3.9　寄生虫病与气候变暖的关系

就疟疾而言，近年来，在美国曾经绝迹的"疟蚊"再次在一些地区出现。受气候变化影响最严重的区域恰好分布着一些在疟疾流行边缘的国家，包括美国南部、土耳其、巴西、乌兹别克斯坦等，以及一些原本因为温度较低蚊子不易生存的高原地区如东非高原。另外，全球气候变暖使得日本血吸虫病向北推进，并加重了原来血吸虫病流行区的流行程度。在中国东部，血吸虫病分布的北界线位于江苏和安徽境内，随着气候变暖，再加上不进行人为控制的话，血吸虫病潜在的北界线将会进入到山东境内。这也意味着血吸虫在夏季流行的时间会更久，因为它可以在每年 6 ～ 7 月的江淮梅雨期和 7 ～ 8 月的华北雨季都疯狂地作妖。

以血吸虫为例，我们来看看寄生虫病到底怎么随气候变化而"变"的？一方面，全球气候变暖会为日本血吸虫病中间宿主钉螺的分布向北方扩散创造条件，使得我国钉螺的潜在滋生地北界线由原先的北纬 33°15′ 北移到 33°41′，使钉螺的分布区域扩大。另一方面，可使原有螺区的钉螺滋生范围和数量增加，扩大和加重原血吸虫病流行区的流行范围和流行程度。在已有血吸虫病流行的地区，流行强度将会因气候变暖而加重。从 20 世纪 90 年代起钉螺分布区域出现了明显北移，这与全国平均气温在 20 世纪 80 年代后期已出现升高趋势一致，说明了一个可怕的事实——气温升高可能导致我国钉螺分布面积的增加。温度上升将导致血吸虫病传播范围的改变，可能北移造成新的疾病流行区。研究发现，南水北调途经的洪泽湖和白马湖处于新的钉螺潜在滋生地区域内，可能使北移钉螺找到适合滋生的湿地，增加钉螺向北扩散而形成血吸虫病流行区的概率。

气候变暖不仅会带来上面提到的直接影响，还会带来一些间接的影响。当气候变暖以后，伴随着气温的升高会带来比现在更多的降雨。更多的降雨又会反过来影响寄生虫的虫卵孵化、毛蚴活力和发育速度等，进一步加剧钉螺分布范围的扩大。

气象与寄生虫病的故事

洪涝来势汹汹，寄生虫病应运而生

特大洪灾会导致灾后一些传染病、寄生虫病的传播风险加大。洪灾使饮用水源受到严重污染，虫媒密度上升会导致重大的公共卫生安全事件和对人民健康造成危害。洪水期间流域水位升高，致使水淹洲滩面积增大，同时水温也升高，会加速寄生虫虫卵和幼虫的发育，并加快中间宿主的发育速度、成虫的逸出速度等，增加感染的风险。同时，洪涝灾害发生后的抢险救灾，也会增加人们接触疫水的机会。尤其是当一些特大洪水冲入城市后，也会把乡村的寄生虫带入城市，这样会有许许多多的人遭受感染寄生虫病的风险（图3.10）。

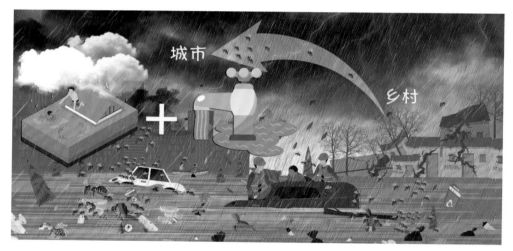

图 3.10 洪水造就了寄生虫传播的绝佳条件

洪灾会使饮用水源受到严重污染，虫媒密度上升，鼠类迁移，一些自然疫源性疾病和虫媒传染病都有不同程度的上升。例如当发生洪水时，钉螺随水扩散的范围和程度会增加，将极大地增加血吸虫病暴发风险。1998年夏季，我国长江流域发生特大洪水造成钉螺面积增加，疫源地范围扩大，当年全国发生急性血吸虫病 1888 例。江苏省南京市在发生特大洪水后，次年春季查出有螺面积比 1998 年上升了 46.7%，感染性钉螺面积上升了 84.4%。江西省 1998 年沿鄱阳湖区的 8 个流行县发生急性血吸虫病 157 例，略高于 1997 年的 148 例，但永修县大同村和丁家村 1998 年居民血吸虫感染率是 1997 年同期的 4 倍。安徽省 1998 年洪涝灾区急性血吸虫病例数较 1997 年上升了 61.73%。2016 年我国长江流域再次发生特大洪涝灾害，频发的洪涝灾害将加剧洪涝地区钉螺滋生地的扩散和血吸虫病传染源的传播，这对我国的血吸虫病进入消除阶段增添了一些阻碍。另外，气候变化引起的海平面升高也会导致洪水和风暴潮的增多，使各种水源性寄生虫病的发病率增加。

研究人员估计，未来 50 ～ 100 年全球气候将继续变暖。气候变暖导致的洪水、高温热浪等极端气候事件将不断地增多，这不仅威胁人类生命，还会触发寄生虫病这种媒介传播性疾病的暴发和流行。泛滥的降雨也会影响寄生虫的最终宿主——人的行为。在气候变暖和降雨泛滥的双重作用下，寄生虫病流行情况可能会比现在要严重。

另外，地震这种自然灾害也会助长寄生虫病的威风。2005 ～ 2008 年网络疫情直报系统显示，地震发生后的 6 个月，疟疾报告病例数较上一年同期增加。由于地震后黑热病传染源有增多趋势，无主犬和易感人群大量增加，可能对黑热病的流行产生影响，有传播增加的趋势。血吸虫病、疟疾和黑热病流行区存在较大的传播风险。

气候变化和自然灾害对我国血吸虫病、疟疾等水源性寄生虫病和虫源性寄生虫病的传播范围和程度在远期的影响较大。但是目前对此还没有有效的对策。我们一起来思考这样一个问题：应对气候变化，面对寄生虫病的未来变化，我们应该采取什么样的对策和措施，才能最大限度地减少气候变化事件对人体健康的负面影响呢？

第4章

解读天气，寄生虫来袭早知道

想要预防一种疾病，不仅要找到致病的内因，还需要知道何种天气条件下容易传播和感染疾病的外因。通过前面的内容我们已经了解了引起寄生虫病的内因和外因，知道了寄生虫的滋生、寄生虫病的传播媒介和传播过程都受天气和气候条件的影响。可是，我们怎么预测寄生虫病的分布变化和发生时段呢？

这时，我们需要人类社会发展中的一个生存智慧的产物——天气预报。它能帮助我们读懂气象的变化，帮助我们预知寄生虫病的来袭，起到防患于未然的作用。

1 正确解读天气预报

养成每天看天气预报、关注气候趋势变化的好习惯，才能掌握大自然给人类的提示，早早地防范寄生虫病，降低患病风险。那么天气预报在哪里看？该如何正确解读？

天气预报的提供部门

目前，可以提供天气预报的部门各个国家都不太相同，主要有公益性天气预报服务和商业性天气预报服务的区别。像美国、日本等国家的气象部门只提供基本的公益性气象预报服务，再由气象公司开展商业性气象预报服务；新西兰则比较依赖于气象公司，公益性气象预报服务和商业性气象预报服务通过市场竞争的方式决定由谁提供；英国、德国、加拿大、澳大利亚等国家的气象部门和气象公司则是分别提供公益性和商业性气象预报服务。在我国，一直以来都是由中国气象局权威发布公益性的天气预报。但是，随着社会的不断发展，近几年也越来越多地涌现出一些商业的气象公司提供公益性和商业性的气象预报服务。

如今，天气预报已经成为人们日常生活中不可或缺的一部分。现在大众获得天气预报的来源越来越多，形式丰富。例如近期要出差，不知道穿多少衣服，需不需要带伞、带防风用具等，不用像从前那样提前算好时间坐在电视机前等着收看天气预报了，现在可以通过电视、网络、手机小软件、公众号等各种渠道获取想要的天气预报信息，并且在信息时效上也有多种选择（图4.1）。可以说，现代人已经在不知不觉间体验着天气预报信息给我们的生活带来的便捷。

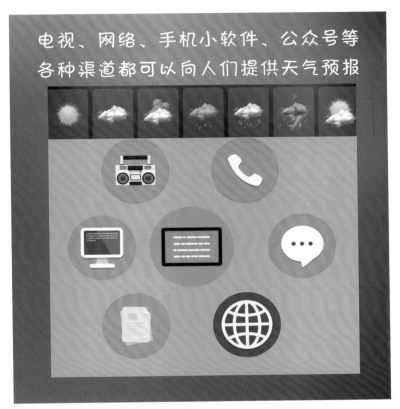

图 4.1　天气预报的获取方式

天气预报看什么——破译天气"密码"

那么关键的问题来了，我们怎么解读这些唾手可得的天气预报？如何发挥天气预报的作用来有效预防寄生虫病？

看天气预报时，除了关注今天和明天的天气，还要注意多种多样的气象信息。随着气象观测装置的不断发展进步，天气预报家族也愈发兴旺。下面简单介绍一下这个大家族的成员。从时效性上来讲，天气预报分为5类：①短临天气预报，主要以 0 ~ 6 小时临近天气为主，以 0 ~ 12 小时天气预报为辅，主要关注冰雹、雷暴等短时强对流降水天气；②短期天气预报，主要以 0 ~ 72 小时未来 3 天的气象要素预报为主，这些气象要素

气象与寄生虫病的故事

包括气温、相对湿度、降水量、风向、风速等；③中期天气预报，主要是指4~10天的天气预报，关注天气形势、未来的降水、降温、大风过程等；④延伸期天气预报，指11~30天的天气预报，可预报延伸期内的降水、气温趋势，以及天气过程，因为受到要素可预报性的限制，这也是天气预报中最难的一部分，我国的气象预报员们一直致力于发展延伸期天气预报技术；⑤长期天气预报，它已经属于气候趋势预测的范畴了，主要是长时间尺度的预报，包括月气候预测、季节气候预测、年际气候预测和年代际气候趋势预测，可以帮助我们提前一个月、一个季度、一年甚至更长时间知道未来的气象要素的变化（图4.2）。如台风天气发生时，各个不同时效的预报会相互配合完成"追风行动"。预报人员从中期天气预报时段就开始追踪和预报台风的移动路线、强度变化等，到了短期和短临天气预报时段，则更加精细化地预报其路径、影响范围、强度，进行全过程的监测预报，发布预警信号，提醒公众和各部门根据需求进行防范。另外，夏季降雨属于过程性降水，每次降雨后可能有停顿，对降雨的预报也是多种时效天气预报配合完成的。

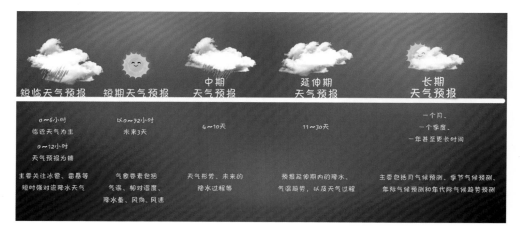

图4.2　天气预报家族成员

不同时效的天气预报都与防范寄生虫病息息相关，不同的天气预报内容可以被不同的场景所应用。如果人们知道短期天气预报的内容，就可以知道什么时候哪里会下雨，可以避免出门或选择合理的出行路线，这样可以减少与积水、洼地的接触。如果人们早早地知道了中期天气预报的内容，那么就可以提前做一些寄生虫滋生的阻断措施，如清除洼地、疏通水渠避免积水，还可以合理地规划出行、田间劳作的时段，可以既保障生活生产又防范疾病。如果一个地方的卫生部门、政府等机构清晰地知晓月气候预测、季节气候预测或者年际气候预测，那么就可以掌握一个地区洪涝、干旱的情况，提前部署好防御措施、修缮基础建设、储备防疫物资等。

　　天气预报中有很多特有的"密码"，虽然经常听到，但并不一定能够真正读懂。只有了解这些术语，才可以轻松地明白天气到底处于什么状态。例如，"气候态"是指以过去最近整 30 年的 30 个样本平均值作为相应气候要素常年值的参考基准，每十年更新一次。举个例子，2019 年用的气候态是 1980 ～ 2010 年的平均值，到 2021 年则会有新的 1990 ～ 2020 年的平均值。当我们在某些预报信息中看到，夏季某地某月的平均气温比月平均气候态高 3℃，那简直要热炸了。相似的表述还有"较常年同期"，它们的作用都是在于对比，通过对比知道这个地方的降水是否比以往偏多，气温是偏高还是偏低。当我们读懂了这些"密码"，再结合恰当时效的天气预报，预防寄生虫病的胜算就又大了很多。

2　寄生虫病能预测吗

　　当然可以！基于寄生虫病对气象条件变化的依赖性和敏感性，从预测走向防御，是实现疾病防控及做好应急响应的有效途径。那么如何预测呢？先来借鉴一下古人的聪明才智吧。

气象与寄生虫病的故事

古人眼里的蚊子

这里以蚊子为例介绍一下和天气的关系。蚊子是夏季、初秋季节活动最为猖獗的害虫之一。蚊子自古以来就给人类的生活带来很大的困扰。

中国农民在几千年农耕实践中悟出了许多道理，总结出不少关于蚊子与天气方面的谚语，有"蚊子集堂中，明朝带斗篷""蚊子乱咬人，不久雨来临""蚊虫咬得凶，雨在三日中""蚊子叮人凶，下雨又刮风""蚊子叮人狠，大雨下得稳""蚊子咬得怪，天气要变坏"等。细细回味真是如此，在夏季每当闷热难忍、大雨将至时，蚊子就会成群结队攻击人群和其他动物。可能是为了能在大雨来临之前快速发育长大，下雨后能够更好地繁殖和发育吧（图4.3）。

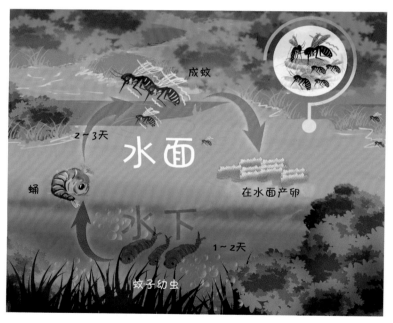

图 4.3　蚊子的生活环境

现代的预测方法

随着现代文明的高度发展，人们根据对寄生虫病的定期监测结果，逐渐掌握了影响寄生虫病流行的气候因素、地理环境和生物种群，以及疫情的空间分布情况等，能够有效评估天气、气候变化对寄生虫病的影响，构建环境因素与寄生虫病发生的模型，实现疫情准确预测，提前对疾病采取防范手段，预防或减少寄生虫病带来的危害。

下面以疟疾为例，介绍气象预报对寄生虫病在长期预测和中期预警中的作用。长期预测可以提前 6 ～ 12 个月或更长时间预测事件传播，它是基于气候事件周期的信息，如厄尔尼诺（El Niño）事件有时会导致疟疾流行。气象上，厄尔尼诺 - 南方涛动（ENSO）是指太平洋海表温度（厄尔尼诺）和赤道中东太平洋大气压力（南方涛动）的异常波动，具有 2 ～ 7 年不规则的周期，通常持续 12 ～ 18 个月。厄尔尼诺现象又称"圣婴现象"，它的一个典型表现是南美洲秘鲁海域的海表温度 3 个月的滑动平均值，与气候态平均值相比，连续 5 个月高出 0.5℃，则发生暖事件——厄尔尼诺；相反，若是低于 0.5℃，则发生冷事件——拉尼娜（La-Niña）。与厄尔尼诺相关的飓风、洪水和干旱会影响人类健康。拉尼娜现象一般没有厄尔尼诺现象那么明显，而且在大多数地区天气与厄尔尼诺现象相反。现在，随着气象科学的进步，厄尔尼诺现象可以被预测，得到合理准确的结论，可用于较大的地理范围内，提前数月预测疟疾的流行风险区域或地区。

从厄尔尼诺事件影响降雨到影响疟疾的发病情况，疟疾发病率的高低起伏伴随着降雨量和相对适宜温度的变化，发病的峰值时间对降雨时间有一定的滞后。这种关系在 2012 年表现得尤为突出，2012 年的夏季降雨量激增，随后疟疾发病也达到前所未有的峰值。这种降雨与疟疾的关系可以用来预测疟疾流行的严重程度，包括蚊子和幼虫的密度、病情严重程度、对药物和杀虫剂的抗药性等。

气候预测和流行病学参数用于对疟疾流行的预测、预警和早期检测的三个阶段分别要做些什么？第一阶段，开展长期预报，提前数月或数周，运用 ENSO 指数如海表温度等气象要素，预报天气和气候的变化趋势；同时，采用中期天气预报进行监测和订正长期天气预报结果，对天气预报结果异常的

气象与寄生虫病的故事

国家或地区发出警示,确保疾病的预警和检测系统已投入运作,储备国家资源。第二阶段,建立基于气象指标的早期预警,在更短的超前时间内,检验海表温度阈值,确定降雨阈值,对更小范围的地区发出警示,确保监控系统的运作和制订应对措施等。第三阶段,在社区范围内即时开展疾病的早期监测,确定发病数阈值,记录真实发病数,最终确定流行区域和时段,开展流行病防控措施(图 4.4)。

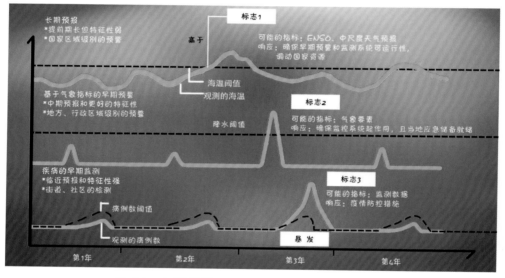

图 4.4 长期预报、早期预警和早期监测三阶段

寄生虫病的发病具有滞后效应。仍然以疟疾为例,它的发病风险随着温度的升高而逐渐升高,它的滞后效应的强度也逐渐增大。同时,我国夏季的连续降雨,也会增大疟疾发病的危险程度。此时,提前通过气候预测,尤其是夏季汛期(每年 6 ~ 8 月)的逐月降雨多寡和降雨位置的预测变得极其重要。中国气象局每年会针对我国夏季汛期降水情况进行提前预测,同时提前进行逐月的降雨情况预测。这样通过气象部门预测出的夏季旱涝趋势、雨带持续时间和位置,不仅可以预估发生洪涝灾害的概率,更有助于寄生虫病预测模型的建立,从而通过有效的手段来预防寄生虫病的传播。

目前，一些寄生虫病预测模型的参数主要包括气候、植被指数、媒介种类及数量等，可以利用地理信息系统从时间和空间两个维度进行预测。马爱民等应用疟疾媒介分布数据构建了中华按蚊潜在分布和生物气候因子关系模型，用来预测中华按蚊的潜在空间分布。Thomas 应用非洲疟疾风险图方法建立了稳定恶性疟疾地区的气候模型。Zhou 等在血吸虫的生物学模型方面开展了系列研究工作，根据钉螺滋生与繁殖适宜温度的阈值，预测中国未来血吸虫病的潜在流行区域。

寄生虫病能预测吗？答案是肯定的，更加肯定的是通过气象预报能够更好地预测寄生虫病的发病情况。相信未来的寄生虫病的监测体系会充分考虑气象条件变化的影响，更多地纳入关键的气象因素和地理环境因素进行监测，以完善寄生虫病的监测体系和信息，更好地预测寄生虫病和有效地防御寄生虫病。

3 谁在关注着寄生虫病

一种疾病的监测系统往往包含长期预测、中期预警、早期监测、确认发病情况和响应。现在我们来了解一下我国的寄生虫病监测体系！中国疾病预防控制中心下设专门研究寄生虫病预防控制的专业单位，承担着疾病预防控制的技术指导和疫情监测任务，同时开展有关寄生虫病和热带病预防控制领域的科学研究，成果转化和技术推广，疾病的咨询、检测、诊疗等技术服务。国内省级、市级、县级的疾病预防控制中心是基层寄生虫病的监测部门，负责监测此类疾病。

自 2007 年起，我国开始使用疫情及突发公共卫生事件的网络直报系统，目前已建立世界上最大的疾病监测系统。近年来，已经建立了全国血吸虫病、疟疾、包虫病诊断参比实验室网络和寄生虫病防治科研基地，以及监测预警、诊断检测、媒介控制等支撑平台。

第 5 章

正确应对寄生虫病

　　2006 年以来，中央财政通过转移支付安排了专项防治经费，加大了对包虫病、肝吸虫病、黑热病、钩虫病等寄生虫病的防治力度。国家卫生计生委等部门印发的《全国包虫病等重点寄生虫病防治规划（2016—2020 年）》围绕 2020 年实现全面建成小康社会目标，加快推进健康中国建设，以"创新、协调、绿色、开放、共享"五大发展理念为指导，坚持正确的卫生与健康工作方针，建立健全包虫病等重点寄生虫病综合防治工作机制，坚持预防为主、防治结合的工作策略。该规划指出加强包虫病等寄生虫病科学研究工作，组织开展多部门、跨学科的联合攻关。这给我们开展健康气象方面的科研攻关，将天气预报和健康气象预报有机结合起来，提供了政策支持。

气象与寄生虫病的故事

1 与寄生虫病大作战

寄生虫病的防控

采取"以控制传染源为主、中间宿主防控与病人查治相结合"的综合防治策略，实施改水、改厕、改善环境、改善行为和药物驱虫等综合防治措施。对有生食或半生食鱼类、肉类、螺类和有赤足下田耕作等习惯的重点人群进行驱虫。大力推进农村改水、改厕、改善环境和安全养殖等工作，加强人、畜粪便的无害化处理，防止用未经无害化处理的粪便喂鱼和施肥。强化目标责任制管理。

在黑热病流行区，强化基层医疗卫生人员培训，提高诊治能力；推广使用长效药浸蚊帐，提倡安装纱门纱窗，减少人-白蛉接触；加强白蛉监测，传播季节开展药物喷洒灭蛉；在犬源性黑热病流行区积极探索传染源控制模式。

在疟疾流行区，世界卫生组织建议采用长效药浸蚊帐，因为这种蚊帐与传统的药浸蚊帐不同，不需要定期重新处理，只需要在有效期结束后进行替换。同时，在使用的整个过程中监测长效药浸蚊帐耐久性。其次是在房间墙壁等地方喷洒杀虫剂。据世界卫生组织统计，在大部分受疟疾影响的国家，以上两种方式是最常见也是最有效的预防感染的手段。2000～2015年，世界卫生组织向疟疾流行国提供了10亿多顶药浸蚊帐。在撒哈拉以南非洲，疟疾集中影响5岁以下儿童，该年龄组儿童中睡觉时使用蚊帐的比例从2000年的不足2%上升至2015年估计的68%。

寄生虫病防治工作，只有全世界、全社会一起行动起来，动员广大群众积极参与才能做好。现在的防治工作依然需要加强宣传，让广大群众和各级领导耳闻目睹寄生虫病对人民健康和经济发展的危害，认识到"区区小虫"关系到人民的身体健康及防治寄生虫病的重要意义，使社会各界将寄生虫病防治工作纳入当地经济发展和两个文明建设的目标，通过对寄生虫生活史的宣传，加强群众预防寄生虫病的科学知识学习，提高群众的自我保健和防病意识。这样才能开展群防群治，巩固和提高寄生虫病防治工作的效果。

寄生虫病的预防原则

寄生虫病的预防首先是控制传染源，即对寄生虫病患者和病原虫携带者进行早期诊断治疗、隔离消毒，以及对感染动物的治疗或扑杀、尸体焚烧等。另外，要消灭传染源，在疾病流行季节，通过普查普治监测带虫者和患者，查治或处理一些蠕虫成虫或原虫寄生的脊椎动物，监测流动人口，控制流行区传染源的输入和扩散。

其次是切断传播途径。例如，杀灭蚊虫、白蛉等虫媒，在初春蚊虫还没有开始活动之前，就进行药物杀灭，用药物将墙缝隙等堵上，避免虫卵和幼虫大量发育成熟；在降水过后及时处理地面、容器和轮胎等处的积水，以清除蚊虫卵及幼虫的生存环境。对钉螺、福寿螺等中间宿主，要提前进行监测，对污染的水质进行消毒，所有螺类食物进行高温处理，等等。切断传播途径还要加强粪便和水源管理，搞好环境卫生和个人卫生。

最后是保护易感人群。例如，在寄生虫病流行季节，可以对前往疫区人员接种疫苗、注射抗体及预防性用药。加强集体和个人防护工作，改变一些不良的饮食习惯，改进生产方法和生产条件，在皮肤上涂抹驱避剂，防止吸血的节肢动物媒介的叮刺，对有些寄生虫病还可在医生的建议下预防性服药（图 5.1）。

寄生虫病的个人预防

对于寄生虫病，做好预防工作、避免发病是最好的选择。在开展寄生虫病的防治过程中，应根据不同地区、不同寄生虫的具体情况，制订防治方案。

气象与寄生虫病的故事

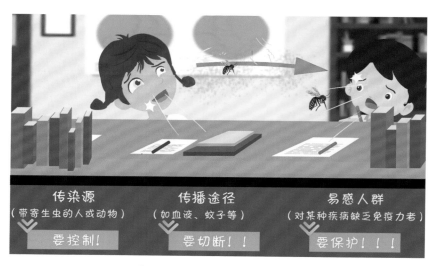

传染源
（带寄生虫的人或动物）
要控制！

传播途径
（如血液、蚊子等）
要切断！！

易感人群
（对某种疾病缺乏免疫力者）
要保护！！！

图 5.1　预防寄生虫病三步走

　　土源性寄生虫病包括土源性线虫病和土源性蠕虫病。土源性线虫比较常见的是组织和血液寄生线虫，土源性蠕虫常见的有蛔虫、钩虫、鞭虫和蛲虫，它们的发育过程不需要中间宿主，虫卵或幼虫直接在土壤发育到感染期后直接感染人体。在日常生活中，不少人或多或少有着"不干不净吃了没病"的想法，觉得蔬菜只要没打农药，没施化肥，肯定是"绿色食品"，可以直接入口生吃。但这很可能会直接将寄生虫的卵吃进肚子里。所以此类寄生虫病的预防莫过于个人的卫生习惯，必须做到蔬菜瓜果彻底清洗干净，饭前便后勤洗手（图 5.2），家中切生食和熟食的刀具及砧板最好分开或清洗消毒后才使用，减少感染寄生虫病的机会。另外，也有一些土源性寄生虫病是通过皮肤感染的，如钩虫病，因此建议不要图方便而光脚走路或下地干活。

　　有一些寄生虫病是因为人饮用或者接触被寄生虫污染的水而引起的。例如，水中含有某些感染性线虫卵、感染期的血吸虫尾蚴和布氏姜片虫囊蚴等，人饮用或者接触这种水后就容易感染日本血吸虫病、曼氏血吸虫病、埃及血吸虫病和麦地那龙线虫病等；通过饮水可感染的寄生虫病还有隐孢子虫病、贾第虫病、环孢子虫病、微孢子虫病等。对于此类寄生虫病，我们需要加强

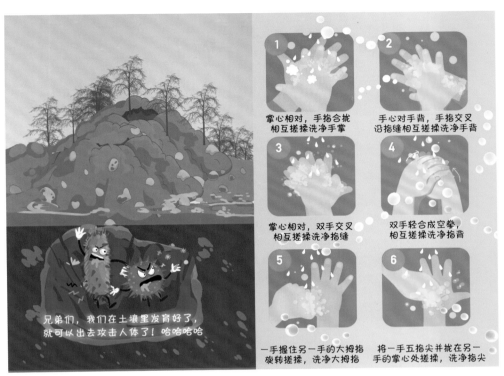

图 5.2　预防土源性寄生虫病——勤洗手

水源管理，防止人畜粪便污染水源。对于清澈的山泉水，并没有想象的那么甘甜，所以千万不能见着就"来一口"。即便是遇到炎热的天气也不要轻易去疫水或疫水中下游水域中游泳、玩水或洗衣服（图 5.3）。如果实在无法避免必须与疫水接触时，皮肤上可涂擦邻苯二甲酸二丁酯及苯甲酸苄酯原液，驱避寄生虫尾蚴。

"民以食为天"，随着生活水平的提高，人们的一日三餐变得越来越丰富多样。这时，一些植物源性、淡水甲壳动物源性、鱼源性、肉源性、螺源性的寄生虫病在人们享受"美味佳肴"时悄悄感染人类。卫生部门调查发现，食源性寄生虫病已成为新的"富贵病"。例如，鱼源性华支睾吸虫病，又称肝吸虫病，是当前我国最严重的食源性寄生虫病之一。肉源性绦虫病，是由于人吃了未煮熟的、含有囊虫的猪肉或牛肉引起的疾病。淡水甲壳动物源性

气象与寄生虫病的故事

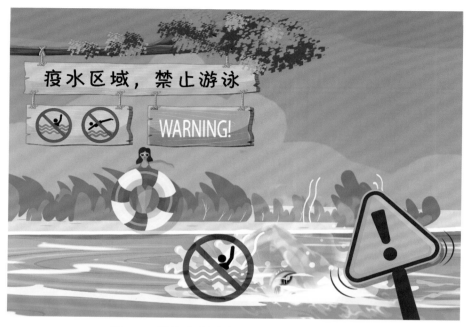

图 5.3　预防水源性寄生虫病——远离疫水

并殖吸虫病，是由于并殖吸虫寄生于人体以肺部为主的各脏器而引起的慢性寄生虫病。螺源性广州管圆线虫病，是由于广州管圆线虫的幼虫侵入人体脑部，导致嗜酸性粒细胞增多性脑膜脑炎，又称"酸脑"。植物源性姜片虫病，是布氏姜片虫感染所引起的肠道寄生虫病。因此，一定要把好"入口关"，避免遭到寄生虫感染。首先要选择安全的食物来源，不吃生的海鲜河鲜或没有经过彻底加热的家畜家禽肉、水生植物、野生动物等，不生吃可能受到污染的蔬菜（图 5.4）。同时，注意参考预防土源性寄生虫病的一些办法，如食品加工用具一定要生熟分开使用等。

　　还有一类就是通过蚊类、蝇类、虱类、螨类、蚤类、白蛉、蟑螂和甲虫等媒介生物传播的寄生虫病，主要是通过吸血节肢动物叮咬，经皮肤侵入动物及人体内，在人和动物之间传播。这些节肢动物在历史上曾造成危害严重的虫媒传染病，如疟疾、黑热病、巴贝虫病等。预防此类疾病首选就是在这些虫媒活跃的季节不让它们近身,进行杀虫防蚊,做好病媒控制(图5.5)。坚持使用长效药浸蚊帐,定期做好室内滞留喷洒措施,保护自己不受携带疟原虫的蚊虫叮咬。同时,个人防护还要做好外出时尽量穿浅色长袖衫、长裤;扎紧裤腿或把裤腿塞进袜子或鞋子里;外出不要穿凉鞋;裸露皮肤涂抹驱虫药剂等。

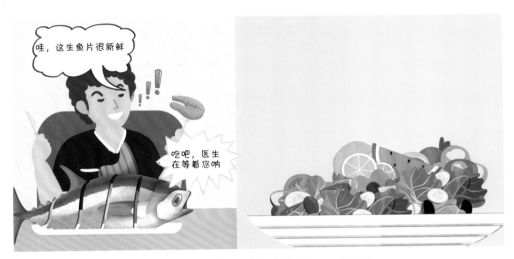

图 5.4 预防食源性寄生虫病——忌生食

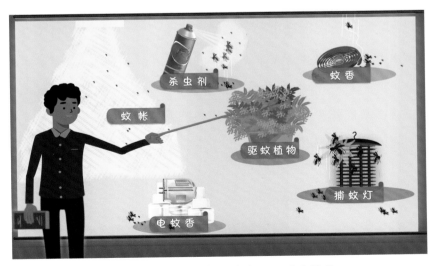

图 5.5 预防虫媒寄生虫病——杀虫防蚊

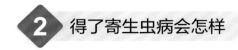

得了寄生虫病会怎样

随着人们生活水平的不断提高，旅游业迅速发展，"世界这么大，我想去看看"几乎成了人们的口头禅，同时也增加了人们感染寄生虫原虫的风险。在日常生活中，我们怎么判断是不是得了寄生虫病？

有关寄生虫病的诊断标准

寄生虫病的诊断依据一般分为流行病学史、临床表现和实验室检测三个部分，其中流行病学史可以起到预诊断的作用。

疟疾的诊断标准《疟疾的诊断》（WS 259—2015）规定，患者要有流行病学史，即去过非洲等热带地区或者 5～10 月去过我国亚热带地区的疟疾流行区，有夜间停留史或近 2 周内输血史。《血吸虫病诊断标准》（WS 261—2006）规定，患者首先要有流行病学史，即发病前 2 周到 3 个月有疫水接触史，再者就是居住在流行区或者到过流行区并多次接触过疫水。《片形吸虫病诊断》（WS/T 566—2017）规定，患者有在片形吸虫的中间宿主小土蜗等椎形螺科淡水螺存在的区域生活、工作、旅游的经历，并且生吃过水生植物或喝过生水。《黑热病诊断标准》（WS 258—2006）规定，患者是黑热病流行区居民，或者在 5～9 月白蛉成虫活动季节内在该病流行区居住过。《广州管圆线虫病诊断标准》（WS/T 321—2010）规定，患者近期（通常为 1 个月内）有生吃或半生吃福寿螺、蛞蝓等软体动物，或者淡水虾、蟹、鱼、蛙等历史，或者有与这些动物的接触史。《巴贝虫病诊断》（WS/T 564—2017）规定，患者在蜱活动季节有野外活动、蜱叮咬、输血或器官移植史。

临床表现是指患者得了某种疾病后身体发生的一系列异常变化，是疾病诊断的重要依据。一种疾病可能有多种临床表现，例如感冒的临床表现包括咳嗽、发热、头痛、无力等。同理，不同的疾病也可以有同样的临床表现，例如咳嗽，可以是咽炎、感冒、肺炎、气管炎等多种疾病的临床表现。由此可以看出临床表现在临床医学和检验上的复杂性。因此，寄生虫病的诊断标准中会将各类疾病的相似点加以列举，进行鉴别诊断。例如，疟疾的诊断应与以发热为主要症状的其他疾病，如急性上呼吸道感染、登革热、乙型脑炎、流行性脑脊髓膜炎、中毒性菌痢、败血症、急性肾盂肾炎、伤寒、钩端螺旋体病、羌虫病、巴贝虫病、黑热病、急性血吸虫病、旋毛虫病等相鉴别。

具体从寄生虫病的病程和症状分析，可将病程是否出现明显症状而分为潜伏期和发病期。其中，潜伏期是疾病发展过程中的一个特定阶段，是从病原虫感染或者入侵人体算起，到出现临床症状的这段时间，也称为隐蔽期。发病期是病原虫大量增殖、扩大危害的时期，也就是有症状的时期，一般会出现腹痛、腹泻、发热、贫血、瘙痒等，这些症状与其他疾病的一些症状有相同之处，因此当出现这些症状时，也并不一定就是寄生虫病引起的，需要鉴别诊断以排除。

被忽略的潜伏期

寄生虫病的潜伏期短则数小时，长则可达数月或数年，与感染病原体的数量、毒力、病原体种类、毒素产生和播散所需要的时间、人体免疫力等诸多因素有关。潜伏期一般不会出现明显的症状，所以不容易被发现而受到重视，但也有一些患者会出现发热和疼痛等感冒症状。

发病期是否千篇一律

寄生虫病的发病主要取决于侵入体内的寄生虫的数量和毒力，以及宿主的免疫力。一般来说，侵入的虫体数量越多、毒力越强，发病的机会就越多，病情也较重；宿主的抵抗力越强，感染后发病的机会就越少，即使发病，病情也较轻。寄生虫病发病的过程说到底就是宿主与虫体相互斗争的结果，有三个特点，即异位寄生、幼虫在内脏和皮肤移行、慢性感染或急性感染。感染寄生虫病，一般会出现消瘦、贫血、黄疸、水肿、营养不良等慢性消耗性疾病症状，也会出现间断性发热、发冷、疼痛、腹痛、腹泻等急性症状。

　　根据虫体的寄生部位，可分为体内寄生虫病和体外寄生虫病两种。体内寄生虫病，因寄生虫在人体内造成的机械性和化学性损伤、对营养的掠夺及寄生部位和生活方式的不同，可对人体造成不同的损害，轻者出现消化不良、营养不良等症状，重者出现某些重要器官的严重病理损害，甚至致残或致命。而体外寄生虫病，如疥螨感染的特点是有明显的瘙痒、丘疹，以及线样、洞穴样的皮损。

　　另外，还有一些常见的寄生虫病，如蛔虫病、鞭虫病，患者会出现阵发性脐周疼痛、消化不良、消瘦、发育缓慢、记忆力减退等。姜片虫病患者有腹痛、腹泻表现，且患者有生食荸荠、菱角、藕等水生植物的习惯。蛲虫病患者经常会感觉到肛门周围及会阴部奇痒，以夜间表现更为严重，睡眠不安、多梦。钩虫病患者有贫血、面色苍白带黄色、头晕眼花、乏力表现，且患者中农民居多。脑寄生虫感染可引起过敏性炎症、肉芽肿形成或脑血管堵塞，极易误诊为颅内多发血肿及转移瘤。

寄生虫病的后遗症

　　寄生虫病只要及时就诊治疗，通常不会留下后遗症，如果治疗不彻底或者延误了治疗时间，就会出现一些后遗症。一般情况下，对于寄生在人体内的一些成虫通过吃药可驱除，但寄生虫的幼虫一旦进入人体的脑、肝、肺或心脏等处，则较难以治疗，危害也比较大。例如，虫卵随血液循环进入脑部可引起脑血管吸虫病；猪绦虫幼虫囊尾蚴寄生于脑组织内可引发脑囊虫病；犬绦虫幼虫蚴寄生于颅内会引起颅内包虫病。

③ 得了寄生虫病该怎么办

　　寄生虫病具有季节性、地方性和自然疫源性的流行特点。在我国寄生虫病的种类多、分布广、危害重。新中国成立以来，我国寄生虫病防治工作取得了显著成效，蛔虫、钩虫、华支睾吸虫等寄生虫病防治不断取得新进展，但仍是经济欠发达地区与偏远农村地区民众身体健康的重要公共卫生问题。"寄生虫病可防可控不可怕，实行齐抓共管可进一步控制和消除寄生虫病的危害"。这句话给人们吃了"定心丸"，同时也提醒人们对于寄生虫病千万不可大意，一定要及时进行诊治。

寄生虫病的急救

如果在户外遭受蚊虫叮咬，叮咬处很痒，人们已想出很多方法来缓解，如涂上花露水、风油精等，也可用淡盐水、大蒜汁、芦荟汁、苦瓜汁和马齿苋叶子汁对叮咬处进行涂抹止痒，还可以用湿毛巾冷敷，或者把勺子放入热水中加热，直到勺子比较烫却又不至于烫伤皮肤时，将勺子放在被叮咬的地方热敷，以缓解瘙痒（图 5.6）。

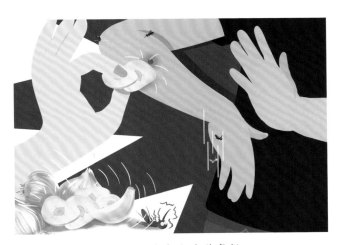

图 5.6　蚊虫叮咬的急救

对于莫名出现的发热、腹痛、腹泻、剧痛等急性症状，最好马上去医院就诊，判断是否感染了寄生虫，进行专业治疗，千万不能大意而延误了治疗。但如果来不及去医院，对于疟疾患者可以先补给水分，给予高蛋白饮食。如果有寒战现象，应注意保暖，并对患者采取必要的隔离措施。还有一些新病

气象与寄生虫病的故事

原虫引起的疾病，如巴贝虫病，也有类似疟疾的高热、剧痛等症状，首先要解热、镇痛，还要注意休息和饮食。

　　一旦发现蜱虫已叮咬或者钻入皮肤，应立即前往医院，在医生的专业处理下将蜱虫清理并进行消毒处理，切记不可自行拔除。如果遭遇了蜱虫的叮咬，而又身处远郊地区，没法做到及时就医，可做如下紧急处理：应先给蜱虫涂酒精，或者用烟头、香头等轻烫蜱虫暴露在外的部分，使它自己将头部慢慢退出，再用尖头镊子将蜱虫取出，千万不能生拉硬拽（图5.7）。取出蜱虫后，还要用碘酒或酒精给叮咬部位做消毒处理，观察身体状况，如出现发热、发炎、破溃及红斑等症状，马上去医院就诊，诊断是否患上蜱传寄生虫病，避免错过最佳治疗时机。如果不小心接触到蜱虫，尤其是蜱虫被挤破后的流出物，一定要记得消毒。

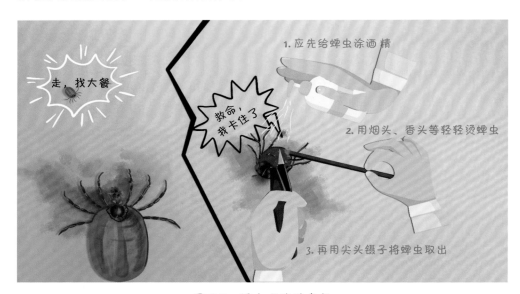

图5.7　蜱虫叮咬的急救

寄生虫病的早期诊断

　　寄生虫病最可靠的诊断方案就是做病原学检查、粪便检查和血液检查。对于寄生虫病首先要观察临床症状，调查流行因素以了解发病情况，弄清传播和流行动态，进行实验室最终诊断。下面列举一些寄生虫病的常见症状，供读者参考：

★如果是阵发性脐周疼痛，伴有消化不良、消瘦、发育缓慢、记忆力减退，很可能患有蛔虫病、鞭虫病。

★如果经常感觉肛门周围及会阴部奇痒，以夜间为甚，睡眠不安、多梦，可能患有蛲虫病。

★腹痛、腹泻每日达5次左右，带有腥臭味，且有暗红色黏液血便者，可能患有阿米巴病。

★贫血、面色苍白带黄色、头晕眼花、乏力，且为田间劳作职业者，可能患有钩虫病。

★有腹痛、腹泻并有生食荸荠、菱角、藕等水生植物史者，可能患有姜片虫病。

★有不明原因的流产、早产、死胎，并爱养猫，有过发热、无力、肌肉酸痛的孕妇，可能患有弓形虫病。

★血红蛋白减少，去过疟疾流行区，间断性发冷、发热，有时体温高达39℃，持续1周以上者，可能感染了疟疾。

寄生虫病的治疗

对于寄生虫病的治疗，首先想到的肯定是直接消灭寄生虫的办法，科学家们研究出了不同虫种的有效驱虫药物。比如治疗疟疾的氯喹、青蒿素和青蒿琥酯等，治疗日本血吸虫病的吡喹酮，治疗广州管圆线虫病的阿苯达唑等，治疗黑热病的葡萄糖酸锑钠等。

但当感染较重、宿主抵抗力比较弱时，可采取"支持疗法"。同时，结合病情给予患者营养支持、卧床休息，减轻体力劳动，避免高空和水上作业等，保证人体不会消耗更多的能量，或发生其他的身体损伤。

但如果病症严重，已经发生了外科并发症，如黑热病发展到了脾高度肿大且有脾功能亢进，应及时进行外科处理，必要时给予脾切除手术。

参 考 文 献

曹淳力，李石柱，周晓农，2016. 特大洪涝灾害对我国血吸虫病传播的影响及应急处置. 中国血吸虫病防治杂志，28（6）：618-623.

陈飞，李晓松，冯子健，等，2015. 基于超几何分布的前瞻性时空扫描统计量在疟疾早期预警中的应用. 中国卫生统计，32（2）：186-189.

陈红根，林丹丹，张绍基，等，2001. 洪涝灾害对鄱阳湖区血吸虫病传播的影响及其控制策略研究Ⅰ 洪灾当年与灾后1年疫情分析. 中国血吸虫病防治杂志，13（3）：141-146.

陈小光，李学荣，吴忠道，2012. 巴贝虫和巴贝虫病的研究进展. 国际医学寄生虫病杂志，39（1）：45-49.

程进，2011. 输入性疟疾防治体会. 中华中西医学杂志，9（6）：24-27.

邓维成，罗志红，曾庆仁，等，2018. 常见寄生虫病防治365问. 长沙：湖南科学技术出版社.

丁德峻，张旭晖，赵勇进，1991. 温度对我国中华按蚊世代分布及其传疟有效季节的影响. 生态学杂志，（4）：52-57.

高春玉，熊鸿燕，韩光红，等，2003. 1997—2001年我国疟疾流行特征. 第三军医大学学报，25（11）：974-976.

高世同，刘建平，张仁利，等，2007. 疟疾疫情预测GM（1，1）灰色模型的建立与应用效果分析. 中国病原生物学杂志，7（5）：357-359.

葛继华，张世清，汪天平，等，2004. 1998年特大洪水对安徽省血吸虫病流行的影响. 热带病与寄生虫学，2（3）：131-134.

辜学广，2004. 四川省血吸虫病防治科研现状. 寄生虫病与感染性疾病，2（3）：97-98.

杭德荣，周晓农，洪青标，等，2004. 环境温度与钉螺耗氧量关系的研究. 中国血吸虫病防治杂志，16（5）：326-329.

洪青标，姜玉骥，杨坤，等，2004. 钉螺卵在恒温环境中发育零点和有效积温的研究. 中国血吸虫病防治杂志，16（6）：432-435.

黄轶昕，孙乐平，杭德荣，等，2009. 南水北调东线工程及其调水特点对血吸虫病传播潜在影响的研究. 中国血吸虫病防治杂志，21（5）：382-388.

李兰花，张仪，2019. 我国蜱传寄生虫病流行现状及防控. 中国血吸虫病防治杂志，31（1）：58-62.

李石柱，汤林华，王强，等，2008. 汶川大地震灾后重点寄生虫病传播风险初步分析与评估.

国际医学寄生虫病杂志，35（4）：186-190.

李伊婷，任光辉，梁幼生，等，2018. 非洲主要寄生虫病的疾病负担与防控挑战. 中国血吸虫病防治杂志，30（2）：226-231.

李玉民，1996. 我国新老五大寄生虫病的流行与防治现状. 中国初级卫生保健，7（10）：39-40.

李月，孟郁洁，陈倩倩，等，2014. 亳州市疟疾发病与气象因素关系的研究. 环境与健康杂志，31（11）：988-992，1035.

林丹丹，吴晓华，姜庆五，等，2009. 我国血吸虫病防治研究的战略重点思考. 中国血吸虫病防治杂志，21（1）：1-5.

林金祥，揭鸿英，李莉莎，2005. 广州管圆线虫病爆发给我们的启示. 中国寄生虫学与寄生虫病杂志，23（B10）：341-343.

林声，2014. 恐怖的不速之客：人体十大寄生虫. 大自然探索，12：64-69.

刘璋，2016. 人体十大寄生虫. 大家健康，12：36.

马爱民，王劲峰，王多全，等，2014. 基于最大熵模型的中华按蚊潜在分布预测. 中国媒介生物学及控制杂志，25（5）：393-398.

陶诗言，卫捷，2006. 再论夏季西太平洋副热带高压的西伸北跳. 应用气象学报，17（5）：513-525.

王立英，2017. 包虫病防治"十二五"行动计划终期评估与"十三五"规划. 中国动物保健，19（7）：13-19.

王陇德，2005. 中国控制血吸虫病流行的关键是管理好人畜粪便. 中华流行病学杂志，26（12）：929-930.

王强，李石柱，钱颖骏，等，2008. 汶川地震灾区内脏利什曼病传播潜势初步评估. 中国寄生虫学与寄生虫病杂志，26（3）：236-238.

王姝雅，尹强，王本贺，等，2013. 我国人体重要寄生虫病现状调查. 中外医疗，32（27）：143-145.

奚国良，2000. 气象因素对蚊虫密度的影响研究. 中国媒介生物学及控制杂志，11（1）：24-26.

夏超明，彭鸿娟，2016. 人体寄生虫学. 北京：中国医药科技出版社.

杨国静，孙乐平，洪青标，等，2009. 血吸虫病传播气候预警模型的应用与前景. 中国血吸虫病防治杂志，21（5）：432-436.

杨国静，杨坤，周晓农，2010. 气象变化对媒介传播性疾病传播影响的评估模型. 气候变化研究进展，6（4）：259-264.

杨坤，潘婕，杨国静，等，2010. 不同气候变化情景下中国血吸虫病传播的范围与强度预估. 气候变化研究进展，6（4）：248-253.

杨维中，周晓农，2016. 中国在疟疾消除阶段面临的新挑战. 中华预防医学杂志，50（4）：289-291.

气象与寄生虫病的故事

郑江，辜学广，徐承隆，等，2003. 三峡建坝生态环境改变与血吸虫病传播关系研究 . 医学研究通讯，32（5）：7-10.

郑江，郭家刚，1999. 洪涝灾害中血吸虫病的流行与防治 . 热带病与寄生虫学，28（1）：57-60.

郑金鑫，刘璐，冯云，等，2017. 空间流行病学在我国疟疾监测预警中的研究进展 . 中国血吸虫病防治杂志，29（5）：651-655.

周霞，王慧，薛靖波，等，2019. 国内外巴贝虫病流行现状与研究进展 . 中国血吸虫病防治杂志，31（1）：63-70.

周晓农，2010. 气候变化与人体健康 . 气候变化研究进展，6（4）：235-240.

周晓农，林矫矫，王显红，等，2005. 国外寄生虫学发展简史 . 国际医学寄生虫病杂志，32（2）：51-53.

周晓农，杨坤，洪青标，等，2004. 气候变暖对中国血吸虫病传播影响的预测 . 中国寄生虫学与寄生虫病杂志，22（5）：262-265.

朱乾根，林锦瑞，寿绍文，等，2000. 天气学原理和方法 . 北京：气象出版社 .

Mabaso ML，Kleinschmidt I，Sharp B，et al，2007. El Niño southern oscillation（ENSO）and annual malaria incidence in southern Africa. Trans R Soc Trop Med Hyg，101（4）：326-330.

Mantilla G，Oliveros H，Barnston AG，2009. The role of ENSO in understanding changes in Colombia's annual malaria burden by region，1960—2006. Malaria J，8（1）：6.

Nájera JA，1999. Prevention and control of malaria epidemics. Parassitologia，41（1-3），339-347.

Thomas C，2004. Malaria：a changed climate in Africa. Nature，427（6976）：690-691.

World Health Organization，2001. Malaria early warning systems：concepts，indicators and partners：A framework for field research in Africa. [2020-03-25]. http：//helid.digicollection.org/en/d/Js2893e/.

World Health Organization，2015. El Niño southern oscillation（ENSO）and health. [2015-11-01]. http：//www.who.int/globalchange/publications/factsheets/el-nino-and-health/en/.

World Health Organization，2020. 疟疾主题—预防 . [2020-11-30]. https://www.who.int/zh/news-room/fact-sheets/detail/malaria.

World Health Organization，2018. Malaria surveillance，monitoring & evaluation：a reference manual. [2018-02-28]. https：//www.who.int/publications/i/item/9789241565578.

World Health Organization，2019. Word malaria report 2019. [2019-12-04]. https：//www.who.int/publications-detail/world-malaria-report-2019.

Yang GJ，Vounatsou P，Zhou XN，et al，2005. A potential impact of climate change and water resource development on the transmission of schistosoma japonicum in China. Parassitologia，47（1）：127-134.

Zhou XN，Yang GJ，Yang K，et al，2008. Potential impact of climate change on schistosomiasis transmission in China. Am J Trop Med Hyg，78（2）：188-194.

总 主 编　柳艳香
副总主编　姚孝元　吴　昊

健 康 气 象

气象对传染病的影响

主　编　张晓美　张　辉　鲁　亮

科学出版社

北　京

内 容 简 介

　　传染病是一类由各种病原体引起的，可以在人与人、人与动物、动物与动物之间相互传播的疾病。本书以浅显易懂的语言介绍了传染病的基本概念、流行原理、分类、危害程度以及传染病家族的主要成员等，探讨了气象条件与传染病之间的关系，如气候变暖、气候异常、气象灾害、季节以及气象要素对传染病发病的影响，并重点介绍了对气象条件特别"敏感"的传染病，在此基础上，介绍了我国在传染病监测、预警方面的进展，最后，以四季为主线，向大家介绍了不同季节传染病的预防控制措施，以期达到科学防治传染病、减少传染病对人体健康危害的目的。

　　本书内容丰富、图文并茂、通俗易懂，可供关注传染病的读者及从事医疗气象的研究人员使用，并可作为大众科普读物。

图书在版编目（CIP）数据

气象对传染病的影响 / 张晓美，张辉，鲁亮主编 . —北京：科学出版社，2022.1

（健康气象 / 柳艳香总主编）

ISBN 978-7-03-069575-8

Ⅰ . ①气… 　Ⅱ . ①张… ②张… ③鲁… 　Ⅲ . ①气象学 - 影响 - 传染病 - 研究　Ⅳ . ① R51-05

中国版本图书馆 CIP 数据核字（2021）第 164402 号

责任编辑：丁慧颖　韩　鹏 / 责任校对：张小霞
责任印制：肖　兴 / 封面设计：龙　岩

科 学 出 版 社 出版

北京东黄城根北街 16 号
邮政编码：100717
http://www.sciencep.com

北京九天鸿程印刷有限责任公司 印刷
科学出版社发行　各地新华书店经销

*

2022 年 1 月第 　一　 版　开本：720×1000　1/16
2022 年 1 月第一次印刷　印张：31
字数：370 000

定价：88.00 元（全 5 册）
（如有印装质量问题，我社负责调换）

"健康气象" 编委会

总 主 编　柳艳香

副总主编　姚孝元　吴　昊

编　　委（按姓氏汉语拼音排序）

　　　　　陈　辉　程义斌　段蕾蕾　冯蜀青

　　　　　李湉湉　李永红　鲁　亮　师金辉

　　　　　田　华　王　情　王　志　王松旺

　　　　　张　仪

绘　　图　梁　磊　陈　虓　周　婧

前　言

　　众所周知，传染病的流行会对人类造成极大的损害，包括天花、鼠疫、麻疹、艾滋病、流感、霍乱、伤寒、结核病、黄热病等，都曾经给人类带来了灾难。随着科技进步和众多医学家不懈的努力，目前人类在预防和控制传染病方面已经取得了很大的进展，许多历史上"杀伤力"非常大的传染病，如天花、鼠疫、麻疹等都得到了有效防控。尽管如此，我们仍然面临着新发传染病的不断威胁，新发传染病传播速度惊人，影响范围广，近40年发生的新发传染病，几乎波及了世界上的每个国家，如严重急性呼吸综合征（SARS）、禽流感及新型冠状病毒肺炎。

　　气象环境作为一个重要因素，直接或间接影响着许多传染病的暴发和传播。伴随气候变暖，疟疾、血吸虫病、登革热等虫媒传染病将殃及世界40%～50%人口的健康，冬春季节呼吸道传染病多发，而消化道传染病和虫媒传染病则在夏秋季节多发。气温、降水、湿度、光照等气象要素会通过影响病原体、宿主和疾病的传播媒介，如影响蚊虫的孳生、分布密度和传播走向，从而影响登革热、流行性乙型脑炎等传染病的发生和传播，而洪涝、干旱等灾害过后，也容易引发虫媒传染病和消化道传染病的暴发。

　　本书以浅显易懂的语言介绍了传染病的基本概念、天气气候对传染病发病和传播的影响及其预防措施。全书分为5章：第1章介绍了传染病的基本概念；第2章介绍了几种对人类影响较大的传染病；第3章介绍了气象条件与传染病之间的关系；第4章介绍了我国传染病监测、预测预警；第5章主要介绍了不同季节传染病的预防措施。

　　本书在编制过程中涉及多学科专业知识，书中难免有疏漏、不足之处，敬请广大读者批评、指正。

编　者

2021 年 3 月

目　录

第1章

揭开传染病的神秘面纱

从人类出现开始，人们一直没有停止过与疾病的斗争，拥有健康的身体是人类追求的目标。能威胁到人们身体健康的疾病种类有很多，传染病就是其中的一类。

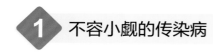

说起传染病，多数人的第一反应就是害怕，甚至恐惧，有些病种甚至可令人"谈病色变"，如鼠疫、黑死病，近年来的严重急性呼吸综合征（SARS）、甲型 H1N1 流感等。人们之所以会对传染病有这种反应，是因为它对人体健康的伤害实在是太大了，并且有些传染病目前尚无法治愈。

20 世纪 80 年代以来，一些新发传染病和重新"复燃"的传染病多次暴发流行。1997 年，世界卫生组织把"全球警惕，采取行动——防范新出现的传染病"作为世界卫生日的主题，充分体现了国际社会对传染病的普遍关注。特别是近年来 SARS 和甲型 H1N1 流感疫情的暴发流行，让人们认识到传染病的威力不容小觑。

对传染病科学的解释是一类由各种病原体引起的，可以在人与人、人与动物、动物与动物之间相互传播的疾病。说起传染病人们都比较害怕，因为传染病能以很快的速度在短时间内传染一大群人。

病原体：传染病的万恶之源

病原体是传染病的源头，每一种传染病都是由特异性病原体引起的。病原体形态各异，既可以是微小生物（病毒、细菌、立克次体、真菌等），也可以是寄生虫（原虫、蠕虫等），甚至可以是具有感染性的变异蛋白质。

显微镜下的病原体（图 1.1），无论是外表还是结构都很美，很难让人相信它们会对人类健康构成极大的威胁。

随着技术水平的提高和研究的深入，历史上许多传染病的病原体逐渐被发现。能够检测出特定的病原体，对于确定人们是否患有某种传染病是十分重要的。

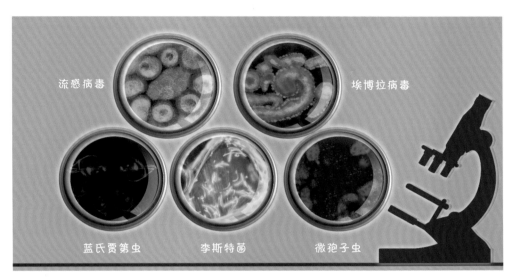

图 1.1 显微镜下的病原体结构

感染：短兵相接，病原体胜

感染这个词可以有两种意思：①病原体进入体内并增殖；②通过语言文字或其他形式引起别人相同的思想感情。我们这里所说的感染即指前者，它会给身体健康带来大麻烦。

之前介绍的病原体虽然可怕，但只要我们不去接触它，倒也不用害怕。因为只有接触它才可能致病。但在现实生活中我们却总是会在某种条件下和病原体短兵相接，来自体外或体内的病原体会通过各种途径进入我们的身体，之后与体内能与之抗衡的力量展开激烈斗争，如果它"获胜"，那身体就会被其"迫害"。而这个相互作用、相互斗争的过程就是感染后的发病（图 1.2）。

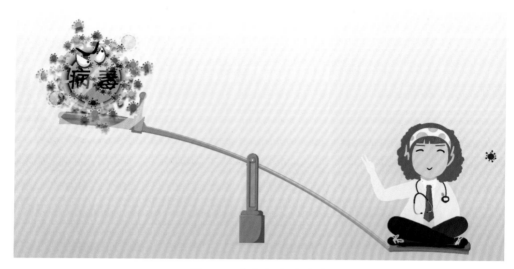

图1.2　病毒与人的抗衡

病原体、人体和相互作用的环境是影响人感染发病过程的三个关键因素。三方的相互作用十分复杂，斗争的最终结果也不尽相同。当病原体致病力强或人体免疫力低的时候，人就会得病；反之，人体防御能力强，病原体致病力弱，病原体就会被人体消灭和清除，或者感染了病原体也不发病。而环境因素对病原体的生存和遗传、对人体的免疫力都会有一定影响，如受凉或放射治疗等环境因素，会降低人体的免疫力。

千奇百怪的感染类型：看我"变变变"

自然界中的一切都在运动及变化着，感染自然也不例外。日常生活中我们经常遇到的感染有以下几种类型：麻疹、水痘、流行性腮腺炎等传染病，人体在初次被感染后很少会出现再次感染，也称首发感染；疟疾、血吸虫病、钩虫病等传染病，人体在首发感染后也会再次被同一病原体感染，也称重复性感染；很多时候，我们会在感染某种病原体后再被其他病原体感染，称为重叠感染，如慢性乙型肝炎病毒感染重叠戊型肝炎病毒感染；在极少数情况下，我们还会同时被两种或两种以上的病原体感染，称为混合感染；除以

上几种感染形式外，当我们去医院看病时也会出现在医院被感染的情况，称
为医院获得性感染（图1.3）。

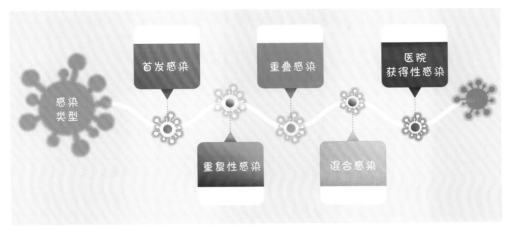

图 1.3　传染病感染类型

潜伏期：一天VS十年

病原体就像是驻扎在我们体内的特工，总是在寻找各种机会潜伏下来，
并开疆拓土不断发展扩大队伍，等到时机成熟，这些体内特工就会出去搞破坏，
引起身体组织损伤和功能变化。

当病原体感染到我们并且没发病的这一段时期被称为传染病的潜伏期。
不同传染病潜伏期的长短有很大差异，潜伏期短的可能一两天，长的却可达
数十年之久（图1.4）。例如，流感一般潜伏期只有 1 ～ 7 天，而艾滋病的潜
伏期平均可长达 8 ～ 9 年。潜伏期最短、最长的时间范围是传染病预防检疫
的重要依据。

免疫力：消除病原体的钢铁战士

免疫力是由免疫细胞（如淋巴细胞）、免疫蛋白（抗体，如球蛋白）、
益生菌（如乳酸菌）及机体组织液等共同决定的。人体免疫力主要来自遗传、

母体胎盘、母体乳液、免疫接种、病原体感染人体痊愈后自动产生、锻炼身体等。

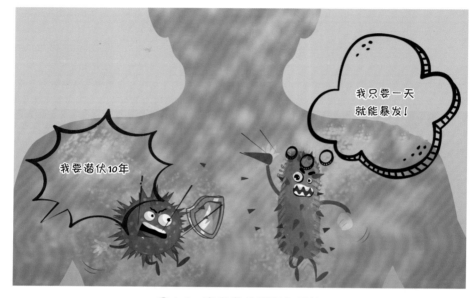

图 1.4　病毒潜伏期可长可短

免疫力像"战士"一样，将侵害我们身体的外源病原体消除，是机体免疫系统抗御疾病感染、保障自身健康的一种生理功能。

如果我们自身机体的免疫力足够强，那么一般性的疾病（如流感等）都难以使我们致病；反之，如果我们自身机体免疫力差，则很容易感染病原体后致病（图 1.5）。

免疫系统对于体内的"异己分子"（外源组分）具有防卫、清除、监控的功能，当"异己分子"对我们的身体构成威胁时，免疫系统便行使其排除异己的职能，这样我们就具有了免疫力，免受"异己"对身体的迫害。

随着生物医学技术的发展，现今人们已研制出很多种重大传染病的疫苗（如脊髓灰质炎疫苗、天花疫苗、破伤风疫苗、乙肝疫苗等），可以通过人为的免疫接种使机体产生并保持相应的免疫力。

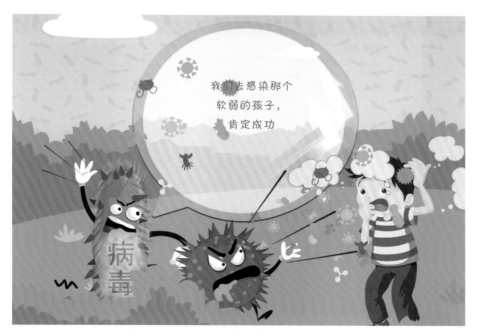

图 1.5　免疫力低的儿童易被病毒传染

除了免疫接种外，当我们被病原体感染致病，但病原体被我们身体打败以后，我们自身也会产生针对相应病原的抗体（特异性抗体），这也是有些传染性疾病（如水痘）发生过一次便终身免疫而不再发生的原因。

锻炼身体也可以增强我们的免疫力，通过锻炼身体可以增强免疫细胞的功能和抗体的合成，促进益生菌的活力增强，进而增强身体的免疫力。

 原来传染病是这样流行起来的

缺一不可的传染病流行三环节

传染源－传播途径－易感人群，这是传染病流行的三个必要环节。环环相扣，缺一不可。少了任何一个环节，传染病都不会传播流行（图1.6）。

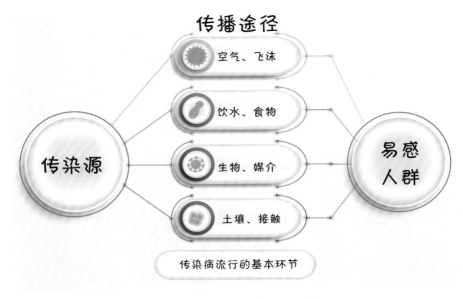

图 1.6　传染病流行三环节

当易感人群在某一特定人群中的比例达到一定水平，碰巧又有传染源及合适的传播途径时，就很容易使该传染病流行。麻疹、水痘、流行性乙型脑炎等传染病，经过一次流行之后，需要当易感人群比例再次上升至一定水平时，才会发生另一次流行。这种现象也称为传染病流行的周期性。

随着研究水平的提高，在普遍推行人工主动免疫的情况下，可以把某种传染病的易感人群水平始终保持很低，从而阻止其流行周期性发生。天花、脊髓灰质炎和麻疹等传染病还有可能通过全民免费接种疫苗而被消灭。

人或动物都可以成为传染源

任何事情的发生都有迹可循，有源可查，传染病也是如此。人或动物都可以是传染病的传染源。当人或动物体内的病原体生长、繁殖并排出体外时，这个人或动物就成了传染源。

患者是大多数传染病重要的传染源，相信这一点大家都已经很清楚了。

一般情况下，疾病早期患者的传染性最强。但是，慢性感染者可以长期排出病原体，成为长期传染源，这一点通常容易被人们忽视。

对于某些传染病，如流行性脑脊髓膜炎、脊髓灰质炎等，隐性感染者在病原体被清除前也是重要的传染源。与慢性感染者类似，有些病原携带者无明显临床症状，但其实也会长期排出病原体，如伤寒、细菌性痢疾等传染病。

此外，受感染的动物也是重要的传染源，主要以啮齿动物最为常见，其次是家畜、家禽。这些以动物为传染源的疾病，称为动物源性传染病。有些是动物本身会发生的传染病，如鼠疫、狂犬病和布鲁菌病等；有些是动物自身不发病，表现为病原携带状态，如地方性斑疹伤寒、恙虫病、流行性乙型脑炎等。以野生动物为传染源传播的疾病，称为自然疫源性传染病，如鼠疫、钩端螺旋体病、流行性出血热、森林脑炎等。有些动物源性传染病需要吸血节肢动物作为媒介进行传播，又称为媒介相关传染病，如蚊虫传播的流行性乙型脑炎、登革热，蜱类传播的森林脑炎，恙螨传播的恙虫病等。由于节肢动物受地理、气候等自然因素的影响较大，媒介相关传染病常发生在一些特定的地区，并具有严格的季节性。

传播途径：病原体寻找目标的"探索"之路

传播途径是病原体从传染源排出体外，经过一定的传播方式，侵入新的易感者的过程。

通俗地说，传播途径就是当病原体离开感染者去寻找新的目标对象时，到底走的是哪条路？这条路就是我们所说的传播途径（图1.7）。

主要传播途径：大到空气小到飞虫

传染病的传播途径比较宽泛，只要符合传播条件都可以进行病原体的传播，但最主要的传播途径有水和食物、空气、虫媒和接触传播等几种（图1.8）。

气象对传染病的影响

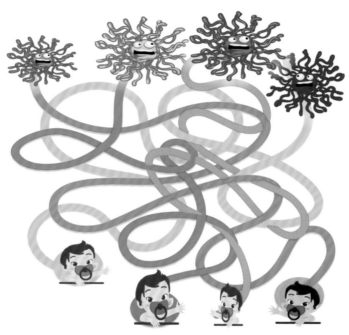

图 1.7　病原体寻找"目标"

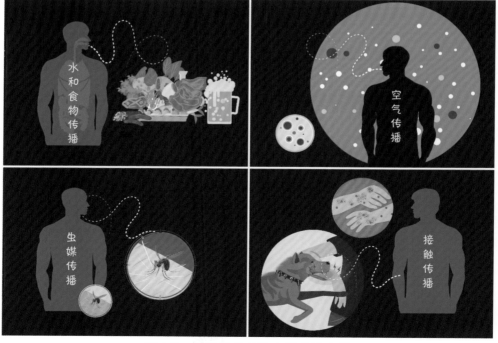

图 1.8　传染病的几种主要传播途径

水和食物传播。当人体内的病原体经由粪便排出之后，有可能造成水源和一些食物的污染，正常人接触到受感染的水或者食物就容易患上传染病。大家比较熟悉的甲型病毒性肝炎就是这样传播的。

空气传播。传染病患者的呼吸道黏液飞沫进入到空气中被健康人吸入，那么吸入空气的人也容易患上传染病。所以对于抵抗力较弱的人群，应该尽量减少到公共场所的次数，以免被传染疾病。通常在传染病流行时期，不建议儿童、老人频繁出入公共场所。

虫媒传播。吸血节肢动物的叮咬，为某些病原体的传播提供了途径，临床上常见的流行性乙型脑炎就是以这种方式传播的。

接触传播。皮肤接触感染多见于狂犬病的传播。还有部分皮肤传染疾病也会通过这样的方式传染给健康人。

易感人群：免疫力差的人首当其冲

对某种传染病缺乏特异性免疫力而容易被感染的人群称为易感人群，他们都对该病原体具有易感性。当易感人群遭遇该病原体时，很可能面临抵抗力弱、被感染的结果。

 ## 快来看看传染病怎么分类

法定传染病歌

我国法定传染病，按照分类甲乙丙。

甲类鼠疫和霍乱，两小时内向上传。

乙类乙脑禽麻非，艾犬血热病肝灰。

登炭百白破钩体，伤副寒核菌巴痢。

流脑猩红布淋梅，吸虫甲流和疟疾。

丙类流感腮腺炎，流行地方斑疹寒。

风麻结膜急出血，伤副寒外染腹泻。

手足黑热包丝虫，霍菌米痢外泻行。

非典肺炭禽流感，采取甲类防控管。

我国的传染病防治有法可依，怎么定的

《中华人民共和国传染病防治法》中，根据传染病的危害程度和应采取的监督、监测、管理措施的不同，将全国发病率较高、流行面较大、危害严重的 40 种急性和慢性传染病列为法定报告的传染病。

法定传染病——甲、乙、丙三类

在我国，被列为法定传染病的病种通常是具有传播速度快、病情严重、致死率高等特点，因此对传染病的管理实行分类管理，并根据其传播方式、传播速度及对人类危害程度的不同，分为甲、乙、丙三类。

甲类传染病：也称为强制管理传染病，是杀伤力最大的传染病种类，如我们熟知的鼠疫、霍乱等都属于甲类传染病。

乙类传染病：也称为严格管理传染病。较为被人熟知的包括传染性非典型肺炎、甲型 H1N1 流感、艾滋病、人感染高致病性禽流感、麻疹、流行性出血热、狂犬病、登革热、炭疽、肺结核、百日咳、猩红热等。以上这些种类的传染病虽然被列为乙类，但传染程度也是很强的，像其中的传染性非典型肺炎、炭疽中的肺炭疽、人感染高致病性禽流感和甲型 H1N1 流感这四种传染病可直接采取甲类传染病的管控措施。

丙类传染病：也称为监测管理传染病。较为常见的有流行性感冒（流感）、流行性腮腺炎、风疹、急性出血性结膜炎、麻风病等。

不管哪一类传染病，都要按国务院卫生行政部门规定的监测管理方法进

行管理。一经发生，医生或医院需要及时向卫生主管机关报告，并根据实际情况依照法律规定进行治疗甚至进行隔离。

传染病还能怎样分类

除了法定的分类外，传染病也可以根据不同的传播途径来分类，如呼吸道传染病、消化道传染病、接触性传染病和虫媒传染病等。

呼吸道传染病：病原体存在于空气中的飞沫或气溶胶中，易感者吸入时获得感染，如麻疹、白喉、结核病和传染性非典型肺炎等都是通过呼吸道传播的传染病。

消化道传染病：病原体污染食物、水源或食具，易感者于进食时获得感染，如伤寒、细菌性痢疾和霍乱等。

接触性传染病：与被病原体污染的水或土壤接触时获得感染，如钩端螺旋体病、血吸虫病和钩虫病等；伤口被污染，有可能患破伤风；不洁性接触可传播人类免疫缺陷病毒（HIV）、乙型肝炎病毒（HBV）、丙型肝炎病毒（HCV）、梅毒螺旋体、淋病奈瑟菌等。

虫媒传染病：被病原体感染的吸血节肢动物，如按蚊、人虱、鼠蚤、白蛉、硬蜱和恙螨等（图1.9），在叮咬的时候把病原体传给易感者，可分别引起疟疾、流行性斑疹伤寒、地方性斑疹伤寒、黑热病、莱姆病和恙虫病等。

血液、体液传播传染病：病原体存在于携带者或患者的血液或体液中，通过血制品、分娩或性交等传播，如乙型病毒性肝炎、丙型病毒性肝炎和艾滋病等。

上述几种途径的传播，被称为水平传播。除此之外，还有母婴传播。母婴传播是垂直传播，是婴儿在出生前已经从母亲或父亲处获得感染，又称为先天性感染，如梅毒、弓形虫病。

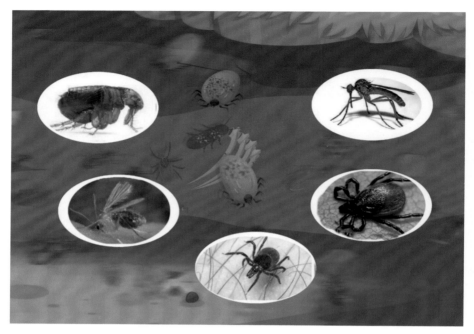

图 1.9　虫媒传播中的常见虫媒种类

第2章

传染病家族的前世今生

　　传染病一直伴随着人类的发展，严重威胁着人类的健康，直到20世纪中叶依然相当严重。第二次世界大战结束后，随着人类社会的全面进步，预防医学、临床医学、基础医学及药学等均取得迅猛发展，使长期威胁人类生命健康的许多急、慢性传染病在一定程度上得到了有效控制。全球传染病死亡人数占总死亡人数的比例也由19世纪的50%～60%下降至近些年来的10%以下。但是近30年许多新发传染病病原的出现及经典传染病在全球范围内的复活，使得传染病重新成为重大的公共卫生问题。

频繁造访的不速之客

尽管人类在传染病控制方面取得了巨大的成就。但在与传染病的斗争中，人类仍远远不能说是取得了胜利，目前我国传染病的流行现状仍不容乐观。下面介绍我们在日常生活中极有可能会遇到的一些传染病。

危险的呼吸

首先登场的是我们最熟知的三种呼吸道传染病：流行性感冒（流感）、结核病和流行性脑脊髓膜炎（流脑）（图 2.1）。

说起流行性感冒，也就是流感，那可以说是无人不知无人不晓。流感是由普通流感病毒引起的一种病毒性急性呼吸道传染病。流感传染性强、传染迅速，会导致每年的流行，并且历史上每隔几十年就会出现流感大流行，在短时间内使很多人患病甚至死亡。人患流感后能产生持久免疫，一个人不会在短期内反复患流感。在法定传染病中，该病属于丙类传染病。

第二个登场的也是我们熟知的一种传染病——结核病。肺结核俗称肺痨。结核病也被称作"白色瘟疫"，它是一种古老的传染病，自有人类以来就有结核病。结核病是由结核分枝杆菌感染引起的慢性传染病，好发于青壮年。

结核分枝杆菌可以侵入人体各种器官，但主要侵犯肺脏，称为肺结核。肺结核是最为常见的结核病类型，占结核病总数的 80% ～ 90%。结核分枝杆菌通过飞沫传播，患者咳嗽、打喷嚏、高声讲话等排出的病菌随飞沫悬浮在空气中，被其他人吸入后即可被感染。在法定传染病中，该病属于乙类传染病。

第三个是流行性脑脊髓膜炎，也就是流脑。它是由脑膜炎双球菌引起的化脓性脑膜炎。该菌隐藏于患者或带菌者的鼻咽分泌物，主要通过咳嗽、打喷嚏、说话等产生的飞沫传播，进入他人呼吸道而引起感染。15 岁以下少儿及年老体弱者容易患病。流脑发病初期症状类似感冒，患者有流鼻涕、咳嗽、头痛、发热等症状。病菌进入脑脊液后，出现头痛加剧、嗜睡、颈部强直、喷射样呕吐和昏迷休克等危重症状。在法定传染病中，该病属于乙类传染病。

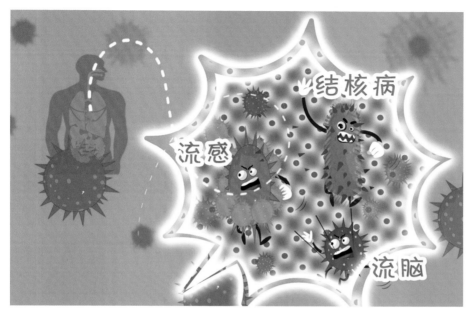

图 2.1　呼吸道传染病的常见病种

脆弱的肠道

接下来登场的是三种消化道传染病：霍乱、细菌性痢疾和伤寒（图 2.2）。

首先出场的霍乱可是传染病家族中的厉害角色。有多厉害？目前，我国法定的甲类传染病共有两种，霍乱就是其一。霍乱是由 O1 群或 O139 群霍乱弧菌引起的急性肠道传染病，具有发病急、传播快、波及面广的特点。霍乱患者或带菌者是霍乱的传染源。大多数情况下，霍乱感染只造成轻度腹泻或根本没有症状，典型的症状表现为剧烈的无痛性水样腹泻，严重者一天腹泻十几次。如果治疗不及时或不恰当，会引起严重脱水，进而导致死亡。在法定传染病中，该病属于甲类传染病（图 2.3）。

气象对传染病的影响

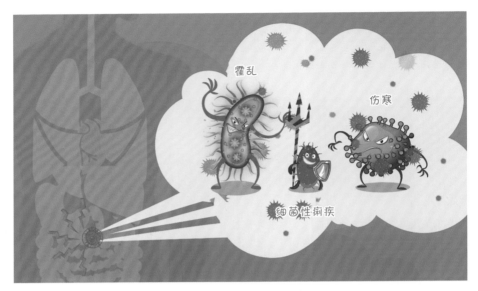

图 2.2　消化道传染病的常见病种

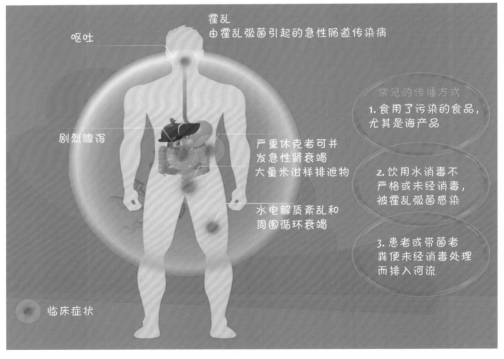

图 2.3　霍乱的临床症状及传播方式

接下来介绍的是细菌性痢疾。细菌性痢疾是由痢疾杆菌引起的。痢疾杆菌随患者或带菌者的粪便排出，通过污染手、食品、水源或生活接触，或由苍蝇、蟑螂等间接传播，最终经口进入消化道使易感者感染。人群对痢疾杆菌普遍易感，以儿童患病多见。在法定传染病里，该病属于乙类传染病。

最后介绍的这种传染病是伤寒。这里说的伤寒与中医中的伤寒不同。中医中的伤寒是一切外感热病的总称，并不特指某一种疾病。而这里所说的伤寒是由伤寒杆菌引起的急性消化道传染病。它是通过水和食物经消化道传播的一种全身性传染性疾病，可能会出现全身不适、疼痛、持续高热、相对脉搏缓慢、肝脾大、白细胞下降、皮肤玫瑰疹等症状。典型的伤寒病程较长，可持续 3 ～ 4 周。在我国伤寒属于乙类法定传染病。

可恶的蚊虫

除了呼吸道传染病、消化道传染病以外，随着气候变暖虫媒传染病的风险也在与日俱增。下面我们就先聊聊病媒昆虫，病媒昆虫的种类非常多，吸血的主要有蚊子、跳蚤、蜱和虱子等，不吸血的有苍蝇、蟑螂、蚂蚁等。吸血的病媒昆虫先叮咬传染源（携带病原体的人或动物）获得病原体，然后再叮咬健康人，把病毒、细菌、原虫、立克次体等病原体传染给健康人后使人得病。这一类疾病，如果不存在虫媒，就不会传染。接下来给大家介绍几种虫媒传染病。

提起吸血的病媒昆虫大家首先想到的是夏日里萦绕身边的蚊子。那么蚊子能传染什么疾病呢？蚊子会通过传播疟原虫引起疟疾，通过传播流行性乙型脑炎病毒引起流行性乙型脑炎，伊蚊还会通过传播登革病毒引起登革热（图 2.4）。

疟疾是由疟原虫引起的疾病。带有疟原虫的蚊子叮咬人体时，会把疟原虫注入人体，10 ～ 20 天后人会发病。临床表现为间接性寒战、高热，继之大汗后缓解，特别是表现为呈规律性的间日或三日发作一次，发病时经历发冷期、发热期、出汗期和间歇期四个阶段。人感染疟疾后有一定的免疫力，但免疫力并不持久，而且各型疟疾之间没有交叉免疫力，因此人得过疟疾后还有可能再度感染。该病属于乙类法定传染病。

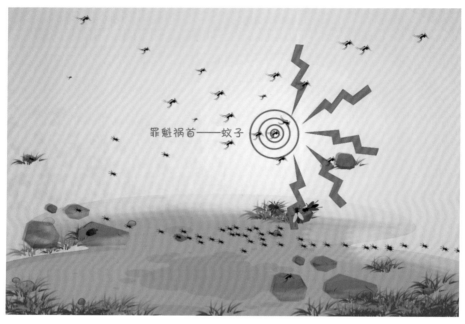

图2.4　伊蚊是疟疾、流行性乙型脑炎等传染病的罪魁祸首

　　流行性乙型脑炎简称乙脑。乙脑病毒于1934年首先在日本被发现，1939年我国也分离到乙脑病毒。乙脑是由乙脑病毒引起的以脑实质炎症为主要病变的急性传染病，也主要通过蚊虫叮咬传播。该病主要分布在亚洲东部地区，多在夏秋季流行。临床上急起发病，症状有高热、意识障碍、惊厥、抽搐和脑膜刺激征等，重症患者伴中枢性呼吸衰竭，病死率高达20%～50%，并可遗留后遗症。该病属于乙类法定传染病。

　　登革热是登革病毒引起的一种急性传染病。临床特征为起病急骤，高热，全身肌肉、骨骼及关节疼痛，极度疲乏，部分患者可有皮疹、出血倾向、淋巴肿大及白细胞减少（图2.5）。登革热是一种古老的疾病，在20世纪世界各地发生过多次大流行。在 1998 年，该病已成为仅次于疟疾的最重要的热带传染病，在东南亚呈地方性流行。在东南亚和我国云南省，登革热的主要传播媒介是埃及伊蚊。在太平洋岛屿和我国广东，白纹伊蚊是主要传播媒介。目前该病属于乙类法定传染病。

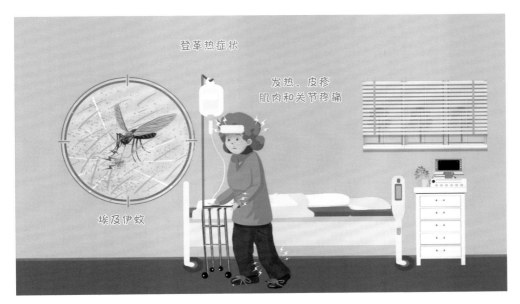

图 2.5　登革热的发病症状

除了蚊子，我们再来说说近年备受人们关注的蜱虫，近年屡屡出现蜱虫致人死亡的新闻报道，使人们几乎谈蜱色变，好像这种虫子是一夜之间出现的新魔鬼。其实对于广大农民来说，蜱根本不是什么陌生的东西。对于城市居民来说，蜱也并非离我们很远。由蜱传播的疾病（图 2.6）有森林脑炎、莱姆病，以及近十年来在我国逐渐增多并有较高病死率的发热伴血小板减少综合征。

森林脑炎是由森林脑炎病毒引起的中枢神经系统急性传染病。该病多见于森林地带，流行于春、夏季节，患者常为森林作业人员。我国发病主要集中在东北及西北原始森林地区。

气象对传染病的影响

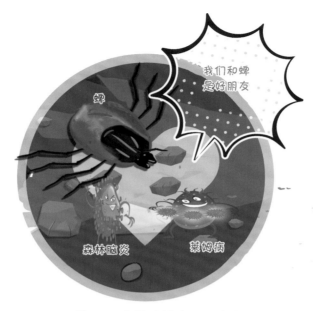

图 2.6　由蜱传播的几种传染病

莱姆病是一种以蜱为媒介的螺旋体感染性疾病，以神经系统损害为主要临床表现。1985 年，我国首次在黑龙江林区发现该病病例。

发热伴血小板减少综合征是由一种蜱传播的布尼亚病毒引起的急性传染病，人被蜱叮咬后出现高热、皮下和脏器出血等急性症状，救治不及时容易死亡，同时肺部出血引起的咯血容易造成人与人间传播，更加大了该病的凶险。

性接触传播传染病

下面介绍一组主要通过性接触传播的传染病，包括"超级癌症"艾滋病，最常见的"花柳病"淋病和梅毒。

艾滋病全称为获得性免疫缺陷综合征（AIDS），1981 年才被人们认识，1982 年被定名，1983 年发现其病原体，是当前最棘手的医学难题之一，也是重要的公共卫生问题之一（图 2.7）。

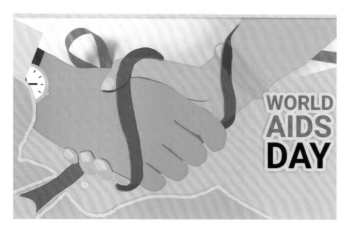

图 2.7　携手抗艾重在预防

　　在法定传染病里，艾滋病属于乙类传染病。它是由艾滋病是由人类免疫缺陷病毒（HIV）引起的一种病死率极高的恶性传染病。HIV 侵入人体，能破坏人体的免疫系统，使人体发生多种难以治愈的感染和肿瘤，最后导致死亡。目前该病还没有疫苗可以预防，也没有治愈这种疾病的有效药物或方法。HIV 主要存在于血液、精液和阴道分泌物中，主要通过性接触、输血、注射等方式传播。艾滋病虽然可怕，但 HIV 离开人体暴露在空气中，没有几分钟就会死亡，所以与艾滋病患者的日常接触并不会传染艾滋病，如共同进餐、握手等。艾滋病也不会通过蚊虫叮咬传播。1985 年 6 月，北京协和医院首先报道了中国境内第一例艾滋病患者，此人为美籍阿根廷人，来中国旅游，发病 5 天后死亡。国家卫健委公布的 2018 年传染病疫情数据显示，艾滋病死亡人数为 18 780 人，在纳入统计的传染病病种中死亡人数排在第一位。

　　淋病是最常见的"花柳病"，是由淋球菌引起的疾病。近年来，淋病的发病率一直居我国性传播疾病首位。就目前所知，人类是淋球菌唯一的天然宿主，主要通过性接触传染，也可通过共用物品传染，多发生于青年男女。淋球菌有黏附宿主黏膜的特性，当它进入尿道或宫颈后，黏附于上皮细胞并在其中大量增殖，导致炎症反应，表现为尿频、尿痛、尿道溢脓等症状，偶有全身不适。在我国法定传染病里，该病属于乙类传染病。

梅毒是性传播疾病中危害较严重的一种。梅毒是由梅毒（苍白）螺旋体引起的慢性、系统性性传播疾病。不洁性行为是感染梅毒的主要原因，可以说梅毒几乎都是由性接触引起的。梅毒患者是传染源，其传播性强、感染率高，通常在感染后 7 ～ 60 天发病，以阴部糜烂、外发皮疹、筋骨疼痛、皮肤溃烂、神情呆滞为主要表现。在我国法定传染病里，该病属于乙类传染病。

易感的小孩

说了这么多，如果有妈妈在看，一定想问有哪些传染病专爱找小孩呢？接下来介绍婴幼儿或儿童容易得的三种传染病，那就是幼儿园小朋友的常见病——手足口病、水痘，以及新生儿容易得的新生儿破伤风（图 2.8）。

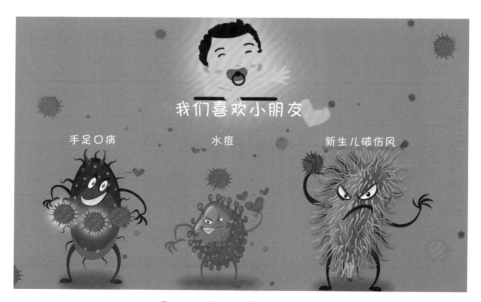

图 2.8　小朋友常见的传染病

手足口病是肠道病毒引起的常见传染病之一，在夏秋季比较常见，多发生于 5 岁以下的婴幼儿，可引起发热和手足、口腔等部位的丘疱疹、溃疡，个别患儿可引起心肌炎、肺水肿、无菌性脑膜脑炎等致命性并发症。在我国法定传染病里，该病属于乙类传染病。

水痘又称"水花"，是由疱疹病毒引起的急性传染病。水痘发病急骤，大多先见皮疹，同时有中、低度发热及不适等症状。可发生于任何年龄，但婴幼儿及学龄前儿童更易发病。水痘的传染性强，患者是主要传染源，通过空气或接触患者的衣服、被褥、用具等均能被传染，出疹前 1 ~ 2 天至出疹后 1 周都有传染性。在我国法定传染病里，该病属于丙类传染病。

新生儿破伤风又称"四六风""脐风""七日风"等，是由破伤风杆菌自脐部侵入而引起的一种感染性疾病。发病的主要原因是接生时用未经严格消毒的剪刀剪断脐带，或接生者双手不洁，或出生后不注意脐部的清洁消毒，致使破伤风杆菌自脐部侵入。此病是完全可以预防的。在我国法定传染病里，该病属于乙类传染病。

其他不速之客

除了前面的这些传染病，还有几种不得不提的传染病：自然疫源性传染病鼠疫、常见传染病病毒性肝炎，以及致命的狂犬病（图2.9）。

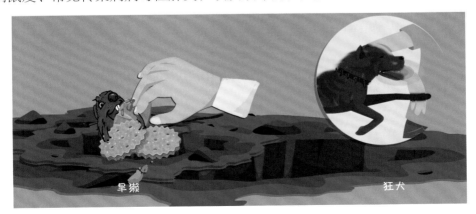

旱獭　　　　　狂犬

图 2.9　鼠疫及狂犬病也是相当厉害的传染病

鼠疫又是一个厉害角色，之前介绍过霍乱是我国两种甲类法定传染病之一，而鼠疫就是另外一种甲类法定传染病。鼠疫是主要由鼠蚤传播的鼠疫耶尔森菌引起的烈性传染病，系广泛流行于野生啮齿动物间的一种自然疫源性疾病。临床上表现为发热、严重毒血症、淋巴结肿大、肺炎、出血倾向等症状。鼠疫在世界历史上曾有多次大流行。在我国法定传染病里，该病属于甲类传染病。

鼠疫、霍乱虽然可怕，但是感觉离我们日常生活还比较远，但说起病毒性肝炎，特别是乙型病毒性肝炎（乙肝），那大家肯定都很熟悉。病毒性肝炎是由多种肝炎病毒引起的常见传染病，分为甲、乙、丙、丁、戊5种类型，具有传染性强、传播途径复杂、流行面广泛、发病率较高等特点。甲型、戊型病毒性肝炎一般通过饮食传播。毛蚶、泥蚶、牡蛎、螃蟹等均可成为甲肝病毒携带物。乙型、丙型和丁型病毒性肝炎主要经血液、母婴和性传播。部分乙肝患者还可能发展为肝癌或肝硬化。该病临床上主要表现为乏力、食欲减退、恶心、呕吐、肝大及肝损害，部分患者可有黄疸和发热。有些患者出现荨麻疹、关节痛或上呼吸道症状。在我国法定传染病里，该病属于乙类传染病。

如今随着养宠物狗的人越来越多，人与狗近距离接触的机会也越大越多。如果不幸被狗咬伤或抓伤，肯定第一时间要去打狂犬疫苗，为什么呢？因为被狗咬伤或抓伤，存在感染狂犬病的风险，一旦出现狂犬病症状，几乎总会致命。狂犬病是一种人畜共患疾病（由动物传播到人类的疾病），由一种病毒引起。全球95%以上的狂犬病人类死亡病例发生在亚洲和非洲。在我国法定传染病里，该病属于乙类传染病。

2　淡出日常的"前世魔王"

疫苗可以帮助我们获得免疫或者降低某些急性传染病对我们的威胁

（图 2.10）。由于疫苗的出现，以下这些高危传染病的传播得到了控制，甚至有些疾病如天花、脊髓灰质炎，已经在我国消失。

先来看看已经和我们说再见的天花和脊髓灰质炎。

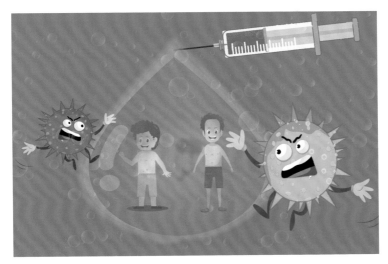

图 2.10　疫苗接种是有效预防传染病的重要手段

天花是人类历史上第一个被消灭的传染病。1979 年，世界卫生组织宣布天花已完全绝迹。最后一例天花发生在 1978 年的英国。天花传染性强，共用被褥与面对面接触就可传染。临床表现为重感冒症状，随后全身红斑伴疼痛，出现在脸上的水疱可毁容，造成麻脸。

脊髓灰质炎俗称小儿麻痹症，是由脊髓灰质炎病毒引起的一种急性传染病。流行时以隐匿感染和无瘫痪病例为多，儿童发病较成人高，普种疫苗前尤以婴幼儿患病为多，故又称小儿麻痹症。Jonas Salk 发明了脊髓灰质炎疫苗。到 20 世纪 90 年代末，世界上已经有 80% 的儿童接种了该疫苗。1994 年 10 月以来，我国未再发现本土脊髓灰质炎病毒病例，经过严格的认证，2000 年世界卫生组织证实我国实现了"无脊灰"目标。在我国法定传染病里，该病属于乙类传染病。

自 1978 年实施计划免疫政策起，我国免疫规划工作取得显著成就

（图 2.11）。免疫规划政策文件不断出台，国家免疫规划疫苗从 4 种扩大到 14 种，可预防的传染病从 6 种扩大到 15 种（图 2.12）。目前已实现国家免疫规划疫苗接种率持续保持在 90% 以上，进一步筑牢了免疫屏障。

计划免疫政策的实施，使儿童获得了对流行性腮腺炎、麻疹、风疹、百日咳、白喉、破伤风的免疫，目前这 6 种传染病得到了有效的控制。

流行性腮腺炎是由腮腺炎病毒侵犯腮腺引起的急性呼吸道传染病，并可侵犯各种腺组织或神经系统及肝、肾、心脏、关节等，患者可作为传染源，飞沫传播是主要传播途径，接触传染源后 2～3 周发病。在我国法定传染病里，该病属于乙类传染病。

麻疹是儿童最常见的急性传染病，其传染性很强，如果所在地区人口密度大，而且没有普遍接种麻疹疫苗，那么这个地区就极易出现麻疹的流行。单纯麻疹治愈后良好，重症患者病死率较高。2001～2012 年，美国发病人数约为 60 例 / 年，某些国家的 MMR 疫苗（麻疹、腮腺炎、风疹的联合疫苗）的接种率在下降，所以麻疹发病人数开始增加。在我国法定传染病里，该病属于乙类传染病。

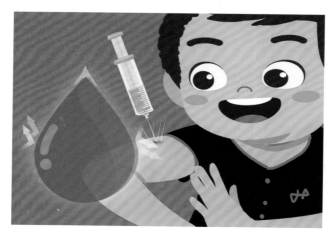

图 2.11　儿童接种疫苗可以使多种传染病得到有效控制

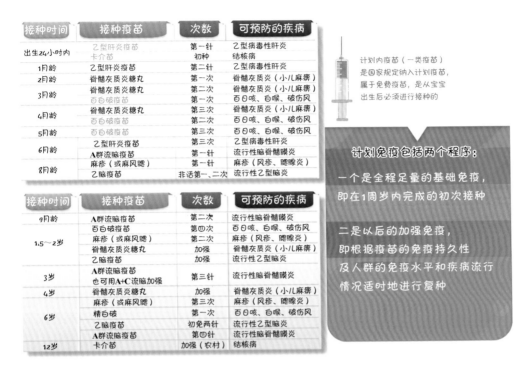

接种时间	接种疫苗	次数	可预防的疾病
出生24小时内	乙型肝炎疫苗 卡介苗	第一针 初种	乙型病毒性肝炎 结核病
1月龄	乙型肝炎疫苗	第二针	乙型病毒性肝炎
2月龄	脊髓灰质炎糖丸	第一次	脊髓灰质炎（小儿麻痹）
3月龄	脊髓灰质炎糖丸 百白破疫苗	第二次 第一次	脊髓灰质炎（小儿麻痹） 百日咳、白喉、破伤风
4月龄	脊髓灰质炎糖丸 百白破疫苗	第三次 第二次	脊髓灰质炎（小儿麻痹） 百日咳、白喉、破伤风
5月龄	百白破疫苗	第三次	百日咳、白喉、破伤风
6月龄	乙型肝炎疫苗	第三针	乙型病毒性肝炎
8月龄	A群流脑疫苗 麻疹（或麻风腮） 乙脑疫苗	第一针 第一针 非活第一、二次	流行性脑脊髓膜炎 麻疹（风疹、腮腺炎） 流行性乙型脑炎

接种时间	接种疫苗	次数	可预防的疾病
9月龄	A群流脑疫苗	第二次	流行性脑脊髓膜炎
1.5～2岁	百白破疫苗 麻疹（或麻风腮） 脊髓灰质炎糖丸 乙脑疫苗	第四次 第二次 加强 加强	百日咳、白喉、破伤风 麻疹（风疹、腮腺炎） 脊髓灰质炎（小儿麻痹） 流行性乙型脑炎
3岁	A群流脑疫苗 也可用A+C流脑加强	第三针	流行性脑脊髓膜炎
4岁	脊髓灰质炎糖丸 麻疹（或麻疹）	加强 第三次	脊髓灰质炎（小儿麻痹） 麻疹（风疹、腮腺炎）
6岁	精白破 乙脑疫苗 A群流脑疫苗	第一次 初免两针 第四针	百日咳、白喉、破伤风 流行性乙型脑炎 流行性脑脊髓膜炎
12岁	卡介苗	加强（农村）	结核病

计划内疫苗（一类疫苗）是国家规定纳入计划疫苗，属于免费疫苗，是从宝宝出生后必须进行接种的

计划免疫包括两个程序：

一个是全程足量的基础免疫，即在1周岁内完成的初次接种

二是以后的加强免疫，即根据疫苗的免疫持久性及人群的免疫水平和疾病流行情况适时地进行复种

图 2.12　儿童接种计划内疫苗的种类及时间

风疹是由风疹病毒通过呼吸道和直接接触传播引起的急性病毒性传染病。在疫苗问世前，风疹呈世界性分布，1岁以下不易感染，发病年龄以5～9岁为主，是儿童常见的一种出疹性疾病，一年四季均可发病，以冬春季节为主，一般间隔3～5年，呈周期性流行。在我国法定传染病里，该病属于乙类传染病。

破伤风是由一种历史较悠久的梭状芽孢杆菌感染，并由芽孢杆菌产生的外毒素引起的疾病。外毒素主要侵袭神经系统中的运动神经细胞，引起中枢神经系统暂时性功能性改变，临床表现为痉挛阵发性发作、肌肉僵直、牙关紧闭。由于破伤风杆菌主要存在于泥土、人和动物的粪便、氧化生锈的刀及钉子中，它也被称为"土中杀手"。在小孩子玩耍时或者建筑、装修工人工作时，如不小心被一个带有锈迹的钉子刺伤手指，看着伤口不是很大，只简单包扎一下，这时有可能发生破伤风。所以，受伤后应正确处理伤口、破坏受伤部位的缺氧环境是预防破伤风的关键。在我国法定传染病里，该病属于乙类传染病。

百日咳是一种由百日咳杆菌引起的急性呼吸道传染病，自从广泛实施百日咳疫苗免疫接种后，该病的发生率已经大为减少。百日咳的临床特征为咳嗽逐渐加重，呈典型的阵发性、痉挛性咳嗽，咳嗽终末出现深长的鸡啼样吸气性吼声，病程长达 2 ~ 3 个月，故有百日咳之称。在我国法定传染病里，该病属于乙类传染病。

白喉是由白喉杆菌引起的一种急性呼吸道传染病，以发热，气憋，声音嘶哑，犬吠样咳嗽，咽、扁桃体及其周围组织出现白色伪膜为特征。严重者全身中毒症状明显，可并发心肌炎和周围神经麻痹。在我国法定传染病里，该病属于乙类传染病。

3 不受欢迎的传染病"新恶霸"

新发传染病成为各国一个重要的公共卫生问题，许多新发的或以前未确认的细菌、病毒、寄生虫病在过去 20 年中相继出现。这些传染病的出现是社会、技术、生态环境和微生物自身变化的结果，这些变化常有不可预测性。下面就介绍几种近年来出现的新型传染病。

SARS

什么是 SARS

严重急性呼吸综合征（severe acute respiratory syndrome，SARS）（图 2.13）SARS 是由 SARS 冠状病毒引起的一种具有明显传染性、可累及多个脏器系统的特殊肺炎。患上该病后会出现发热、乏力、头痛、肌肉关节酸痛等症状和干咳、胸闷、呼吸困难等呼吸道症状，也有部分患者会有腹泻等消化道症状，严重者会出现快速的呼吸衰竭。这是一种新的呼吸道传染病，极强的传染性和病情的快速进展是此病的主要特点。在我国法定传染病里，该病属于乙类传染病。

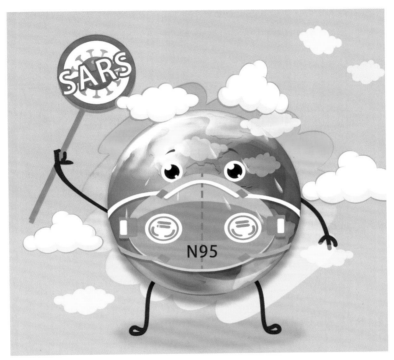

图 2.13　SARS 是 2003 年出现的严重新型传染病

2003 年 SARS 的暴发

2002 年 11 月 16 日，我国广东省发现并报告了第一例患者。2003 年 1 月，该患者康复出院，后被认定为中国首例 SARS 报告病例。2003 年 3 月 12 日，世界卫生组织发布全球警告认为同样的疾病在中国香港和越南出现，并根据其临床症状特点将这种具有极强的呼吸道传染性疾病命名为严重急性呼吸综合征。

SARS 病毒的生命力有多强

SARS 病毒的生命力远比原先预测的要强：在室温情况下，它可以在塑料表面存活至少 24 小时，在低温环境中可以存活更长时间。该病毒在 0℃时甚至可以无限期存活，不过它们在温度高于 36.9℃时就会死亡。

SARS 是怎么传播的

流行病学调查结果显示，SARS 的传播途径主要是通过近距离空气飞沫传播和手接触传播。

近距离空气飞沫传播，即通过与患者近距离接触，吸入患者咳出的含有病毒颗粒的飞沫，是 SARS 经空气传播的主要方式，也是 SARS 传播最重要的途径。通过手接触传播是另一种重要的传播途径，是因易感者的手直接或间接接触了患者的分泌物、排泄物以及其他被污染的物品，经口、鼻、眼黏膜侵入机体而实现的传播[1]。

此外，针对严重流行疫区的医院和个别社区集中暴发的案例，气溶胶传播（经空气传播的另一种方式）是被高度怀疑的传播途径之一。其流行病学意义在于，易感者可以在未与 SARS 患者接触的情况下，有可能因为吸入了悬浮在空气中含有 SARS 病毒的气溶胶而被感染。

SARS 的易感人群有哪些

人群对 SARS 普遍易感，各年龄组人群均可发病，但患者的密切接触者如家庭成员、同一病房的患者、同一病区的医务工作者、探视者等都具有较高的危险性。

SARS 与流感在症状上有什么不同

流感是由流感病毒引起的急性呼吸道传染病，通过飞沫传播。临床上有急起高热、乏力、全身肌肉酸痛和轻度呼吸道症状，病程短，有自限性。SARS 与流感有一些类似的临床特征，如发热、全身酸痛、乏力、咳嗽、咽痛。

---

1 来源于《传染性非典型肺炎（SARS）诊疗方案（2004 版）》。

但流感通常数日后好转，较少出现肺炎，只有老年人和伴有慢行呼吸道疾病或心脏病的患者容易并发肺炎。

SARS 的传染期和潜伏期有多长

SARS 患者一般在出现症状时即具有传染性，一般情况下传染性随病程而逐渐增强，在发病第二周最具传播力。初步观察统计 SARS 患者潜伏期一般在 1～12 天，大多数在 4～5 天发病。

甲型 H1N1 流感

什么是甲型 H1N1 流感

甲型 H1N1 流感是甲型（A 型）流感病毒引起的猪或人的一种急性、人畜共患呼吸道传染病。该病通过飞沫、气溶胶、直接接触或间接接触传播。其传染性强，易感者众多，容易造成暴发性传播（图 2.14）。

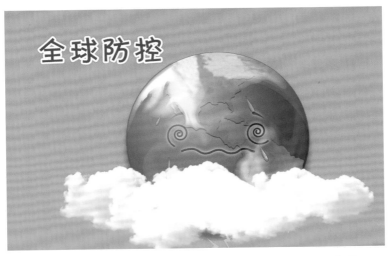

图 2.14　2009 年全球流行新型流感——甲型 H1N1 流感

依据流感病毒血凝素（HA）的不同可将流感分为 1～16 种亚型，根据病毒神经氨酸酶（NA）的不同可将流感分为 1～9 种亚型，HA 的不同亚型可以与 NA 的不同亚型相互组合形成不同的流感病毒，H 和 N 分别代表了 HA 和 NA。

甲型 H1N1 流感和普通感冒有什么不同

甲型 H1N1 流感病毒属于正黏病毒科甲型流感病毒属，潜伏期较流感、禽流感长。最主要的特点是传染性强、起病急，发病时出现发热、咳嗽、喉痛、身体疼痛、头痛，有些还会出现腹泻或呕吐、肌肉痛或疲倦、眼睛发红等症状。

普通感冒是由病毒，特别是鼻病毒引起的呼吸道常见病。打喷嚏、鼻塞、流鼻涕、咽喉不适、乏力等症状较重，多发于初冬或季节变换时。

甲型 H1N1 流感有哪些症状和并发症

甲型 H1N1 流感导致的并发症是患者死亡的主要原因。主要的并发症包括肺炎、急性呼吸窘迫综合征、肺出血、胸腔积液、全血细胞减少、肾衰竭、败血症、休克、瑞氏综合征（Reye 综合征）、呼吸衰竭及多器官损伤等。

甲型 H1N1 流感的传播途径有哪些

甲型 H1N1 流感主要通过飞沫或气溶胶经呼吸道传播，也可通过口腔、鼻腔、眼睛等处的黏膜直接或间接接触传播。接触感染者的呼吸道分泌物、体液和被病毒污染的物品也可能引起感染。甲型 H1N1 流感病毒害怕高温，加热至 71℃，就能杀死甲型 H1N1 流感病毒，食用烧熟的猪肉不会感染甲型 H1N1 流感。

哪些人容易成为甲型 H1N1 流感重症病例

妊娠期妇女、肥胖者、年龄小于 5 岁的儿童、19 岁以下长期服用阿司匹林者和年龄大于 65 岁的老年人，以及伴有基础疾病的患者，如患有慢性呼吸系统疾病、心血管系统疾病（高血压除外）、肾病、肝病、血液系统疾病、神经系统及神经肌肉疾病、代谢及内分泌系统疾病、免疫抑制性疾病等。

人感染高致病性禽流感

什么是人禽流感

人感染高致病性禽流感又称人禽流行性感冒或人禽流感，是由禽甲型流感病毒某些亚型中的一些毒株引起的急性呼吸道传染病。1878 年最早发生在意大利。1997 年，我国香港特别行政区发生 H5N1 型人禽流感，导致 6 人死亡，在世界范围内引起了广泛关注（图 2.15）。

近年来，荷兰、越南、泰国、柬埔寨等国家相继出现了人禽流感病例。尽管目前人禽流感只是呈地区性小规模流行，但是考虑到人类对禽流感病毒普遍缺乏免疫力以及人类感染 H5N1 型禽流感病毒后的高病死率，世界卫生组织认为该病可能是对人类存在潜在威胁最大的传染病之一。

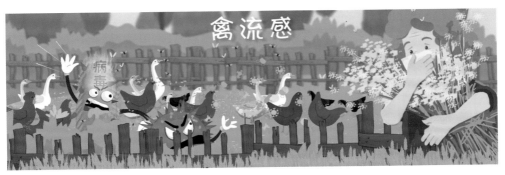

图 2.15 潜在威胁最大的传染病之———人禽流感

人是怎么患上禽流感的

患禽流感或携带禽流感病毒的鸡、鸭、鹅等禽类是主要的传染源，其中鸡是最主要的传染源；野禽在禽流感的自然传播中也扮演了重要角色。

人禽流感主要通过呼吸道传播，也可通过密切接触受感染的家禽分泌物和排泄物、受病毒污染的水等被感染，直接接触病毒毒株也可被感染。目前尚无人与人之间传播的确切证据。

人吃鸡、鸭、鹅肉会被感染吗

不管是鸡、鸭、鹅肉还是鸡蛋，都要煮熟、煮透后再吃，因为经过高温加工禽流感病毒能够被完全杀灭，可以放心食用。不熟的鸡、鸭、鹅肉或鸡蛋都不要吃。特别是食用鸡蛋时，要注意蛋壳的外部卫生，因为鸡蛋外壳可能会受到污染，加工鸡蛋后，要彻底清洁双手。

人禽流感的潜伏期有多长

H5N1 型禽流感病毒感染人体后的潜伏期一般为 1 ～ 3 天，通常在 7 天内，最长达到 21 天。

人禽流感有哪些临床表现

不同亚型的禽流感病毒感染人类后可引起不同的临床症状。感染 H9N2 亚型的患者通常仅有轻微的上呼吸道感染症状，部分患者甚至没有任何症状。感染 H7N7 亚型的患者主要表现为结膜炎。重症患者一般均为 H5N1 型禽流感病毒感染患者。患者呈急性起病，早期表现类似普通型流感，主要为发热，体温大多持续在 39℃以上，热程 1 ～ 7 天，一般为 3 ～ 4 天，可伴有流涕、鼻塞、咳嗽、咽痛、头痛、肌肉酸痛和全身不适。部分患者可有恶心、腹痛、腹泻、稀水样便等消化道症状。重症患者病情发展迅速，可出现肺炎、急性呼吸窘迫综合征、肺出血、胸腔积液、全血细胞减少、肾功能衰竭、败血症、休克及 Reye 综合征等多种并发症。

人群对禽流感普遍易感吗？

通常认为，人类对禽流感病毒并不易感。尽管任何年龄均可被感染，但在已发现的感染病例中，13 岁以下儿童所占比例较高，病情较重。老人由于机体抵抗力弱，也应引起重视。但只有从事家禽养殖业者、在发病前 1 周内去过家禽饲养、销售及宰杀等场所者，以及接触禽流感病毒感染材料的工作人员才会成为高危人群。

新型冠状病毒肺炎

什么是新型冠状病毒肺炎

新型冠状病毒肺炎是由一种新的冠状病毒感染引起的肺炎，世界卫生组织将这种病毒所致疾病命名为 COVID-19，国家卫健委将其命名为新型冠状病毒肺炎，简称新冠肺炎[2]。

新冠肺炎的传染源是什么

目前所见传染源主要是新型冠状病毒感染的肺炎患者，无症状感染者也可能成为传染源。

新型冠状病毒的传播途径有哪些

经呼吸道飞沫和密切接触传播是主要的传播途径。在相对封闭的环境中长时间暴露于高浓度气溶胶情况下存在经气溶胶传播的可能。在粪便及尿中也可分离到新型冠状病毒，应注意粪便及尿对环境污染造成的气溶胶或接触传播。

哪些人容易感染新型冠状病毒

人群普遍易感，对于免疫功能较差的人群，如老年人、慢性病人群，感染后病情更重。

新冠肺炎有什么症状

新冠肺炎以发热、干咳、乏力为主要表现。少数患者伴有鼻塞、流涕、咽痛、肌痛和腹泻等症状。重症患者多在发病 1 周后出现呼吸困难和（或）低氧血症，严重者可快速进展为急性呼吸窘迫综合征、脓毒症休克、难以纠正的代谢性酸中毒和出凝血功能障碍及多器官衰竭等。值得注意的是重型、危重型患者病程中可为中低热，甚至无明显发热。

部分儿童及新生儿病例症状可不典型，表现为呕吐、腹泻等消化道症状或仅表现为没有精神、呼吸急促。

轻型患者仅表现为低热、轻微乏力等，无肺炎表现。

新冠肺炎的潜伏期有多长

基于目前的流行病学调查，新冠肺炎潜伏期 1 ~ 14 天，多为 3 ~ 7 天。

---

2 来源于《新型冠状病毒肺炎诊疗方案（试行第七版）》。

那些不想再回首的"瘟疫"

三度肆虐的黑死病——鼠疫

大部分人对鼠疫的印象应该还停留在各种历史记载里。毕竟上一次鼠疫大规模暴发是在 100 多年前，离我们实在是比较遥远。

我国的法定报告传染病中危害程度最大的甲类传染病只有两种，其中之一就是鼠疫。而曾经令无数人胆寒的传染病——SARS 仅被归为乙类传染病，这足以让我们感受到鼠疫的"威力"有多大。有人说，鼠疫是传染病界的核武器，这个比喻丝毫也不夸张。关于历史上到底发生过几次鼠疫大流行，还没有一个统一的说法，大多数的历史文献认为，迄今为止发生过三次鼠疫大流行（图 2.16）。

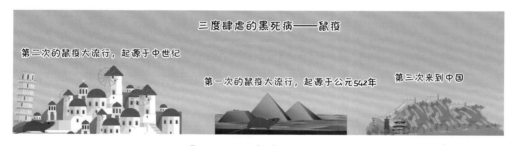

图 2.16　三度肆虐的鼠疫

第一次的鼠疫大流行，起源于公元 542 年，暴发于地中海沿岸的东罗马拜占庭帝国。这场鼠疫最开始在拜占庭帝国属地中的埃及暴发，之后传播到了首都君士坦丁堡及其他地区。在瘟疫传播的高峰期，君士坦丁堡每天死亡5000 人左右，到了最严重的时候，每天有上万人死亡，这场疫情几乎摧毁了君士坦丁堡。此次鼠疫在地中海地区肆虐 2 个世纪之久。人们把这次起源于542 年的鼠疫称为"查士丁尼瘟疫"。查士丁尼瘟疫蔓延造成的人口损失，一种观点认为，包括俄罗斯在内的欧洲全境至少 2500 万人死亡；另一种观点认为，整个蔓延区域的死亡总数约 1 亿人。

第二次的鼠疫大流行，起源于中世纪，始于 14 世纪，止于 18 世纪，由于患者皮肤上呈现出的许多黑斑，被人们称为恐怖的"黑死病"。此外，还有许多让人惊恐的称谓，如"大瘟疫""大死亡""世界瘟疫"等。1347 ~ 1352 年，死亡人数达 6200 万，欧洲总人口比鼠疫发生前减少了 1/3 ~ 1/2。1350 ~ 1400 年间的欧洲人平均寿命从 30 岁缩短到仅 20 岁。直到 16 世纪末，欧洲每 10 年就发生一次鼠疫流行高峰。整个 16、17 世纪，鼠疫仍是威胁欧洲人生命的头号元凶，直到 17 世纪末 18 世纪初，这场旷日持久的黑死病才逐渐平息。

1664 ~ 1665 年，伦敦再次发生鼠疫大流行，死亡人数 8 万。

第三次的鼠疫大流行，源于中国。起始于 19 世纪末，20 世纪 30 年代达到最高峰，波及亚洲、欧洲、美洲、非洲和大洋洲的 60 多个国家，死亡人数超过千万。其中，印度最严重，20 年内死亡 102 万余人。此次疫情多分布在沿海城市及其附近人口稠密的居民区，流行的传播速度和所波及的地区，都超过前两次大流行。

七度横扫世界的病魔——霍乱

霍乱曾经给人类带来重大的灾难，每次流行，都有成千上万人死亡。霍乱的典型症状是剧烈腹泻，很多人因为没有抢救或者无法抢救而死。因为霍乱传播速度极快，人们对其闻风色变。

据史料记载古代印度已经有霍乱病例存在，但直到 19 世纪，世界其他地区才出现了类似的病例记载。

霍乱在世界上曾经有过 7 次大流行。在 19 世纪，当商人们在各地进行贸易时，霍乱病菌也随着他们逐渐蔓延到了中国、日本、北非、中东和非洲的一些城市。在 1817 ~ 1923 年的百余年间，在亚洲、非洲、欧洲、美洲、大洋洲等地发生了 6 次大规模霍乱暴发，夺取了很多人的生命，给人类带来了巨大的灾难。

后来，随着科学的进步和卫生条件的改善，霍乱病例大大减少。当人们开始相信霍乱不过是被记忆封存的陈年旧事、霍乱病菌早已被根除时，1961年一种新型霍乱在印度尼西亚暴发，并最终蔓延到全世界，并已波及五大洲140个以上的国家和地区，报告病例数在350万以上，霍乱一直持续到现今仍有发病。

1992年10月印度和孟加拉国相继发生一种由O139群霍乱弧菌引起的新型霍乱暴发和较大流行，此型霍乱随后在亚洲传播，波及许多国家和地区，包括中国。

世界恐怖杀手——流感

流感是影响人类健康最厉害的传染病之一。从16世纪以来，在过去的400多年里，有记载的全球性的"大流感"至少有30次。其中，最严重的全球流感大流行有4次，分别是在1918～1919年、1957年、1968年和2009年。

1918年流感大流行

这场流感是由H1N1亚型流感病毒引起的。1918年3月位于美国堪萨斯州的福斯顿军营发生流感，当时患者的症状只有头痛、高热、肌肉酸痛和食欲缺乏而已。当时处于第一次世界大战期间，随着美国不断向欧洲战场输送军队，病毒迅速在西班牙、英国、德国等欧洲国家扩散。此后该流感又蔓延至非洲、亚洲、大洋洲等，从阿拉斯加的因纽特部落到太平洋中央的萨摩亚，均有流感传播。

作为20世纪的第一次世界性大流感，在1918～1919年期间它出现了三个传染高峰，并几乎同时传遍了欧洲、亚洲和北美洲，导致了全球4000万～5000万人死亡，是人类历史上最大的传染病灾难。

1957年流感大流行

人类第二次威胁性的大流感是发生在1957年的流感。这次流感首发地在亚洲，是由 H2N2 亚型流感病毒引发的。该病毒于 1957 年 2 月首发于我国贵州省西部，随后在 8 个月内席卷全球，发病率在 15%～30%，全球共有至少 100 万人死于该次流感大流行。

1968 年流感大流行

1968 年流感大流行，首发于我国香港地区，引起这场流感大流行的是甲型 H3N2 流感病毒，代表株于 1968 年 7 月在香港首次分离。1968 年流感的大流行导致了 100 万～300 万人死亡。中国香港报告了 4 万～6 万病例，占香港人口总数的 15%。

2009 年甲型 H1N1 流感大流行

2009 年 3 月，墨西哥暴发"人感染猪流感"疫情，并迅速在全球范围内蔓延。世界卫生组织初始将此型流感称为"人感染猪流感"，后将其更名为"甲型 H1N1 流感"[3]。该病毒通过人 – 人传播，并在全球范围蔓延，导致了 21 世纪的首次流感大流行。

---

3 来源于《甲型 H1N1 流感诊疗方案（2009 年第三版）》。

第 3 章

传染病流行的助推器——气象因素

　　自然因素和社会因素是影响传染病流行过程的两大因素。社会因素主要是包括社会制度、经济状况、生活条件和文化水平等，对传染病流行过程有决定性的影响。自然因素主要包括地理因素、气象因素和生态因素等，对传染病流行过程的发生和发展也都有重要影响。

　　在全球自然因素与人类活动的驱动下，传染病发生和传播的模式正在发生改变。自然因素，尤其是气象因素将直接或间接影响许多传染病的暴发和传播。气象要素包括气温、降水、湿度、光照等，通过影响病原体、宿主和疾病的传播媒介，从而改变传染病的发生和传播；全球气候变暖、厄尔尼诺等气候现象与传染病的传播密切相关；干旱、洪涝等气象灾害也与各类传染病的发生与传播模式密切相关。

气候变化，助长传染病传播

地球"发烧"了，传染病会怎样

我们知道，地球表面温度主要靠吸收太阳的热量来维持，在吸收太阳热量的同时，地球也将吸收的一部分热量释放回外太空，而大气层中的 CO_2 等多种温室气体会像在空中盖了一层棉被，阻止这部分热量的散失，导致地表温度上升，这就是著名的温室效应（图 3.1）。当大气层中 CO_2 等温室气体急剧增加，这层棉被就变得越来越厚，温室效应的作用增强，而地球则被这厚厚的棉被捂得"发烧"了，这就是我们现在所说的全球气候变暖。许多科学家都认为，温室气体的大量排放所造成的温室效应的加剧是全球变暖的基本原因。

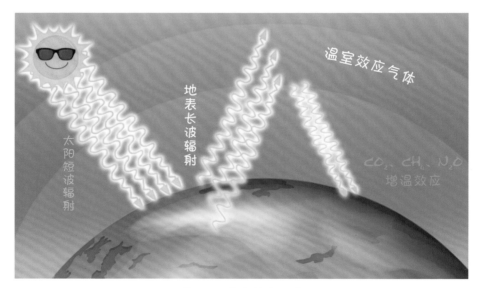

图 3.1　温室效应示意

1896 年瑞典化学家 Svante Arrhenius 首先预测了全球气候变暖。如今，全球气候变暖已成为世界十大环境问题之首，引起了国际社会和各国政府的普遍关注。全球气候变暖不单单是温度上升，而是全球各地区的气候条件发生了改变，其对于人类及其生活环境产生的潜在和直接的影响是十分严重的。它将引起一系列的环境恶化，诸如冰川消融、海平面升高、高温干旱、全球降雨格局改变、许多岛屿消失、农作物减产、饥荒、植物和动物地理区划和结构组成改变。那么，这种全球气候变暖现象会影响到传染病流行吗？

可以确定，全球气候变暖直接或间接影响着许多传染病的传播。伴随气候变暖，疟疾、血吸虫病、登革热等虫媒疾病将殃及世界 40% ～ 50% 人口的健康。世界卫生组织早在 1986 年预言：如果气候持续变暖，到 21 世纪初，原只在南半球落后区流行的多种热带疾病将蔓延至北半球，每年将有5000 万～ 8000 万人染上热带疾病。

以虫媒传染病登革热为例，看看气候变暖是怎样影响其传播的。

登革热是一种蚊虫传播的病毒性疾病，主要传播媒介是埃及伊蚊和白纹伊蚊。气候变化对于登革热疫情的地理分布和扩散有明显影响，据测算，全球登革热病例在过去的 50 年增加了 30 倍，目前全球每年有 25 万～ 50 万登革热病例。

气温是影响登革热传播的重要因素。首先，温度升高有利于媒介昆虫孳生和繁殖。对于登革热来说，当气温升高时，蚊虫由卵发育到成虫的时间缩短，病毒在蚊虫体内的潜伏期缩短，蚊虫叮咬人群的频次增加。原本从卵到可以传播病毒的成虫需要 2 周，温度升高后可能缩短到只需要 1 周；当气温到达 20℃时，蚊虫开始活动，气温继续升高，当超过 25℃时，蚊虫的叮咬吸血活动会显著增多，而当气温下降至 16℃后，蚊子就基本上没有了叮咬吸血活动。

其次，温度升高也为媒介动物的北移带来了可能性，媒介动物向北扩散可使传染病流行区域扩大，这样原本局限在热带和亚热带流行的肠道传染病、虫媒传染病将逐渐向温带，甚至寒冷地区扩散。目前，登革病毒只在北纬30º和南纬20º之间的热带地区传播。气候变暖，能使埃及伊蚊和登革热的分布扩散到较高纬度或海拔较高的地区，到2100年登革热的传播地区可能向气温相对较低的地区延伸1600km。此外，西尼罗热、疟疾、黄热病等热带传染病自1987年以来在美国佛罗里达、密西西比、得克萨斯、亚利桑那、加利福尼亚和科罗拉多等地相继暴发，也证实了专家们关于气候变暖，一些热带疾病将向较冷的地区传播的科学推断。

此外，美国哈佛大学医学院注意到，许多植物也随雪线而移动，全球山峰上的植物都在上移。随着山峦顶峰的变暖，海拔较高处的环境也越来越有利于蚊虫和它们所携带的微生物生存。

不仅如此，气候变暖还会使病原体活动增强，致病力增高。乙型脑炎病毒、登革病毒在蚊虫体内复制的适宜温度在20℃以上，低于16℃时乙型脑炎病毒、登革病毒在蚊虫体内不复制，26～31℃时病毒复制增加，传染力增强，可见气温升高对蚊虫传播疾病的影响。霍乱弧菌及大多数细菌适宜的生长温度为16～42℃，16℃以下则不易繁殖。因此，随着全球气候变暖，原本在夏秋季流行的传染病，它们的流行季节将会变长。

除了虫媒传染病之外，气候变暖还可能使水质恶化或引起洪水泛滥而助长一些水媒疾病的传播。在降水较多的部分陆地地区，由于水位上升，人们饮用的地表水因地表物质污染而水质下降，人们饮用后，易患皮肤病、肠胃疾病等水媒传染病。此外，全球变暖将使海平面上升，海水表面温度升高，从而增加霍乱等经水传播疾病的发病率。霍乱弧菌在外界水体中维持存活的最适宜温度为22℃，流行季节的水温多在20～30℃。随着全球气候变暖，具备这样水温的区域必将扩大，霍乱疫情也将随之蔓延。

气候异常，对传染病有何影响

当我们身体不舒服时，常见的方法是根据症状或体温，来寻找初步确定病情的信息。那么，当我们想知道地球气候在短期内是否会发生异常并带来灾害，该从哪里开始下手诊断呢？目前，相对达成共识的方法之一是监测和预测厄尔尼诺的发生，所以可以看出，厄尔尼诺是预示即将发生气候异常和灾害的一种显著征兆。

厄尔尼诺是西班牙语 "El Niño" 的译音，原意为 "圣婴"。在南美洲厄瓜多尔和秘鲁沿海，每年圣诞节前后都会出现季节性的海水增暖现象，在某些年份里海水增暖幅度很大，引起了当地甚至全球性的气候异常，这就是厄尔尼诺现象。厄尔尼诺是太平洋赤道带大范围内海洋和大气相互作用后失去平衡而产生的一种气候现象。这样的气候异常会造成一些传染性疾病在全球范围内传播。厄尔尼诺现象导致的气候变化使通过水传播的传染病发病率增加，给人类健康带来严重影响。厄尔尼诺现象还可能导致由老鼠、蚊蝇或寄生虫传播的传染病发病率增加。

厄尔尼诺可使太平洋海水温度大幅度变化，使沿海微生物生长异常，特别是致病性微生物的大量繁殖和变异，造成疾病流行。例如，1994 年我国许多城市发生罕见高温与干旱，沿海海水温度上升，促使了霍乱弧菌的大量繁殖，加上台风频发，造成了霍乱的流行。据美国科学促进会主席、气象学家丽塔·科尔韦尔统计的结果，从 1871 年至今，全世界发生的 7 次霍乱大流行的周期与厄尔尼诺现象出现的周期基本一致。这是因为升温的海水富含有机质并且含盐量降低，对霍乱弧菌的载体——浮游生物的抑制作用降低，促进繁殖作用加大。除了海水温度升高，气温的升高也会使霍乱弧菌向更高纬度地区传播，流行持续的时间也会延长；气温升高引起的海平面升高，又会使海水倒灌，增加内陆水体的盐度，进一步扩大霍乱弧菌适宜生存的范围。

气象对传染病的影响

厄尔尼诺的到来，会让该降雨的地方不降雨，不该降雨的地方降雨增多，本该凉快的地方热浪滚滚，还会造成一些地区雨雪成灾，而另一些地区高温干旱。干旱和洪涝灾害的频发，容易导致水源污染概率增高，增加人与水接触的机会，使疫源扩散从而导致传染病的流行。1991～1995年厄尔尼诺期间非洲撒哈拉沙漠以南的萨赫勒地区干旱严重，霍乱发病率超历史纪录，5年发病数达55万余例，已有研究表明这次霍乱大流行与厄尔尼诺现象有密切联系。1993年美国西南部在连续6年干旱后下了几场大雨，引发波氏白足鼠呈10倍地繁殖，造成了致命的汉坦病毒肺综合征的暴发（图3.2）。1994年，印度连续90多天的38℃以上高温，把带菌的老鼠从野外赶进城里，导致了鼠疫的流行。这些疾病的暴发也与厄尔尼诺密切相关。

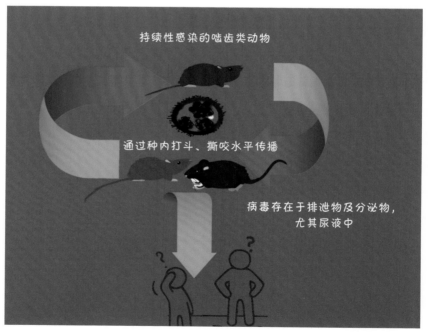

持续性感染的啮齿类动物

通过种内打斗、撕咬水平传播

病毒存在于排泄物及分泌物，尤其尿液中

图3.2　汉坦病毒肺综合征暴发过程示意

此外，厄尔尼诺使冬季更加温暖湿润，来年会造成蚊虫数量大增，而蚊虫是疟疾、登革热、黄热病等危险传染病的传播媒介。

随季节变换的"传染病"

四季的变化是万物"生、长、化、收、藏"的重要条件，但有时也会成为动植物生存的不利因素。在季节的变化中，每一时期都有其不同的气候特点，往往会发生一些季节性的传染病。

一般来说，高温、高湿、低压有利于食源性传染病的传播与暴发。例如，手足口病就呈明显的季节性波动，夏季为发病高峰，秋季为小高峰，在闷热、潮湿的阴天更需警惕该类疾病的感染。细菌性痢疾作为一种常见的急性肠道传染病则多发生于夏秋季，进入冬季后，发病率会迅速下降，到春季又有所上升。这可能是因为细菌性痢疾属于肠道传染病，病原菌可通过苍蝇、蟑螂等间接传播，通过污染食品、水源或手接触，使易感者被感染，而夏、秋季苍蝇和细菌易孳生，增大了疾病传播的概率，所以细菌性痢疾多发于夏、秋季。

空气传播疾病指病原体从传染源排出后，通过空气侵入新的易感宿主而产生的疾病，包括流感、肺结核、百日咳、脑膜炎等。该类疾病在冬、春季高发，传播广泛，其中少年儿童等抵抗力较差人群易感，若未经免疫预防，则易呈周期性发病。这是由于冬、春季气温较低，通常门窗紧闭、空气流通差，易引发该类疾病。

流感是最常见的空气传播疾病，其发病率高、传播快、并发症严重，是世界各国重点防治的传染病之一。该疾病全年都可发生，但时间分布不均匀，这主要与气象因素的影响有关。例如，对于我国北方地区，流感流行期为 11 月至次年 2 月，而南方地区则有 6 月至 8 月（雨季）和 10 月至次年 1 月两个高峰期。

目前对于传染病季节性的解释还没有统一的定论。大多数研究中对于季节性的解释主要归因于气象因素，如较高的温度可能会增强病原体的生长，扩大病原体的生存环境。

气温、湿度、降水量，谁帮助了传染病的流行

　　许多传染病的发生都与气象因素密切相关，虫媒传染病尤其需要适宜的气象条件。

　　温度、湿度、降水量等气象因素通过影响蚊虫密度及其季节分布，从而影响相关疾病的流行过程（图3.3）。一般来说，10～35℃是适宜大多数蚊类发育和活动的温度范围，而较高的湿度通过延长蚊虫寿命从而提高蚊虫密度。登革热是一种由伊蚊传播的急性虫媒病毒传染病，研究表明，在20～30℃，随着温度升高，伊蚊由卵发育为成蚊需要的时间，以及登革病毒在成蚊体内繁殖至有感染性需要的时间均会缩短。其他蚊媒传染病如流行性乙型脑炎也被证明与气温、湿度、降水量等气象因素密切相关。

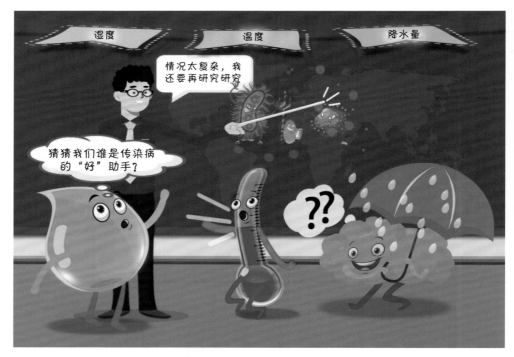

图3.3　气象因素是虫媒传染病高发的重要条件

此外，非虫媒传染病的发病率也会随着气温、降水量的变化而变化，如肠道传染病和呼吸道传染病。有研究发现手足口病和轮状病毒感染也和气温、降水量有密切关系。在东南亚地区，月平均气温每上升 1℃、降水量每下降 10mm 分别会引起轮状病毒年感染率上升 1.3% 和 0.3%。环境中的温度、相对湿度及绝对湿度等条件对流感病毒的存活与传播也存在重要影响。这是由于环境中的温度、湿度等条件制约病毒飞沫的产生效率及病毒的生存能力，因此对流感病毒在空气中的传播起重要作用。

气象因素对传染病尤其是虫媒传染病的发生和流行有重要影响，但目前的机制研究还较为欠缺，气象条件通过何种生理病理途径来改变和影响人体各系统、各器官功能，都有待更多的研究。

 灾害过后，或致传染病暴发

当洪水退去后，大疫或将接踵而至

暴雨同样与一些传染病的发生相关（图 3.4）。例如在东非裂谷热的暴发就与洪涝有密切的关系。裂谷热的病原体属于布尼亚病毒科的白蛉热病毒属，表现在人类身上的症状是发热、伴有视网膜炎症状的脑炎，这种疾病于1912 年首次暴发，该病毒由蝇类机械性传播，也可以通过伊蚊叮咬传播。研究发现，裂谷热通常发生于大暴雨之后，同时赤道东太平洋和赤道西印度洋的海水水温出现异常现象。除海水水温升高外，降雨导致在东非出现了大量的草原洼地，为那些未发育完全的蚊蝇提供了发育地。这些发生了积涝的草原洼地养育了大量的被感染的伊蚊，这是裂谷热暴发的起源。随着雨季的离去和蚊蝇数量的减少，裂谷热也随之消失。

气象对传染病的影响

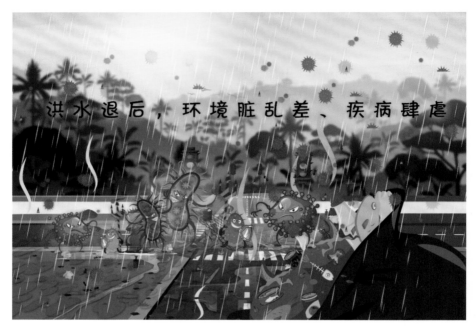

图 3.4　洪水退后的恶劣环境会导致传染病多发

　　国内也对于洪涝灾害对传染病的影响进行了研究。洪涝灾害发生后，环境卫生恶化、人群暴露危险因素增加，往往导致多种传染病的暴发与流行。1998 年湖北省咸宁市遭受洪灾，洪灾期间，钉螺随着洪水、漂浮物或通过其他途径向周边地区扩散，使钉螺面积扩大，人群的血吸虫病感染率也随之增加。

　　流行性出血热是一种自然疫源性疾病，鼠类为主要传染源。一旦人和鼠有共同聚集，接触和感染的机会增加，就很容易发生局部暴发或流行。伴随着鼠类向高处或边缘地区迁移，非灾区传染源数量增加，人和鼠接触机会增多，发病率也相应增加。但有些时候洪水可减少鼠类数量，反而使发病率降低。这是由于洪水暴发时，灾区鼠类来不及迁移或无处逃生，会被洪水淹死一部分，因传染源数减少，发病数也随之减少。

　　洪涝灾害期间，居民的供水设施及厕所等卫生设施受到冲毁或浸泡，使水井、水塘、水库等饮用水源受到污水、废水和垃圾的污染，从而造成多种肠道传染病的暴发与流行，其中感染性腹泻是常见多发病。

干旱肆虐，消化道传染病更易暴发

与其他自然灾害不同，干旱一般发生缓慢、持续时间长、影响范围广，并表现为复杂的空间分布模式，对人类健康的影响通常是间接的。干旱地区的水资源供应不足，水源的排放量和水位降低，水的稀释能力减弱，持续的干旱使不符合饮用水标准的二次供水和自备水源的比例增加，且水中游离余氯不达标，细菌总数和大肠菌群数量超标。因此，干旱期间的水源更容易受到粪尿和病原体的污染，引起消化道传染病的暴发流行（图 3.5）。例如，1988 年秋冬季，我国德江县由于干旱少雨，饮用水紧缺，水井供水不足，又无公用取水设备，井水污染严重，加之群众卫生习惯差，引起了伤寒病暴发流行。国外也有研究报道，干旱期间井水和食物受污染导致马里暴发霍乱。另外，干旱可通过影响居民生活用水量，间接影响腹泻发病率。例如，1976 年海地干旱时期，人均用水量小于 19 升的家庭腹泻发病率较高，这可能与节水导致与病原菌的接触（手和餐具）增多有关。由此可见，干旱引起的消化道传染病一般表现为暴发，而且与水源或者餐具污染有关。

此外，呼吸道疾病也是干旱季节发病率较高的疾病。呼吸道相关疾病的严重程度、发病率均与干旱程度有关。干旱地区的土壤干燥，灰尘更容易被人体吸入，不仅对呼吸系统造成直接损害，还能成为病原体的载体。

还有研究发现，平均蒸发量与流行性脑膜炎、麻疹、百日咳发病率呈正相关，平均降水量与流行性脑膜炎、麻疹的发病率呈负相关。但是，气温、日照时数、气压等气象因素对各类呼吸系统疾病的发病率或死亡率也有影响，较多的混杂因素可能导致结论存在不确定性。

气象对传染病的影响

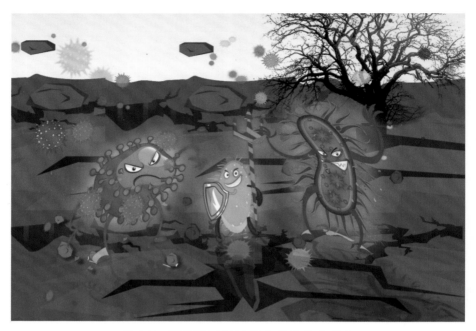

图 3.5　干旱可以导致消化道传染病暴发

　　干旱与某些虫媒传染病的暴发密切相关。1993 年在美国新墨西哥州、科罗拉多州、犹他州和亚利桑那州发生了致命性非典型肺炎非正常性暴发。该病是由布尼亚病毒科的汉坦病毒属的一种病原体导致的，这种病原体被命名为辛诺柏病毒。随后人们发现辛诺柏病毒依靠鹿鼠传播。在 1993 年，当地由于冬季的降雨异常导致了长期的干旱，春季的降雨使得啮齿目动物的数量在疾病暴发初期增长了 10 倍。由于食物短缺，鹿鼠侵入人类活动范围觅食，并且带来了病毒，造成汉坦病毒肺综合征的大面积暴发。1994 年登革热在巴西干旱地区暴发，与当地长期干旱导致的公共供水短缺、病媒蚊虫在居民储存的水中孳生有关。另外，美国一项研究发现在先干旱后潮湿的条件下，蚊虫的竞争者和天敌被淘汰导致蚊虫大量繁殖，促使圣路易斯脑炎病毒在库蚊属和部分野生鸟类中增殖，继而传染人类。由此可以推断，旱涝交替也可能引起蚊媒传播疾病的暴发。

认识气象"敏感性"传染病

前面说了那么多气象与传染病的关系，下面来介绍几种对气象条件特别"敏感"的传染病。

全球蔓延最快的媒介传染病登革热

登革热（图3.6）是由伊蚊传播登革病毒所致的急性传染病。它是一种古老的疾病，在20世纪世界各地发生过多次大流行。在1998年，该病已成为仅次于疟疾的最重要的热带传染病，在东南亚呈地方性流行。世界卫生组织的报告称，近年来登革热已经成为全球蔓延最快的病媒传染病，发病数据在过去50年间增加了30倍，威胁着100多个国家和地区的25亿人口。

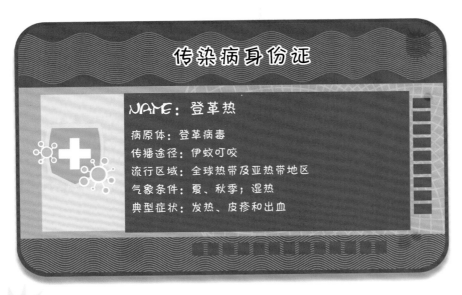

图 3.6 登革热的信息简介

病原体：登革病毒。登革病毒能在多种哺乳动物或者昆虫的细胞系中繁殖，根据细胞系和毒株的不同，细胞致病作用轻重不一。登革病毒不耐热，在 50℃的环境下它只能生存不足 30 分钟，而在 100℃的环境下它只能生存不足 2 分钟；但是这种病毒可以耐受低温及干燥，储存在普通冰箱中的登革热患者血液，其传染性可保持数周。

传播途径：伊蚊叮咬。登革病毒是通过伊蚊叮咬进入人体的。当作为传播媒介的伊蚊，从患者或者隐性感染者身上吸取血液后，病毒会进入蚊子体内并大量增殖，进一步占领蚊子的唾液腺，从而进入蚊子唾液。当蚊子再次吸取健康人的血液时，会向人体注入唾液，病毒就可以随着唾液成功感染人体。这样就形成了一个"伊蚊—人—伊蚊"的循环。

在东南亚地区和我国云南省，该病主要的传播媒介是埃及伊蚊，而在太平洋岛屿和我国广东省，白纹伊蚊是主要的传播媒介，这里所说的白纹伊蚊即我们常说的花腿蚊子。白纹伊蚊多属于野栖或者半家栖蚊种，而埃及伊蚊属于典型的家栖蚊虫，具有多次吸血习性，其传播登革病毒的能力高于白纹伊蚊，属于登革热世界性传播最危险的蚊种。

在气温 32℃的环境中，伊蚊吸血 10 天后就开始有了传染能力，传染期最长可达 174 天。登革病毒主要生活在伊蚊的唾液腺和神经细胞内。科学家推测，伊蚊不仅仅是登革热的传播媒介，还很有可能是登革病毒的储存宿主。

流行区域：全球热带及亚热带地区。登革热主要流行于全球热带及亚热带地区，尤其是在东南亚、太平洋岛屿和加勒比海等 100 多个国家和地区。我国各省均有输入病例的报告，广东、云南、福建、浙江、海南等南方省份可发生输入病例导致的本地登革热流行。

气象条件：夏、秋季；湿热。该病由蚊虫传播，故流行有一定的季节性，主要发生于夏、秋雨季，一般在每年的 5～11 月，高峰在 7～9 月。

登革热典型症状：发热、皮疹和出血。感染登革热病毒后，潜伏期为 3～14 天，通常为 4～8 天。如果是轻型登革热，会出现较轻的全身疼痛，稀少的皮疹或者不出皮疹，一般也不出血，但浅表淋巴结会肿大，整个病程较短，通常为 1 ～ 4 天。患者可能会以为自己得了一场流感。但有极少数的登革出血热患者就没有那么幸运了，登革出血热患者在早期症状与典型登革热一致，但在第 3 ～ 5 天时病症会突然加重，出现剧烈的头痛、呕吐、狂躁、大量出汗，甚至昏迷、抽搐、血压骤降，还可能出现颈部强直、瞳孔缩小等脑膜炎表现，有些患者还会出现消化道大出血，甚至出血性休克。登革出血热是比较罕见的，但病死率很高。

登革热的病情是自限性的，主要是对症支持性治疗，并没有特效的抗病毒药物。

鼠类传播的流行性出血热

一听到流行性出血热（图 3.7），读者可能会联想到流行性感冒。"流行"这个词道破了天机，流行性出血热也是一种传染性极强的疾病。流行性出血热又称肾综合征出血热，是由汉坦病毒属几个亚型的病毒引起的，以鼠类为主要传染源的一种自然疫源性疾病。

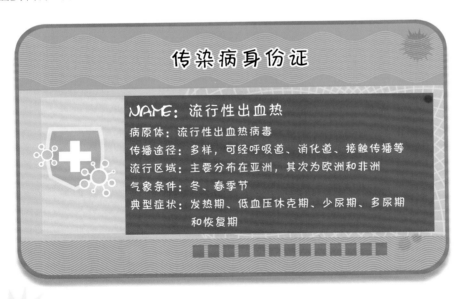

传染病身份证

NAME：流行性出血热
病原体：流行性出血热病毒
传播途径：多样，可经呼吸道、消化道、接触传播等
流行区域：主要分布在亚洲，其次为欧洲和非洲
气象条件：冬、春季节
典型症状：发热期、低血压休克期、少尿期、多尿期
　　　　　和恢复期

图 3.7　流行性出血热的信息简介

病原体：流行性出血热病毒。流行性出血热的病原体是流行性出血热病毒，属于汉坦病毒属。汉坦病毒至少可分为 11 个血清型。汉坦病毒不耐热不耐酸，在 37℃以上及 pH 5.0 以下难以生存。

传播途径：多样，可经呼吸道、消化道、接触传播等。例如，通过呼吸道传播，鼠类携带病毒的排泄物如尿、粪、唾液等污染尘土后形成的气溶胶感染人体；通过消化道传播，食物被鼠类携带病毒的排泄物所污染，进食污染食物经口腔和胃肠黏膜而造成人体感染；接触传播，被鼠咬伤或破损伤口接触带病毒的鼠类血液和排泄物造成感染；母婴传播，孕妇感染该病后，病毒可经胎盘感染胎儿；虫媒传播，寄生于鼠类身上的恙螨具有传播能力。

流行区域：主要分布在亚洲，其次为欧洲和非洲，美洲较少。在我国除青海和新疆外均有病例报告。

气象条件：冬、春季节。本病虽四季都能发病，但有较明显的高峰季节，每年的冬、春季节是流行性出血热易发的季节。其中，姬鼠传播以 11 月至次年 1 月为高峰，5 ～ 7 月为小高峰。家鼠传播以 3 ～ 5 月为高峰。

流行性出血热典型症状：病程包括发热期、低血压休克期、少尿期、多尿期和恢复期。非典型和轻型病例可以出现越期现象，而重症患者可出现发热期、休克期、少尿期相互重叠。

最让幼儿园"头痛"的手足口病

手足口病（图 3.8）是由多种肠道病毒引起的一种儿童常见病，多发生于学龄前儿童，尤以 3 岁以下年龄组发病率最高，以发热和手、足、口腔等部位出现皮疹或疱疹为主要特征，是危害我国婴幼儿身体健康的重要公共卫生问题。

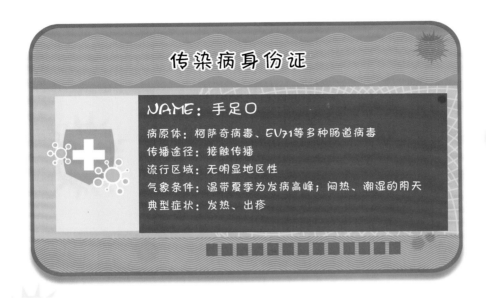

图 3.8   手足口病的信息简介

病原体：柯萨奇病毒、EV71 等多种肠道病毒。手足口病是由多种肠道病毒引起的常见传染病。

传播途径：接触传播。手足口病是一种常见的传染病，主要通过人群密切接触传播，儿童接触肠道病毒污染的手、毛巾、玩具、食具及床上用品等引起感染，也可通过空气（飞沫）和被病毒污染的水及食物传播。在流行期间，常可发生幼儿园或托儿所集体感染和家庭聚集发病，有时可在短时间内造成较大范围的流行。

流行区域：无明显地区性。手足口病流行形式多样，无明显地区性，世界各地均有分布。

气象条件：温带夏季为发病高峰；闷热、潮湿的阴天。热带和亚热带地区一年四季均可发生，温带地区冬季发病较少，夏季（5～7 月）为发病高峰，秋季为小高峰，在闷热、潮湿的阴天更需警惕该类疾病的感染。

手足口病典型症状：以发热、出疹为特征。手足口病发病急，出疹常见于手、足、口腔、臀部等部位，疱疹周围可能有红晕，疱内液体较少。患者可伴有咳嗽、流涕、食欲缺乏等症状。

婴幼儿患上手足口后，家长要密切观察患儿的身体状况，学会"二摸"和"二看"。"二摸"要摸患儿额头是否高热，摸皮肤是否发冷；"二看"要看患儿是否精神萎靡不振，看肢体是否颤抖抽搐。如出现以上症状，有可能在短期内发展为手足口病重症病例，应立即送医院救治。

夏秋季高发的细菌性痢疾

目前，我国细菌性痢疾的发病率仍显著高于发达国家，但总体来看发病率有逐年下降的趋势。

细菌性痢疾（简称菌痢）（图3.9）是由痢疾杆菌引起的一种常见的急性肠道传染病，是我国法定报告的乙类传染病。由于流行的广泛性，多年来其发病率一直处于较高水平，居肠道传染病发病率的前两位，成为影响人们身心健康的主要传染病之一。急性中毒性细菌性痢疾如果诊断治疗不及时，常会危及生命。

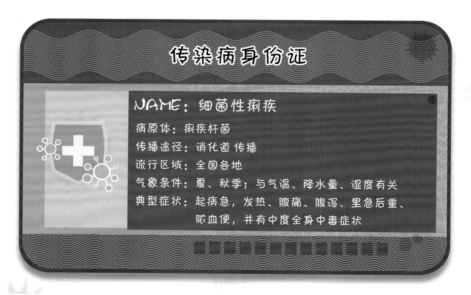

图3.9 细菌性痢疾的信息简介

病原体：痢疾杆菌。细菌性痢疾是由痢疾杆菌引起的一种常见的肠道传染病。

传播途径：消化道传播。细菌性痢疾的传播途径主要为粪－口传播。痢疾杆菌随患者、带菌者粪便排出体外，通过苍蝇等媒介直接或间接污染食物、水及各种日常生活用品，再经口感染健康人。

流行区域：全国各地。细菌性痢疾在我国发病率很高，各地的城市和农村均有发生，各年龄的人群均可发病。

气象条件：夏、秋季；与气温、降水量、湿度有关。该病全年都可发病，以夏、秋两季发病率最高。在夏、秋季高发可能和降水量多、苍蝇密度高，以及进食生冷瓜果等的机会增多有关系。

对细菌性痢疾发病影响较大的气象因素有气温、降水量、湿度等。长期气温偏高，不仅会降低人体的抵抗力，而且可以导致空气和水源的污染，以及细菌、病毒的产生，从而影响传染病在人群中的分布。气温偏高，人体胃肠功能容易失调，一旦痢疾杆菌入侵，就容易失去对病菌的抵抗力，使痢疾杆菌在肠道中生存繁殖并产生毒素。有报道表明，在某一地区若湿度持续维持在较高水平，且月平均最低气温＞17℃，则有可能出现以痢疾为代表的肠道传染病的流行或暴发。

微生物的新陈代谢和物质交换运动，都要在水的参与下才能够进行。微生物生存的周围环境如果没有适当的湿度，过于干燥，它就会丧失体内水分，以致不能生存。因此，适当的湿度条件是痢疾杆菌繁殖、传播、流行的必要条件。当相对湿度为10%～60%时，痢疾杆菌在空气及其附着物上的生存时间最短，高于此相对湿度时，其存活时间延长。降水量大，日照时数少，蒸发量小，故相对湿度大。另外，处于高空的微生物，可因空气湿度增加，导致吸收水分增多，使粒子直径变大而迅速沉降，从而增加与地表生物体（包括人体）接触的概率。

因此，气温偏高，日照时数少，雨量增加，相对湿度在80%左右的潮湿、闷热的条件有利于痢疾杆菌在外界环境中的存活与繁殖，并使其适宜存活的区域扩大。

细菌性痢疾典型症状：起病急，发热、腹痛、腹泻、里急后重、脓血便，并有中度全身中毒症状。每天腹泻可达 10 余次或者更多，但是与霍乱不同，腹泻量并不多。重症患者伴有惊厥、头痛、肌肉酸痛，也可出现脱水和电解质失常。

患此病时，婴儿的症状多与典型症状有所不同，其症状轻，可仅有腹泻、稀便，多无全身中毒症状，不发热或低热。腹痛较轻，每天腹泻 3 ～ 5 次。粪便呈水样或稀糊状，含少量黏液，但无脓血。左下腹可有压痛。食欲减退，并有恶心、呕吐。

轮状病毒感染性腹泻

轮状病毒感染性腹泻（图 3.10）是由轮状病毒引起的胃肠道感染性腹泻。轮状病毒主要侵袭 5 岁以下的儿童，是秋、冬季引起小儿死亡的主要原因之一，其主要感染小肠上皮细胞，从而造成细胞损伤，引起腹泻。

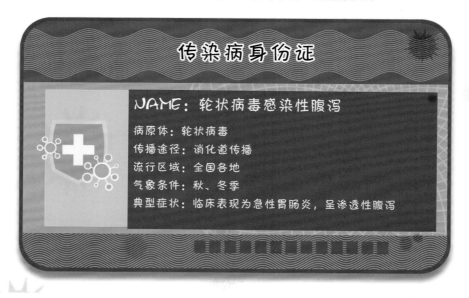

图 3.10　轮状病毒感染性腹泻的信息简介

病原体：轮状病毒。它是一种双链核糖核酸病毒，属于呼肠孤病毒科，它是婴幼儿腹泻的单一主因，几乎世界上 5 岁以下的儿童都曾至少一次感染过轮状病毒。然而，每一次感染后人体免疫力会逐渐增强，后续感染的影响就会减轻，因而成人很少受到其影响。轮状病毒共有 7 种，以英文字母编号为 A、B、C、D、E、F、G。其中，A 种最为常见，而人类轮状病毒感染超过 90% 的案例也都是该种造成的。

传播途径：消化道传播。轮状病毒是借由粪 – 口途径传染的。它会感染与小肠连接的肠黏膜细胞并且产生肠毒素（enterotoxin）。肠毒素会引起肠胃炎，导致严重的腹泻，有时候甚至会因为脱水而导致死亡。

易感人群：婴幼儿。轮状病毒是引起婴幼儿腹泻的主要病原体之一，是导致 5 岁以下儿童腹泻的主要原因，尤其是 6 ～ 24 个月的婴幼儿。

气象条件：秋、冬季。俗称"秋季腹泻"的轮状病毒感染性腹泻，因其"秋季"二字而让很多人误以为其他季节的腹泻并非由轮状病毒引起，因此错过了最佳预防和治疗时间。事实上，每年的 9 月到次年 1 月是轮状病毒感染性腹泻的流行期，其中 10 ～ 12 月是流行的高峰期。这一时期轮状病毒活跃，再加上易感人群的自身免疫力不够强，胃肠道本身也比较脆弱，因此更容易受到病毒的侵扰，腹泻也就成了必然。其他季节虽然不是高发期，但也会出现。

轮状病毒感染性腹泻典型症状：临床表现为急性胃肠炎，呈渗透性腹泻。病程一般为 6 ～ 7 天，发热持续 1 ～ 2 天，呕吐 2 ～ 3 天，腹泻 5 天，严重者出现脱水症状。

流行性感冒

流行性感冒简称流感（图 3.11），是由流感病毒引起的急性呼吸道传染病，其潜伏期短、传染性强、传播速度快。主要表现为高热、乏力、头痛、肌肉酸痛等症状，而呼吸道症状轻微。但老年人和慢性病患者则可引起较严重的并发症。

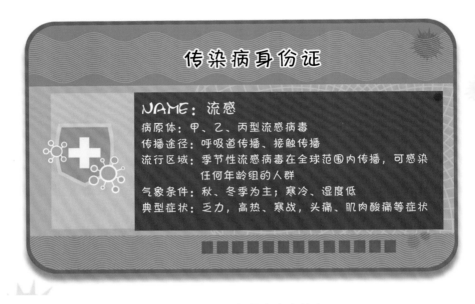

传染病身份证

NAME：流感
病原体：甲、乙、丙型流感病毒
传播途径：呼吸道传播、接触传播
流行区域：季节性流感病毒在全球范围内传播，可感染
　　　　　任何年龄组的人群
气象条件：秋、冬季为主；寒冷、湿度低
典型症状：乏力、高热、寒战、头痛、肌肉酸痛等症状

图 3.11　流感的信息简介

病原体：甲、乙、丙型流感病毒。流感病毒有甲、乙、丙三种类型，直径 80 ～ 120 纳米，呈球形、丝状。甲型流感病毒和乙型流感病毒可引起季节性流行。甲型流感病毒常引起流感大流行，乙型流感病毒常引起局限性流行，丙型流感病毒一般只引起散发，较少引起流感流行。

传播途径：呼吸道传播、接触传播。流感病毒的传播以飞沫经呼吸道传播为主，病毒感染者与携带者的呼吸道分泌物中均有大量的流感病毒，随说话、咳嗽和打喷嚏散发出的飞沫散布在空气中，并可传播至 1 米远，周围的人因吸入这些飞沫而感染，因此可在拥挤场所迅速扩散。此外，流感也可通过接触被污染的手、日常用具等间接传播。

流行区域：季节性流感病毒在全球范围内传播，可感染任何年龄组的人群。

气象条件：秋、冬季为主；寒冷、湿度低。流感在温带地区存在明显的季节性，在亚热带东南亚地区存在一年 2 次的流行周期，在热带地区则无明显的季节性，但热带地区流感的流行与雨季存在紧密联系。在我国四季流感均可发生，以秋、冬季为主。南方在夏、秋季也可见到流感流行。

我们一年四季都可能受流感病毒攻击。不过，冬季的流感病例似乎特别多，原因是冬季天气寒冷，风势强劲，人体容易抵抗力减弱，病毒便乘虚而入，侵袭我们的呼吸系统。在冬季，人们多半在室内活动，又因怕冷经常关闭窗户，空气不流通，病毒容易传播。

另外，若湿度低，呼吸道特别是鼻中的黏膜分泌液不足，黏膜失去滋润，好像冬季的手脚一样，表面干燥爆裂，这情形犹如平添了很多伤口，大大增加了感染的风险。

流感典型症状：乏力、高热、寒战、头痛、肌肉酸痛等症状。典型流感起病急，但如果体征较轻，可伴或不伴流涕、咽痛、干咳等局部症状。查体可见结膜充血。肺部听诊可闻及干啰音。病程 4 ～ 7 天，咳嗽和乏力可持续数周。

人类记载最古老的疾病之一肺结核

肺结核（图 3.12）是一种曾在 17 世纪被称为"人类第一杀手"和在 19 世纪被称为"白色瘟疫"的古老疾病，该疾病是由结核分枝杆菌引起的慢性呼吸道传染性疾病。我国是世界上结核病高负担国家之一，结核病患者总数居甲乙类传染病患者之首，发病人群中 2/3 集中在 15 ～ 54 岁生产能力最强的年龄组，是我国面临的一项重大公共卫生问题。

病原体：结核分枝杆菌。肺结核的病原体是结核分枝杆菌。

传播途径：空气传播。肺结核以空气传播为主。肺结核患者咳嗽、打喷嚏排出的结核杆菌悬浮在飞沫中播散，健康人吸入可致感染；痰液干燥后结核杆菌随尘埃被健康人吸入也可致感染。

气象对传染病的影响

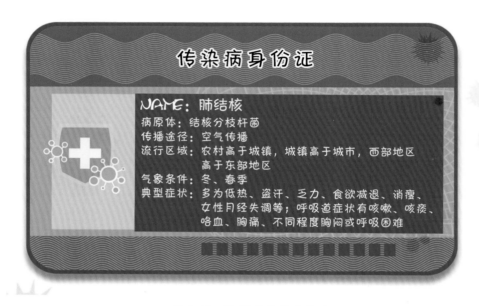

图 3.12　肺结核的信息简介

流行区域：结核病发病农村高于城镇，城镇高于城市，西部地区高于东部地区。我国结核的疫情在经济不发达的中西部地区最高，全国 80% 的结核病人来自农村。

气象条件：冬、春季。从我国报告的肺结核新发病人数来看，该病具有明显的季节性，每年的冬季和春季（除春节所在月份外）报告的新发病人数最多。作为一种具有季节性分布特点的传染性疾病，气象因素（如气温、降水、气压等）可能对肺结核的发病和传播有影响，由于各地在自然环境、生态特征、气象类型、人群免疫，以及其他社会因素等方面的差异，不同的研究得出的气象因素对肺结核的影响作用也不相同，甚至得出相反的结论。

肺结核典型症状：多为低热（午后为著）、盗汗、乏力、食欲减退、消瘦、女性月经失调等；呼吸道症状有咳嗽、咳痰、咯血、胸痛、不同程度的胸闷或呼吸困难。

第 4 章

传染病监测与预测预警

　　我国是一个人口众多的国家，如何识别对国家负担最大和对人民健康影响最严重的传染病，从而对其进行优先防控和干预是一项极其重要的大工程。自 2003 年我国暴发 SARS 疫情以来，政府在传染病预防和控制方面的投入越来越多。目前，我国已拥有世界上规模最大的基于网络的传染病监测系统。

　　什么是传染病监测呢？为什么要开展传染病监测呢？

传染病监测是指卫生部门有计划、有系统、长期地收集、整理传染病在人群中的发生、发展、动态分布及其影响因素等数据资料，密切监控各种传染病的流行、变异规律。

 传染病监测——给病原体布下的天罗地网

有了这些监测数据，我们就可以掌握传染病的流行规律，如什么传染病危害最大？针对这些传染病，可以集中优势资源，进行优先防控和干预，制订并采取适宜的传染病预防控制策略和措施。什么季节哪种传染病更易流行？流行强度高不高？当流行强度高于既往平均水平时，可以及时向有关部门发布预警，采取相应的应对措施，防止发生传染病的大规模流行。

由此我们也可以看到，对传染病进行监测，就像是向病毒洒下了一张天罗地网，让传染病防控人员可以随时掌握"敌方"的一举一动，在传染病流行或暴发前尽早发现苗头，提早部署应对。可以肯定的是，传染病监测是预防和控制传染病的一项有效措施。那么我国是从什么时候开始开展传染病监测的呢？这些年又取得了哪些成绩呢？

早在新中国成立之初，我国就按照"预防为主"的卫生工作方针，把传染病的监测放在了非常重要的位置。

1949 年，我国面临着极为严峻的传染病疫情形势，鼠疫、天花、霍乱、麻疹等急性传染病在民间广泛流行，血吸虫病、疟疾、性传播疾病发病人数每年高达千万例。

在这种严重的形势下，我国政府十分重视传染病防治工作。1955 年国务院颁布了《传染病管理办法》，确定监测管理两类 18 种传染病；1956 年，又将血吸虫病、钩虫病、疟疾等 7 种传染病加入其中，对 25 种传染病进行监测管理。1978 年《中华人民共和国急性传染病管理条例》颁布实施，条例规定监测管理上述 25 种传染病，并将这些传染病分为甲、乙两类。1989 年《中华人民共和国传染病防治法》颁布实施，监测管理的传染病又被细化为甲、乙、丙三类，共计 35 种。2003 年我国暴发 SARS 疫情以后，2004 年我国又对《中华人民共和国传染病防治法》进行了修订，增加了传染性非典型肺炎（SARS）和人感染高致病性禽流感，监测管理的法定传染病达到了甲、乙、丙三类 37 种。2008 年和 2009 年又分别增加了手足口病和甲型 H1N1 流感。2020 年 1 月 20 日经国务院批准，又将新型冠状病毒肺炎纳入法定传染病。截至目前，我国依法监测管理的传染病共 40 种（图 4.1）。

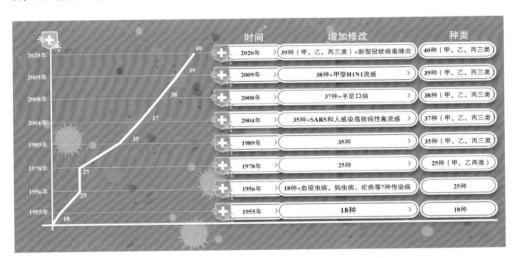

图 4.1　1955 年以来我国依法监测管理的传染病

随着社会发展，我国传染病监测管理的法律、法规都在逐渐健全，但不变的是，每个阶段的传染病防治法规，都对监测报告的传染病病种和内容、报告的程序和时限、报告方式、报告的责任单位和责任人等内容做出了明确而严格的规定。

经过几代疾控人的不懈努力，目前我国已建成法定传染病疫情监测系统（图 4.2 和图 4.3）、突发公共卫生事件监测系统及专病监测系统等。

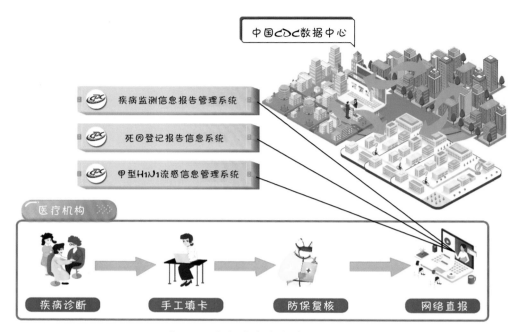

图 4.2　法定传染病疫情监测系统

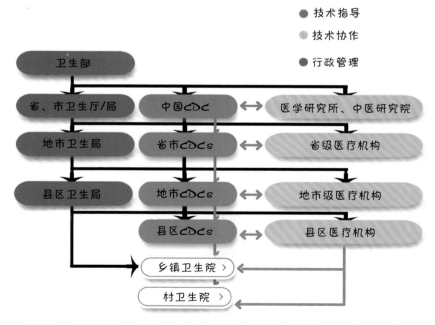

图 4.3　始建于 20 世纪 50 年代的法定传染病疫情监测系统监测流程

这些监测系统形成了一张巨大的网络，汇集了全国各地的传染病信息，在传染病防控的前线发挥着巨大的作用。这些监测系统是传染病防治战线的前哨，起到了"眼睛"的作用，有了它们，"敌方"的任何风吹草动都尽收眼底，这对于我们认识、了解"敌方"至关重要。

法定传染病疫情监测系统

法定传染病疫情监测系统在卫生系统中俗称"大疫情监测系统"，最开始建于 20 世纪 50 年代。这个监测系统是我国最重要、最基本的传染病宏观监测系统。

60 多年来，法定传染病疫情监测系统发生了许多重大的变化。例如，上文提到的法定甲、乙、丙类传染病监测病种在不断调整。此外，与过去相比，传染病疫情监测的内容、形式、手段等方方面面也发生了天翻地覆的变化，如从以前的月报到现在的实时报告，从以前只上报统计汇总表格到现在要报告详细的个案信息，从以前乡、县（区）、地（市）、省、国家逐级上报到现在各级医疗机构可以直接报告，从以前需要邮寄纸质表卡到现在只需要在电脑上填报，无论在哪里，只要有网络就可以通过网络上报电子信息（图 4.4）。

突发公共卫生事件监测系统

2003 年突如其来、蔓延广泛的 SARS 疫情，让人们认识到了突发公共卫生事件的危害。2004 年我国启动了突发公共卫生事件报告制度。2005 年卫生部印发《国家突发公共卫生事件相关信息报告管理工作规范（试行）》，以进一步加强对突发公共卫生事件相关信息报告的管理，保障信息报告系统规范有效地运行，及时准确地掌握突发公共卫生事件相关信息，快速有效地处置各种突发公共卫生事件。突发公共卫生事件的监测，主要是通过长期、连续、系统地收集有关突发事件资料，发现突发事件的发生规律和发展趋势，

气象对传染病的影响

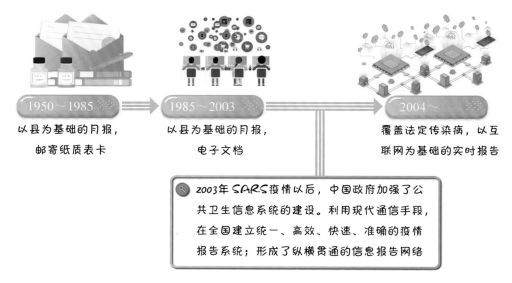

以县为基础的月报，
邮寄纸质表卡

以县为基础的月报，
电子文档

覆盖法定传染病，以互
联网为基础的实时报告

2003年SARS疫情以后，中国政府加强了公
共卫生信息系统的建设。利用现代通信手段，
在全国建立统一、高效、快速、准确的疫情
报告系统；形成了纵横贯通的信息报告网络

图 4.4　我国传染病信息报送的演变历程

从而分析、评估突发事件发生、疾病暴发或流行的可能性。调查和跟踪可疑病例，辨认分析、评估疾病对公众健康的影响及其发展趋势，监测治疗效果等。同时，提出并评估预防和控制措施的效果，并将信息及时向有关部门和人员反映。其中，对重大传染病的监测是突发公共卫生事件监测工作中的一项重要内容。2004 年，突发公共卫生事件相关信息的报告已实现网络直报，和法定传染病疫情监测系统搭建于同一信息平台，分属中国疾病预防控制信息管理系统的不同子系统。

专病监测系统

自 20 世纪 70 年代起，为满足单个传染病防控信息的需求，我国陆续建立了流感、流行性出血热、艾滋病、肺结核和鼠疫等专病监测系统。2003 年 SARS 疫情之后，国家加大了传染病监测的力度，在卫生部的支持下，中国疾病预防控制中心组织 31 个省（自治区、直辖市）恢复、建立了 1700 多个传染病综合监测点，重点对 27 种传染病开展病原学、血清学、影响因素、行为危险因素等监测，弥补了法定传染病疫情监测系统所不能满足的防控信息需求，确立了我国以法定传染病报告为主、专病监测为辅的传染病监测总体格局。

近年来，我国尝试引入了一些新的监测技术和方法，以提高早期发现传染病异常的能力，包括数次自然灾害后（如汶川地震）和举办大型活动期间（如北京奥运会、上海世界博览会）开展的不同范围的症状监测、危险因素监测，以及在国家级和部分地区已经常规开展的媒体舆情监测等。这些新的监测方法，对于提高发现传染病暴发的能力都起到了积极的作用。2009 年以来，中国疾病预防控制中心依托国家科技重大专项"传染病监测技术平台"项目，在全国范围内开展传染病症候群病原学监测，覆盖全国的 90 家实验室、240 多家哨点医院，每年 3 万多份标本检测任务，对于提高全国传染病实验室能力、及时发现和确认新发传染病病原学发挥了重要作用。

人类进入 21 世纪后面临着更多传染病的威胁。频繁而快捷的国际旅行、城市的过度拥挤、环境卫生状况恶化、新的食品卫生问题，环境和气候改变了病媒生物和宿主的结构与数量，并增加了人类与病媒生物的接触，还有战争、饥饿、自然灾害对环境和健康的影响等，都使人类面临的传染病风险更高。同时，传染病病原体也通过变异、重组等，一次次逃避人类的围堵，造成了新的传染病暴发与流行。

2003 年的 SARS 危机、2005 年四川人感染猪链球菌病暴发、2007 年我国发热伴血小板减少综合征集聚性疫情、2009 年全球甲型 H1N1 流感大流行、2010 年广州输入性基孔肯雅热疫情、2011 年新疆输入性脊髓灰质炎野病毒局部传播、2013 年我国人感染 H7N9 禽流感疫情等，这些新发传染病以及不明原因疾病的不断涌现所引起的突发公共卫生事件，已成为近 30 多年来的突出公共卫生问题。

在这样严峻的态势下，传染病的监测工作正面临新的挑战：首先，传染病监测的内容将更加多元化。如何更有效地规划食源性疾病、动物源性疾病、新老传染病，特别是新发不明原因疾病的监测工作，及时发现异常，做到病原鉴定一锤定音是现阶段传染病防控工作中的重大挑战之一。当下传染病暴发流行相关的社会、自然影响因素的监测工作严重不足。其次，现有的监测系统覆盖面还不完整，监测、报告方法还不够敏感、及时。我国幅员辽阔，地区间的发展不平衡，个别地区传染病监测与报告不够及时。再次，我国传染病监测数据质量还不够高，实验室证据不足，传染病监测诊断实验室网络还不健全。尽管近十年来流感、艾滋病、麻疹、脊髓灰质炎、结核病等单个病种的实验室监测能力有了很大提高，但我国目前的传染病实验室建设仍缺乏整体系统规划，缺乏合理的网络布局和统一的建设标准，大多数传染病的检测能力还不能很好地满足当前防控工作的需要。此外，我国传染病监测数据的分析技术和能力不足，监测数据的利用、挖掘不够，传染病疫情评估和预警工作还比较粗放。

传染病监测是传染病防控工作中一项不可或缺的基础性工作。今后一段时期，我国在建设和发展传染病监测系统时应着重关注以下方面：

第一，加强传染病监测系统的顶层设计，制定国家传染病监测战略规划，指导我国传染病监测系统的创新和可持续发展。

第二，系统总结近年来我国传染病法律法规在实施中存在的问题，借鉴国际上传染病防控的立法理念和经验，尽快启动传染病防治法修订和配套法规的修订、制定工作。完善法定传染病病种确定与分类的机制和技术方案，科学调整法定报告传染病病种。

第三，不断完善传染病监测网络，加强传染病实验室体系建设。建立良好的管理和运行机制，加强质量管理与控制，明确具体的常规检测任务，是维持、发展我国传染病网络实验室能力的重要保障。

第四，不断应用科学技术的新理论、新技术，如生物信息技术、云计算技术、空间地理技术等，创新传染病监测、分析、评估和预警技术。

第五，利用新的数据挖掘分析技术与方法，不断系统深入地分析我国所积累的各类监测数据，为传染病防控决策提供更为丰富的科学证据。

 传染病预测预警——传染病防治的吹哨者

疫情预测预警是应对传染病暴发、流行的重要手段。一般纳入卫生部门预测的病种都是对人类健康构成严重问题的重点疾病。

提起预测预警，老百姓可能最熟悉的就是气象预报、预警，因为日常生活中比较常用，大家也比较关心。那什么是传染病预测预警呢？

传染病预测是指根据传染病的发生、发展规律及有关因素，用分析判断、数学模型等方法对传染病的发生、发展和流行趋势作出预测的一种方法。

传染病预警则是指利用预测方法，及早发现传染病异常变化的苗头，发出警示，提醒流行病学专家和工作人员及时调查核实，以达到早发现、早处理的目的。传染病预警是预测方法在实践中的重要应用。

尽管我国传染病防治工作在过去的几十年里已经取得很好的成绩，但近年来不断出现的新发传染病和旧的传染病死灰复燃以及传染病全球化流行、蔓延的趋势，都预示着传染病防治在今后很长一段时间内仍是疾病预防控制工作的重点。

传染病预测预警方法无论在理论还是在实践中都是指导防治措施制订的重要依据和有效方法。通过建立统计分析和数学模型，探讨传染病发展和流行的规律，一方面，可根据预测的数据，有的放矢地采取预防控制措施，并通过跟踪印证来评价预防措施效果，能使预防控制工作更具针对性、预见性和主动性，从而达到防止暴发或流行的目的；另一方面，可将实时疫情信息与同期历史资料比较，发病率高出既往平均水平时，发出暴发或流行的警示，从而实现疾病的预警。但在实际工作中，对于传染病的预测一般使用的都是经验预测的方法，通常存在准确性和敏感性不高以及难以较为准确地进行时间和空间的定位等问题，仍无法完全满足当今传染病控制工作形势的需要。

在我国，传染病预测方法研究起步较晚，20 世纪 80 年代以后才得到较快的发展，特别是 SARS 流行以后，才逐渐成为疾病监测工作中的热点。各级疾病防控中心的工作和科研院校的科研人员从不同疾病、不同层次、不同方法对传染病预测预警进行了大量研究，研究方法多种多样，研究病种也各不相同，主要涉及 SARS、流行性出血热、血吸虫病、肺结核病、流行性脑脊髓膜炎、麻疹、流行性乙型脑炎、甲肝、乙肝、痢疾、伤寒等多种重点传染病。

在传染病预警方面，2002 年中国疾病预防控制中心开始组建多学科专家团队和全国性的研究网络，开展传染病监测预警研究工作，目标是建立覆盖全国的传染病自动监测预警系统，以适应国家传染病防控战略的现实需要。该团队研发的国家传染病自动预警系统（China Infectious Diseases Automated-alert and Response System，CIDARS），历经多年的研发与测试，于 2008 年 4 月成功地在全国范围内运行，它在国家传染病防控工作中显现出不可替代的作用。

目前该预警系统已被纳入疾控系统日常传染病监测与预警工作中，成为各地疫情监测人员早期发现传染病暴发的重要辅助工具，并为 2009 年甲型 H1N1 流感大流行、2010 年上海世界博览会卫生保障、麻疹和疟疾消除行动以及手足口病、急性血吸虫病等传染病的防控提供了疫情早期识别与预警技术支持。

近年来，随着传染病预警系统在传染病暴发与流行早期识别中逐步发挥作用，传染病预警领域引起了人们越来越多的关注。尽管各国在传染病预警数据源、预警模型等方面开展了积极的探索性研究，但总体上传染病预警领域的研究仍处于初级阶段。具体表现如下：一是传染病预警的理论、方法与技术体系仍然需要不断发展和完善；二是传染病预警是典型的跨学科知识应用领域，如何将传染病监测体系、现代网络技术、国际数据处理技术、现代生物技术、计算机技术、地理信息、遥感技术等有机结合起来，更好地应用于传染病预警也仍需进一步探索。

 我们可以获得哪些传染病预警

目前，在我国科技较为发达的一些地区，如深圳、天津等地，已经开始向公众正式发布传染病方面的预测预警信息。深圳市卫生部门已经通过官方网站、微信公众号等途径定期向公众发布流感指数、登革热指数、手足口病指数和感染性腹泻指数等传染病预测预警信息（图4.5）。

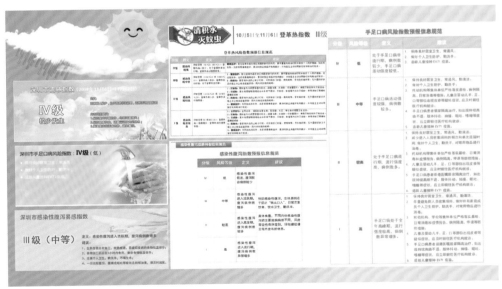

图 4.5　深圳市卫生部门通过多种渠道发布的传染病预测信息示例

其中，最广为人知的是流感指数。对于流感这种传染性强的传染病来说，预防是关键中的关键。世界卫生组织统领全球100多个国家实验室，协同作战，监测流感，严密防控。深圳市疾病预防控制中心是中国第一批流感监测哨点单位，并于 2015 年研发出流感指数，开发流感预报预警新模式。

流感指数主要是利用深圳市每周的流感样病例暴发疫情数、流感样病例百分比、流感病毒检测阳性率等数据，并采用指标筛选、权重系数、专家咨询等方法将这些数据转换为流感指数，用于预测未来一周流感的发生风险。流感指数将流感风险分为四个级别，分别为较少发生、较易发生、易发生和极易发生，并对这些级别向市民提出了应对的建议。我们普通人可以通过定期查询流感指数来判断近期是否要注意预防流感的发生以及采取哪些措施来预防流感。除了深圳以外，天津、武汉等地也已经定期向公众发布流感指数。

除了最常见的流感指数以外，深圳市还对外发布登革热指数、手足口病指数和感染性腹泻指数。登革热指数分为四级，其中Ⅳ级代表感染风险低，而Ⅰ级代表感染风险非常高。当预警等级在Ⅲ级以上时，就需要我们在日常生活中注意做好防蚊虫的措施了。感染性腹泻指数和手足口病指数也都分为四级，和登革热指数一样也是Ⅳ级代表感染风险低，Ⅰ级代表感染风险高，对于不同的等级，可以根据疾病预防控制部门给出的应对建议采取相应的措施。

第 5 章

遏制传染病的关键——防

　　从字面上来看，传染病只要不传染，就不会传播。也由此可见，遏制传染病的关键是"防"。俗话说"知己知彼，百战不殆"，对于传染病的预防，无论是传染病防治工作者还是普通民众，做好防护都是一项重要任务。要想更好地预防传染病，那要先了解传染病，这样才能做到提前预防，有的放矢。

　　对于传染病的预防，应该从两个方向着手：一方面是疾控、医疗机构来防控，另一方面也需要我们在日常生活中进行预防。

疾控、医疗机构如何防控传染病

通常作为传染源的传染病患者是由临床医生首先发现的，因此及时报告和隔离患者是医疗机构不可推卸的责任。同时，疾控、医疗机构还要针对构成传染病流行过程的三个基本环节，也就是对管理传染源、切断传播途径以及保护易感人群这三方面采取综合性的措施，并且根据各种传染病的不同特点，针对传播过程中的主导环节，采取适当的措施，防止传染病继续传播。

管理传染源

传染源能尽早被发现并及时进行管理，对于感染的患者以及未感染的广大公众来说都是很重要的。也正因如此，传染病报告制度是早期发现、控制传染病的一项重要措施，可以使疾病预防控制机构及时掌握疫情，采取必要的流行病学调查和防疫措施。《中华人民共和国传染病防治法》及《突发公共卫生应急事件与传染病疫情监测信息报告管理办法》中对各种传染病的出现采取何种措施有着严格的规定。

在众多的传染病中，甲类传染病的管理是最严格的。鼠疫、霍乱是甲类强制管理的烈性传染病，在城镇要求发现这类传染病后在 2 小时内通过法定传染病疫情监测系统上报。

《中华人民共和国传染病防治法》第三十九条规定，医疗机构发现甲类传染病时，应当及时采取下列措施：

1. 对病人、病原携带者予以隔离治疗，隔离期限根据医学检查结果确定；

2. 对疑似病人，确诊前在指定场所单独隔离治疗；

3. 对医疗机构内的病人、病原携带者、疑似病人的密切接触者，在指定场所进行医学观察和采取其他必要的预防措施。

拒绝隔离治疗或者隔离期未满擅自脱离隔离治疗的，可以由公安机关协助医疗机构采取强制隔离治疗措施。

医疗机构对本单位内被传染病病原体污染的场所、物品以及医疗废物，必须依照法律、法规的规定实施消毒和无害化处置。

乙类传染病的管理仅次于甲类传染病，也是很严格的。新型冠状病毒肺炎、传染性非典型肺炎、艾滋病、病毒性肝炎、脊髓灰质炎、人感染高致病性禽流感、麻疹、流行性出血热、狂犬病、流行性乙型脑炎、登革热、炭疽、细菌性痢疾和阿米巴性痢疾、肺结核、伤寒和副伤寒、流行性脑脊髓膜炎、百日咳、白喉、新生儿破伤风、猩红热、布鲁菌病、淋病、梅毒、钩端螺旋体病、血吸虫病、疟疾、人感染 H7N9 禽流感等 27 种乙类严格管理的传染病，要求发现这类传染病后 24 小时内上报。

值得注意的是，乙类传染病中新型冠状病毒肺炎、传染性非典型肺炎、炭疽中的肺炭疽、人感染高致病性禽流感一旦发生，必须采取甲类传染病的报告、控制措施。对传染病的接触者，应分别按具体情况采取检疫措施，密切观察，并适当做药物预防或预防接种。应尽可能地在人群中检出病原携带者，进行治疗、教育、调整工作岗位和随访观察。特别是对食品制作销售人员、炊事员、保育员，应做定期带菌检查，及时发现，及时治疗及调换工作。对动物传染源如属有经济价值的家禽、家畜，应尽可能加以治疗，必要时宰杀后加以消毒处理。

丙类传染病是管理等级最低的一类传染病，但这些传染病也是我们日常中比较容易流行的传染病。例如，流行性感冒、流行性腮腺炎、风疹、急性出血性结膜炎、麻风病、流行性和地方性斑疹伤寒、黑热病、棘球蚴病、丝虫病、除霍乱、痢疾、伤寒和副伤寒以外的感染性腹泻病、手足口病、甲型 H1N1 流感等，这些传染病是监测管理的传染病，要求发现后 24 小时内上报。

切断传播途径

对于各种传染病，尤其是消化道传染病、虫媒传染病和寄生虫病，切断传播途径通常是起主导作用的预防措施。其主要措施包括隔离和消毒。

隔离

隔离是指将患者或病原携带者妥善地安排在指定的区域，暂时与人群隔离，积极进行治疗、护理，并对具有传染性的分泌物、排泄物、用具等进行必要的消毒处理，防止病原体向外扩散的医疗措施。

不同等级和类型的传染病，隔离的具体方式有所不同：

（1）对传染性强、病死率高的传染病，如霍乱、鼠疫、狂犬病等，应单人单间严密隔离。

（2）对由患者的飞沫和鼻咽分泌物经呼吸道传播的疾病，如传染性非典型肺炎、流行性感冒、流行性脑脊髓膜炎、麻疹、白喉、百日咳、肺结核等，应做呼吸道隔离。

（3）对由患者的排泄物直接或间接污染食物、餐具而传播的传染病，如伤寒、菌痢、甲肝、戊肝、阿米巴病等，最好能在一个病房中只收治一个病种，否则应特别注意加强床边隔离。

（4）对直接或间接接触感染的血液及体液而发生的传染病，如乙肝、丙肝、艾滋病、钩端螺旋体病等，在一个病房中只收治由同种病原体感染的患者。

（5）对病原体经体表或感染部位排出，他人直接或间接与破损皮肤或黏膜接触感染引起的传染病，如破伤风、炭疽、梅毒、淋病和皮肤的真菌感染等，应做接触隔离。

（6）对以昆虫作为媒介传播的传染病，如流行性乙型脑炎、疟疾、斑疹伤寒、回归热和丝虫病等，应做昆虫隔离。病室应有纱窗、纱门，做到防蚊、防蝇等。

（7）对抵抗力特别低的易感者，如长期大量应用免疫抑制剂者、严重烧伤患者、早产婴儿和器官移植患者等，应做保护性隔离。在诊断、治疗和护理工作中，尤其应注意避免医源性感染。

消毒

消毒是切断传播途径的重要措施。一般来说，狭义的消毒是指消灭污染环境的病原体。广义的消毒也包括消灭传播媒介。消毒分为疫源地消毒（包括随时消毒与终末消毒）及预防性消毒两大类。消毒的方法包括物理消毒法和化学消毒法等，可根据不同的传染病进行选择。开展爱国卫生运动、搞好环境卫生是预防传染病的重要措施。

保护易感人群

抵抗力差的易感人群是传染病的青睐者。因此，保护易感人群是传染病防御不可忽视的重要内容。

保护易感人群可以从提高非特异性免疫力和特异性免疫力两方面入手：

（1）提高非特异性免疫力的方法主要包括改善营养、锻炼身体和提高生活水平等。在传染病流行期间应保护好易感人群，避免与患者接触。对有职业性感染可能的高危人群，及时给予预防性措施，一旦发生职业性接触，立即进行有效的预防接种或服药。

（2）采取有重点、有计划的预防接种是提高人群特异性免疫水平的有效手段。人工自动免疫是有计划地对易感者进行疫苗、菌苗、类毒素的接种，使人体在 1 ～ 4 周内主动产生免疫力，维持数月至数年，免疫次数 1 ～ 3 次，主要用于预防传染病。

预防接种对于传染病的控制和消灭起着关键性作用。人类由于普遍接种痘苗，现已在全球范围内消灭了曾对人类危害很大的天花。由于我国在儿童中坚持实行计划免疫，全面推广服食脊髓灰质炎疫苗，目前在我国已基本消

气象对传染病的影响

灭脊髓灰质炎。

 2　居民在日常生活中如何预防传染病

在日常的生活中，生病是常有的事情，各种疾病带给了我们烦恼和痛苦。在生活中做一些简单的改变，就可以有效预防传染病（图5.1）。

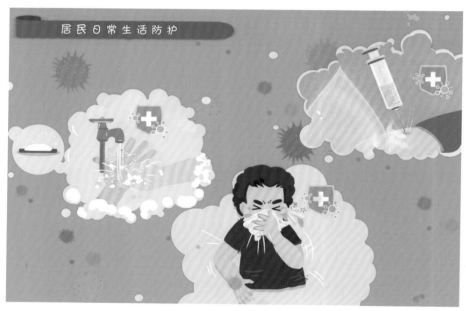

图 5.1　居民日常防范传染病

勤洗手

外出归来、饭前便后、就医后、双手接触呼吸道分泌物后，应立即使用肥皂和流动水彻底清洗手部，然后用干净的纸巾擦干。在没有流动水的地方，可以使用含 75% 乙醇的消毒凝胶对手部进行消毒。

避免与他人共用个人物品

牙刷、毛巾、剃刀、手帕和指甲刀都可以是传染因子（细菌、病毒和真菌）的来源，所以应尽量避免与他人共用个人物品，此外还包括水杯、餐具等。

咳嗽和打喷嚏时掩住口鼻

良好的个人卫生习惯不仅包括个人清洁，还包括在咳嗽和打喷嚏时掩住口鼻。在人群聚集场所打喷嚏或咳嗽时，用手臂、袖子、手绢或纸巾掩盖口鼻，不要随地吐痰，不要随意丢弃吐痰或擤鼻涕时使用过的纸巾。

注意室内卫生和通风

如果周围有呼吸道传染病症状的患者，应增加室内通风换气的次数。开窗时要避免穿堂风，注意保暖。衣服、被褥也要经常在阳光下暴晒。

接种流感疫苗等传染病疫苗

人体免疫系统具有"记忆"先前感染的功能。当身体遇到以前引起感染的微生物时，人体免疫系统会积极产生相应的抗体，以防止第二次感染。因此，通过接种疫苗，可以欺骗身体，让它认为曾经感染过某些特定微生物，从而提高自身的传染病防御能力。

培养良好的食物食用习惯

微生物喜欢所有食品，特别是当食品存放在室温环境时。冷藏可以减缓大部分微生物的生长。给熟食和生食准备单独的砧板，确保所有水果和蔬菜在食用之前已清洗干净。

不要抠鼻、嘴和眼

许多微生物喜欢鼻子温暖和潮湿的环境，以及眼睛和嘴巴的黏膜表面等。避免用手触及这些区域，可有效预防传染病。

谨慎接触动物

动物传染给人的疾病称作动物源性传染病。如果养有宠物，应确保宠物获得定期检查，接种最新疫苗。户外旅行时，避免直接接触野生动物。

四季常见传染病及防治方法

在我国，一般以 3～5 月为春季，6～8 月为夏季，9～11 月为秋季，12 月至次年 2 月为冬季。

多发于冬春季节的传染病及日常防范

冬季天气寒冷，空气干燥，鼻、咽、喉、气管和支气管等呼吸道黏膜抗病能力下降，病毒、细菌容易入侵。再加上冬季人们多聚集在室内，门窗紧闭，室内空气不流通也利于病原体传播。此外，冬季天气寒冷，呼吸道传染病在冬季有较好的滋生环境，人容易患各种呼吸道传染病。冬季的传染病大都为急性呼吸道传染病，具有潜伏期短、传染性强、容易暴发流行等特点。每年的 11 月至次年 2 月是传染病的流行期，12 月至次年 1 月是流行高峰。

春季万物复苏，暖空气开始活跃，气温逐渐回升，环境中的细菌、病毒等致病微生物也开始活跃起来，5～10℃的平均气温适合各种病毒生存繁殖，空气对流较弱，不利于漂浮在地表的病毒扩散，再加上冷暖空气活动频繁，忽冷忽热的天气经常交替出现，体弱的人难以适应，这些都增加了人们感染疾病的风险。每年 3～5 月，麻疹、流行性脑脊髓膜炎的患病率分别占全年的 60% 和 70%。因此，春季也是呼吸道传染病的高发季节。另外，冬去春来，候鸟又开始迁徙，也有可能引发禽流感和人禽流感疫情传播。

综合冬春季节天气特点，像流感、流行性腮腺炎、麻疹、水痘、风疹、支原体肺炎等呼吸道传染病多在这两个季节发生。掌握这些传染病的传播机制并做好提前预防将可以减少传染病的发生（图 5.2）。

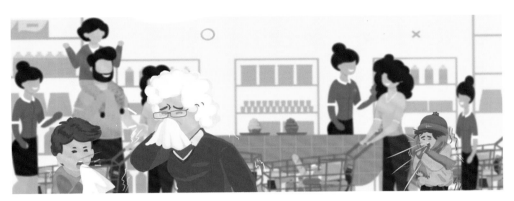

图 5.2　冬春季节需预防多种呼吸道传染病

冬春季节常见传染病

流行性腮腺炎

流行性腮腺炎简称流腮，是儿童和青少年中常见的呼吸道传染病，由腮腺炎病毒引起。可通过鼻咽部分泌物飞沫传播，发病时体温升高，可达到 39 ～ 40℃，腮腺肿大，可以一侧起病，亦可两侧同时起病，也可两侧一先一后起病。

麻疹

麻疹是由麻疹病毒感染引起的急性呼吸道传染病，麻疹患者是唯一传染源，儿童及成人均可发病。一般在发热 3 ～ 4 天后才出现，皮疹从头面部、耳后发际开始，然后迅速布遍全身。患者还有结膜炎和角膜炎的表现，怕光、流泪、眼分泌物多。

水痘

水痘是由水痘 - 带状疱疹病毒感染引起的急性呼吸道传染病，主要经呼吸道飞沫传播，接触被水痘疱疹液污染的尘土、衣服、玩具等也可能被传染，常见于 1 ～ 14 岁儿童。感染后在发热 24 小时内出现皮疹，以躯干为多，簇状分布，开始为红色斑疹，逐渐演变成水疱，水疱干瘪后结痂。

气象对传染病的影响

风疹

风疹是由风疹病毒引起的急性呼吸道传染病，以 1～5 岁儿童为主，以耳后、枕部淋巴结肿大为特征。母亲在怀孕早期特别是头 3 个月感染风疹，易造成流产、死产和新生儿先天性风疹综合征。

支原体肺炎

支原体肺炎是由肺炎支原体引起的急性呼吸道感染伴肺炎，可通过飞沫经呼吸道传染，多发于 5～36 岁，以 10～19 岁青少年居多。该病在大中小学校和集体工作单位可引起小范围暴发流行。

流感

流感是由流感病毒引起的急性呼吸道传染病。以发热、头痛、肌痛和全身不适起病，体温可达 39～40℃，可能有畏寒、寒战，多伴全身肌肉和关节酸痛、乏力、食欲减退等症状。感染乙型流感的儿童常以呕吐、腹痛、腹泻为主要表现。

肺炎

在冬季肺炎也较高发，肺炎目前还没有被纳入法定报告传染病，但有些肺炎是可以传染的。例如，腺病毒肺炎是儿童社区获得性肺炎中较为严重的类型之一，多发于 6 个月至 5 岁儿童，部分患儿临床表现重，是目前造成婴幼儿肺炎死亡和致残的重要原因之一，需要高度关注。

肺炎链球菌性肺炎也是冬季高发的传染病，是导致全球 5 岁以下儿童死亡的重要病因。肺炎链球菌广泛存在于健康成人和儿童的鼻咽腔中，主要通过呼吸道飞沫传播，一个咳嗽或喷嚏就可以将带菌的飞沫散播在空气中，一旦儿童抵抗力下降，肺炎球菌便伺机入侵患儿身体各个部位。

诺如病毒

每年 11 月至次年 4 月是诺如病毒暴发高峰期，可通过手、口、粪便甚至飞沫传播，能够引起急性胃肠炎。所有年龄段的人群对诺如病毒普遍易感，儿童、老年人及免疫缺陷者属高危人群。感染诺如病毒后主要症状为恶心、呕吐、胃痛、腹痛、腹泻等，症状持续时间平均为 2 ～ 3 天，常被称为"冬季呕吐病"。

日常防范

针对冬春季节多发的传染类疾病，我们在日常防范中要做到以下几点：

（1）疫苗接种是预防传染病最有效的方法，但一定要在流行季节前完成接种；

（2）讲究个人卫生，勤洗手、保持良好的呼吸道卫生习惯，咳嗽或打喷嚏时，用上臂或纸巾、毛巾等遮住口鼻，咳嗽或打喷嚏后洗手，尽量避免触摸眼睛、鼻或口；

（3）保持室内经常通风换气，用加湿器调节室内湿度；

（4）在流感流行季节尽量减少到人群密集场所活动，避免接触呼吸道感染患者；

（5）出现发热伴有皮疹、腹痛腹泻等疑似症状应及时就医，出现流感样症状应注意休息及自我隔离，前往公共场所或就医过程中需佩戴口罩；

（6）合理搭配饮食，坚持体育锻炼，保持充足的睡眠，保持轻松的心情，提高自身免疫力，从而增强机体的抗病能力。

多发于夏秋季节的传染病及日常防范

夏季气温升高，这个季节蚊虫的繁殖量增大，活动空间增大，导致虫媒传染病多发。食物中的细菌也更容易孳生，导致肠道传染病多发。所以，夏季常见传染病主要有肠道传染病、虫媒传染病及自然疫源性疾病等几类。

秋季温差大，忽冷忽热，天气变化容易引起感冒、腹部受凉，因此秋季腹泻成为秋季多发于婴幼儿群体的常见传染病。

夏秋季节常见的传染病主要有消化道传染病、虫媒传染病及呼吸道传染病等几类（图 5.3）。

气象对传染病的影响

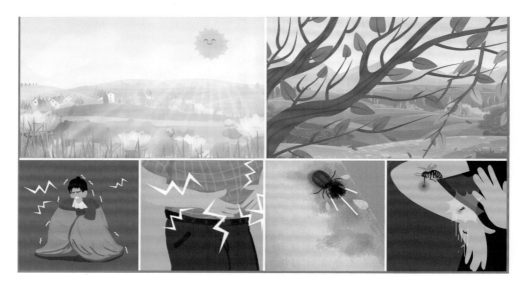

图 5.3　夏秋季节需防范消化道传染病及虫媒传染病等

夏秋季节常见传染病

消化道传染病

消化道传染病主要由细菌或者病毒感染引起，以消化道症状为主。常见的有细菌性痢疾、肠道病毒感染、手足口病等。这些传染病的特点是潜伏期比较短，发病急、传播快、传染性强、危害性大，如不及时采取有效的预防控制措施，很容易造成某种消化道传染病的流行与暴发。

（1）细菌性痢疾：以腹痛、腹泻、黏液脓血便及里急后重为主要症状，可伴有发热、畏寒，严重者可出现感染性休克或中毒性脑病，甚至危及生命。

（2）肠道病毒感染：多由轮状病毒、诺如病毒、肠腺病毒引起。主要表现为频繁腹泻，水样便，可伴有脱水、低热。病程 3 ～ 5 天，部分腺病毒感染病程较长，或者转为慢性感染。

（3）手足口病：该病起于春季，盛于夏季，是由多种肠道病毒引起的常见传染病，主要经消化道传播，以婴幼儿发病为主。以发热，手、足、口腔和臀部等部位出现皮疹为主要临床表现。大多数患者症状轻微，重症病例多为学龄前儿童，尤其是 3 岁以下的儿童占发病数的 90% 以上。

（4）婴幼儿秋季腹泻：是指秋冬季节的婴幼儿腹泻，有比较明显的季节性，一般发生在秋冬比较寒冷的阶段。患病年龄以 6 个月至 3 岁最多见，病原体有轮状病毒、致肠细胞病变人孤儿病毒、柯萨奇病毒，主要祸首是轮状病毒。秋季腹泻的主要特征是感冒、呕吐、腹泻。该病呈散发或小流行，经粪－口传播，也可通过气溶胶形式经呼吸道感染而致病。

虫媒传播疾病

由于夏秋季节降水、气温、湿度、地面植被等条件的变化，很多病原体繁殖加速，并且孳生出大量协助病原体传播的昆虫媒介，由虫媒传播的流行性乙型脑炎、登革热等疾病发病率增加。

（1）流行性乙型脑炎：主要分布在亚洲远东和东南亚地区，经蚊虫传播，多见于夏秋季。其发病急，有高热、意识障碍、惊厥、强直性痉挛和脑膜刺激征等，重型患者病后往往留有后遗症。

（2）登革热：是由登革病毒引起、伊蚊传播的一种急性传染病。发病特征为高热，全身肌肉、骨骼及关节疼痛，极度疲乏，部分患者可有皮疹、出血倾向和淋巴结肿大。我国多在两广、云南及台湾地区流行。

日常防范

针对夏秋季常见的消化道传染病及虫媒传染病，需从以下方面做好防范：

（1）对于肠道病毒感染疾病，要注意饮食和水源卫生，提倡不喝未经消毒的生水。此外，对患者的排泄物、呕吐物等要及时消毒。

（2）对于虫媒传播疾病，要做好防蚊、灭蚊等工作，必要时喷洒杀蚊虫药。

（3）对于秋季腹泻，要做好婴幼儿秋冬季节的保暖工作、调节饮食等。

参考文献

陈深侠，陈先清，1998. 气象灾害对传染病疫情的影响. 中国公共卫生，14（10）：8-9.

陈新华，陆如山，1999. 厄尔尼诺与拉尼娜对健康的影响. 国外医学 社会医学分册，26（4）：170-172.

陈则，2004. 对人类流感大流行的反思. 实验动物科学与管理，21（2）：46-47.

崇田雨，2003. 四季传染病防治手册. 广州：广东人民出版社.

龚震宇，2001. 全球的霍乱流行概况. 国外医学情报，22（1）：26-28.

郭云海，何宏轩，2008. 全球气候变暖与传染病. 现代预防医学，35（22）：4504-4505，4510.

胡世雄，邢慧娴，邓志红，2007. 我国传染病的预测预警现状. 中华预防医学会杂志，41（5）：407-410.

阚海东，姜宜萱，陈仁杰，2018. 气象因素与人群健康研究的前沿进展. 山东大学学报（医学版），56（8）：7-13.

李国栋，张俊华，焦耿军，等，2013. 气候变化对传染病暴发流行的影响研究进展. 生态学报，33（21）：6762-6773.

李建静，李建宇，2011. 季节性易发传染病防治. 北京：金盾出版社.

李兰娟，任红，2013. 传染病学. 8版. 北京：人民卫生出版社.

李媛媛，徐成东，肖革新，等，2016. 京津唐地区细菌性痢疾社会经济影响时空分析. 地球信息科学学报，18（12）：1615-1623.

林玫，李永红，董柏青，2010. 传染病预测预警方法在我国的应用现状. 中国热带医学，10（3）：308-309，348.

刘起勇，2013. 气候变化对媒介生物性传染病的影响. 中华卫生杀虫药械，19（1）：1-7，12.

钱颖骏，李石柱，王强，等，2010. 气候变化对人体健康影响的研究进展. 气候变化研究进展，6（4）：241-247.

乔丽萍，李佳祎，2020. 1918年大流感爆发传播的原因及启示. 山西大同大学学报（社会科学版），34（3）：44-49.

曲波，黄德生，郭海强，等，2005. 气象因素与两种虫媒传染病关系的探讨. 中国媒介生物学及控制杂志，16（6）：450-452.

瞿忠琼，陈昌春，2004. 全球变暖对人类健康的影响与对策研究. 四川环境，23（5）：72-75.

上海市医学会，上海市医学会医学病毒专科分会，上海市医学会感染病专科分会组编，2018.
　名医支招　防治感染性疾病.上海：上海科学技术出版社.

深圳市疾病预防控制中心，2019.深圳疾控中心疾病预防专题.[2019-08-01].http://www.szcdc.net/.

王鲁茜，阚飙，2011.气候变化影响霍乱流行的研究进展.疾病监测，26（5）：404-408.

王蜜，2020.在记忆与遗忘之间：作为一种集体记忆的瘟疫——以1918年大流感为例.广州大
　学学报（社会科学版），19（5）：106-111.

王宁，李杰，李学文，等，2015.极端天气事件干旱对人类健康影响研究进展.中国公共卫生，
　31（3）：379-382.

王晓中，孙时，耿丽梅，2011.气候变化对媒介传播传染病影响的区域分析及应对措施.中国
　国境卫生检疫杂志，34（2）：134-138.

王秀峰，2001.厄尔尼诺现象与人类健康.中华医学科研管理杂志，14（4）：63，3.

王旭东，孟庆龙，2003.从历史上的鼠疫大流行看瘟疫对人类社会的影响.中国经贸导刊，
　（12）：48-49.

王旭东，孟庆龙，2003.人类再同瘟疫抗争中完善自我.科学新闻，19：46.

王旭东，孟庆龙，2005.世界瘟疫史.北京：中国社会科学出版社.

乌兰图雅，2016.全球气候变暖对传染病的直接和潜在影响分析.河套学院学报，1：98-102.

吴小敏，吴永胜，程锦泉，等，2010.气候变化与传染病关系研究进展.中国公共卫生，26（1）：
　127-128.

吴晓旭，田怀玉，周森，等，2013.全球变化对人类传染病发生与传播的影响.中国科学：地
　球科学，43（11）：1743-1759.

严有望，2001.厄尔尼诺现象与人类健康.自然杂志，23（3）：149-152.

严有望，李少安，2001.厄尔尼诺与传染病流行.国外医学 医学地理分册，22（1）：24-26，29.

杨坤，王显红，吕山，等，2006.气候变暖对中国几种重要媒介传播疾病的影响.国际医学寄
　生虫病杂志，33（4）：182-187，224.

杨柳，周国琪，邹纯朴，2008.细菌性痢疾发病与气象因素的灰色关联分析.数理医药学杂志，
　21（6）：707-708.

杨维中，2013.我国传染病监测工作回顾与展望.中华预防医学会杂志，47（12）：1075-1077.

杨维中，兰亚佳，李中杰，2014.传染病预警研究回顾与展望.中华预防医学会杂志，48（4）：
　244-247.

于新蕊，陶立林，2001.厄尔尼诺与人类健康.国外医学 社会医学分册，18（4）：175-178.

于长水，张之伦，丛波泉，等，1998.全球变暖与传染病动向.中华流行病学杂志，2：114-117.

袁帆，蓝雨，郭俊峰，等，2009. 1968 年流感大流行的流行病学概述 . 病毒学报，25（S1）：
33-35.

张庆阳，琚建华，王卫丹，等，2007. 气候变暖对人类健康的影响 . 气象科技，35（2）：
245-248.

张颖，毕鹏，2008. 气候变化与传染病关系述评 . 中国健康教育，24（10）：781-783.

郑静晨，王鲜平，曹力 . 2014. 练就防身术 瘟疫难染身 . 北京：中国科学技术出版社 .

郑学礼，2011. 全球气候变化与自然疫源性、虫媒传染病 . 中国病原生物学杂志，6（5）：
384-387.

朱海彬，2014. 近年来对 ENSO 的研究进展综述 . 绵阳师范学院学报，33（8）：110-116.

曾祥兴，李康生，2010. 流感百年：20 世纪流感大流行的回顾与启示 . 医学与社会，23（11）：
4-6.

总 主 编　柳艳香

副总主编　姚孝元　吴　昊

健 康 气 象

闲话气象与心理／伤害

主　编　李蔼恂　郜婧婧　叶鹏鹏

科学出版社

北　京

内 容 简 介

本书针对"心理"和"伤害"方面的气象敏感性疾病，如抑郁症、自杀、创伤后应激障碍等心理疾病以及道路交通伤害、跌倒、溺水、动物伤等伤害类疾病，结合国内外最新研究成果，重点介绍其对人群健康的影响现状、发生原因，气候变化、气象因子对疾病发生、发展的影响，以及防御措施。

本书内容丰富、图文并茂、通俗易懂，可供关注"心理"和"伤害"方面的读者及从事医疗气象的研究人员使用，并可作为大众科普读物。

图书在版编目（CIP）数据

闲话气象与心理/伤害/李蔼恂，郜婧婧，叶鹏鹏主编 . —北京：科学出版社，2022.1

（健康气象/柳艳香总主编）

ISBN 978-7-03-069575-8

Ⅰ . ①闲⋯ Ⅱ . ①李⋯ ②郜⋯ ③叶⋯ Ⅲ . ①气象学 – 影响 – 心理疾病 – 研究 Ⅳ . ① R395.2-05

中国版本图书馆 CIP 数据核字（2021）第 164403 号

责任编辑：丁慧颖 韩 鹏 / 责任校对：张小霞
责任印制：肖 兴 / 封面设计：龙 岩

科 学 出 版 社 出版
北京东黄城根北街 16 号
邮政编码：100717
http://www.sciencep.com

北京九天鸿程印刷有限责任公司 印刷
科学出版社发行 各地新华书店经销
*
2022 年 1 月第 一 版 开本：720×1000 1/16
2022 年 1 月第一次印刷 印张：31
字数：370 000
定价：**88.00 元（全 5 册）**
（如有印装质量问题，我社负责调换）

前　言

　　精神疾病是生物、心理和社会因素及个人和环境之间多因素综合作用的结果，会给社会造成沉重的健康负担。随着人们生活压力和社会压力的不断增大，精神疾病（尤其是抑郁症）发病率也不断增加。据世界卫生组织预计，到2030年，抑郁症将位列全球疾病负担之首。此外，受重大公共事件的影响，如"5·12"汶川地震、新型冠状病毒肺炎疫情等，都会导致部分人群患创伤后应激障碍。

　　"气象情绪反应"是指气象环境对人的心理情绪有明显的影响，甚至还会影响我们的行为。全球变暖和空气污染因素被认为是心理精神疾病的危险因素之一；极端天气会诱发或加重心理精神疾病的症状。在高温环境下，人的精神状态容易产生波动和出现异常，容易导致情绪和认知行为的紊乱，而在低温环境下，人的新陈代谢等生理机制处于抑制状态，易出现情绪低落、注意力不集中、心悸心慌和失眠多梦等现象，甚至导致抑郁。

　　极端天气也是伤害发生的主要诱因之一，如冬季的低温雨雪天气会使老年人因肌肉僵硬、关节不灵活而易摔倒。夏季高温会使驾驶员易疲劳、情绪不稳，造成道路交通伤害的潜在风险升高。

　　本书分为"心理篇"和"伤害篇"两部分，介绍抑郁症、自杀、创伤后应激障碍等心理类疾病及道路交通伤害、跌倒、溺水、动物伤等伤害类疾病，对人群健康的影响现状、发生原因，从气象因素出发，重点讲解气候变化、气象因子对疾病发生、发展的影响，以及防御措施。

　　希望本书能为气象、卫生健康、疾病防控等相关领域的科研人员和广大普通读者提供帮助和参考。本书的编写过程得到了中国疾病预防控制中心慢性非传染性疾病预防控制中心的段蕾蕾研究员的悉心指导，一并表示感谢！

编　者

2021 年 3 月

目 录

心 理 篇

伤　害　篇

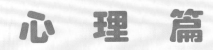

心 理 篇

第1章

审视内心，直面情绪变化

　　在人生的道路上，我们遇到最大的敌人，有时不是能力，不是条件，而是情绪。当情绪好了，生活会越过越好；情绪不好，纵然有美好的事情发生也无法感受到（图1.1）。

　　现代社会，世界格局瞬息万变，生活日新月异。面对高强度的工作压力和快速的生活节奏，越来越多的人出现情绪波动，在日常生活中会对挑战产生短暂的情绪反应，不少人感到焦虑和抑郁，甚至有人陷入心理痛苦，产生精神障碍。我们需要做的是正视这些负面情绪，要知道人在生理上会患病，在心理上当然也会患病。

　　虽然从战略上要藐视"敌人"，但在战术上要重视它们。正所谓"知己知彼，百战不殆"。就让我们先从下面的小测试开始，认识自己在情绪上存在的问题吧。

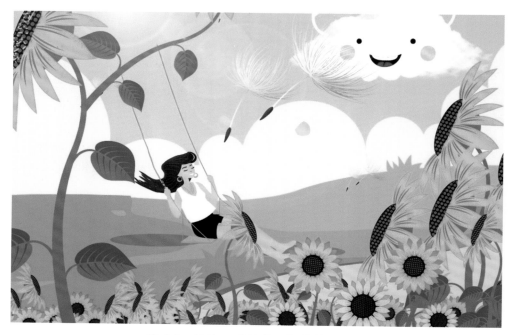

图 1.1　关注心理健康，拥抱美好生活

 小测试 ｜ 你了解自己的情绪问题吗?

　　由英国医生 Goldberg 等编制的心理问题自评问卷已经过国内外大量研究的验证，有很高的普适性。请对照自己的真实情况作答，回答"是"得 1 分，回答"否"得 0 分。这只是为了帮助你更了解自己，可以在一个人的时候悄悄地完成，没有对与错哦!

　　（1）是否干什么事情都不能专心

　　（2）是否因心烦而睡眠很少

　　（3）是否感到在各种事情上都不能发挥作用

　　（4）是否对一些问题没有能力做出决断

　　（5）是否总是处于紧张之中

　　（6）是否感到无法克服困难

　　（7）是否不能从日常生活中感到乐趣

（8）是否不能够面对困难

（9）是否感到不高兴和心情压抑

（10）是否对自己失去信心

（11）是否认为自己是无用的人

（12）是否对所有的事情都感到不值得高兴

如果得分为0～3分，恭喜你！你是情绪管理大师！拥有积极向上的生活态度，在生活中即使出现不良的情绪问题，你自己都可以很好地化解掉，要继续保持。

如果得分为4～12分，可能要重视你的心理问题。需要改变生活习惯，通过保持充足睡眠、享受音乐、多做运动、向朋友家人倾诉烦恼等方式缓解紧张的情绪，必要时就医进行治疗。

第 2 章

情绪疾病知多少

　　在日常生活中，我们都或多或少会受到情绪波动的影响，可能某一天精神状态不佳，抑郁、焦躁等，这都是很普遍的情况。但如果这些负面情绪持续几个星期，不能自我缓解，这些负面情绪会给日常生活带来困扰，那可能就是情绪疾病了。

　　说起"情绪疾病"或"心理疾病"，人们总觉得含有贬义。但越来越多的研究表明，某些情绪疾病或许能激发异于常人的能力。细数历史上的天才们，凡·高、贝多芬、米开朗基罗、查尔斯·狄更斯、温斯顿·丘吉尔、约翰·纳什等，他们都在各自的领域上卓有成就，但都有着古怪的性格和反常的行为。

闲话气象与心理 / 伤害

伟人也逃不出情绪疾病的魔掌

很多在艺术方面表现卓绝的天才都患有情绪疾病。最被人们熟知的可能就是画家凡·高，他一生中表现出过很多古怪的、超出一般人理解范围的行为，如割下自己的左耳，还把自己关进精神疗养院。天才音乐家贝多芬是典型的躁郁双相情感障碍患者，躁狂症发作令他处于高潮兴奋状态，给他的音乐作品也注入了独有的激情（图2.1）。挪威画家爱德华·蒙克患有急性焦虑症，有一次他在落日时分走在街上，突然疾病发作，他战战栗栗，动弹不得，回去后创作出了著名画作《呐喊》，也拉开了欧洲表现主义艺术的序幕。

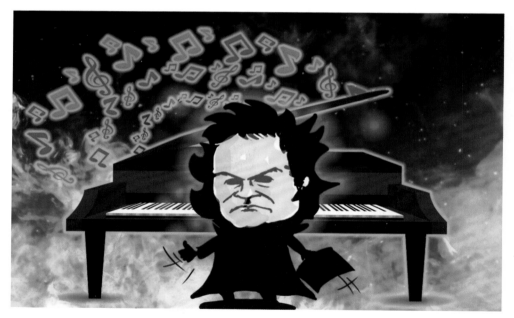

图 2.1　情绪疾病成就贝多芬的非凡音乐

文学家是情绪疾病的高发群体，被誉为"世界儿童文学的太阳"的安徒生患有广泛性焦虑障碍，他担心自己会得病、担心遭到突如其来的火灾或轮船失事……他生活在忧虑中。在20世纪日本的杰出作家中，有数十位以自杀结束生命，包括泰斗级的作家芥川龙之介、太宰治、川端康成等，他们的作品中大多流露出很明显的抑郁倾向。

美国前总统亚伯拉罕·林肯和英国前首相温斯顿·丘吉尔都曾患抑郁症。有心理学家认为，他们所表现出的政治理性、对现实精准的判断力，都与抑郁有关。丘吉尔在形容困扰自己近乎终身的抑郁症时说，"心中的抑郁就像只黑狗，一有机会就咬住我不放"（图2.2）。但也由于有了"黑狗"的陪伴，强烈的亢奋情绪使得丘吉尔可以整晚地写作，最后其旷世巨作《第二次世界大战回忆录》获诺贝尔文学奖。

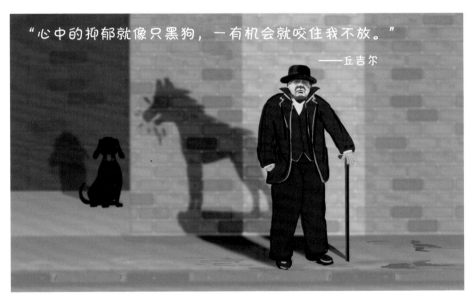

"心中的抑郁就像只黑狗，一有机会就咬住我不放。"
——丘吉尔

图2.2 英国前首相温斯顿·丘吉尔患有抑郁症

科学家在情绪疾病上也未能幸免。历史学家研究发现，伟大的科学家牛顿似乎跟每一种精神科疾病都沾边儿，如抑郁症、精神分裂症、躁郁症等，但不妨碍他为人类做出了许多巨大的贡献。生物学家达尔文患有严重的焦虑症和疑病症，从30岁开始，他便时常出现抽搐、作呕、痛哭等奇怪的生理症状，还因为有非常严重的场所恐惧症而搬家。数学家库尔特·哥德尔临终前有很严重的被害妄想，总怀疑有人要毒死自己，最终因为不信任别人的照顾，死于绝食造成的营养不良。

当然，情绪疾病与天才的成就不是必然的因果关系，或许是在众多有心理问题的人群中恰好出现了一两个天才，这样才更容易被人们铭记。在其中情绪疾病是否有推动作用，目前尚未有定论。只是希望大家能理解，情绪疾病并不可怕，即使患有情绪疾病，也不必讳疾忌医。通过了解情绪上的问题，正面对待，说不定能把负面的扭转成积极的，从而成就一番更大的事业。

2　情绪疾病的种类

情绪疾病，在医学上称为"情感性精神障碍"，是当今精神医学研究的热点之一。其主要特点是高频次或持续地受情绪困扰，使社会生活、个人生活能力受到损害。临床上主要表现为情绪高涨或低落，伴有相应的认知和行为改变，以及幻觉、妄想等精神上的病性症状，还会以身体病症如头痛、失眠、疲倦和原因不明的疼痛等表现出来。大多数患者有反复发作倾向，每次发作多可缓解，部分可有残留症状或转为慢性病症。

按情绪和生理的临床表现分类

据统计，目前与情绪有关的疾病有 200 多种。按情绪和生理的临床表现进行分类，较为常见的有抑郁症、焦虑症、强迫症、疑病症、孤独症、躁狂症、恐惧症等。

- ✓ 抑郁症，主要表现为一个人原本很开朗，但是不知不觉变得精神不振，情绪低落，失眠，没有胃口，没有精力，很消极。
- ✓ 焦虑症，主要表现为突然觉得胸闷、烦躁不安，吃不好、睡不香。
- ✓ 强迫症，主要表现为反复思虑，担心一些事情；常做某些自己也认为没有必要的动作，但无法控制，因而痛苦。

✓ 疑病症，过分担心自己的身体问题，怀疑自己得了某种病，医生检查发现没有问题，但仍坚持认为自己有病，四处寻医。

✓ 孤独症（自闭症），主要表现为社会交往障碍、交流障碍、兴趣狭窄及刻板重复的行为方式（图2.3）。

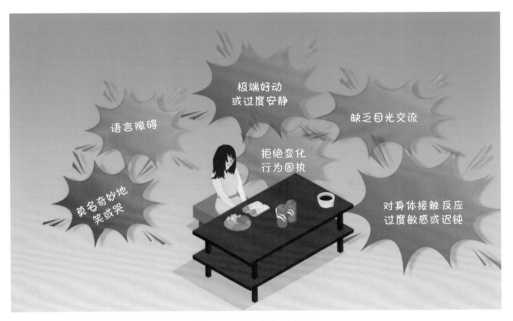

图 2.3 孤独症的表现

✓ 躁狂症，主要表现为情绪高涨或易激惹，伴随精力旺盛、言语增多、活动增多，严重时伴有幻觉、妄想、紧张等症状。

✓ 恐惧症，如怕高、怕人，因此有回避行为并深感痛苦，影响工作和生活。例如，恐高症、社交恐惧症（图2.4）等。

按所含情绪问题分类

在行为遗传学上，按所含的情绪问题把情绪疾病主要分为单相情感障碍和双相情感障碍两类。单相情感障碍是指单一情绪成分的情感障碍，如抑郁症、自闭症等。双相情感障碍是指含两种情绪成分的情感障碍，如躁狂抑郁症等。

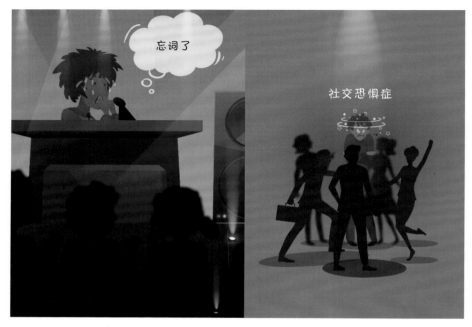

图 2.4　社交恐惧症的表现

3 抑郁症

我们欠抑郁症一个解释

　　先讲个小故事。从前有个人去看医生，他说自己很沮丧，在这个世上觉得非常孤独。医生说："不要紧，城里的马戏团有位著名的小丑，会说所有笑话。看了他的表演，你就不会再烦恼了。"医生本以为给出了这个建议，患者就会起身告辞，但没有料到眼前的患者却哭着说："可是医生，我就是那个小丑啊。"（图 2.5）

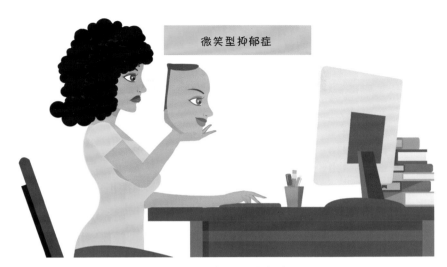

微笑型抑郁症

图 2.7　微笑型抑郁症

抑郁症不代表性格软弱

有部分人认为，成功的人不会得抑郁症，只有那些生活过得不好、常碰壁、内心脆弱或遭受了重大不幸事件的人才容易得病，其实不然。简单来讲，如同缺铁会导致贫血一样，抑郁症的发病机制是患者脑内某些神经递质失衡、异常，患者由此产生的外在表现是情绪低落、自卑、精力不济、兴趣和愉快感丧失等。所以，抑郁症有其生物学原因，不一定是性格软弱造成的。

和朋友聊天治不了抑郁症

很多人会选择通过和亲朋好友聊天来缓解一时的低落情绪，但如果患了抑郁症，和亲友聊天倾诉的作用非常微弱。尤其是重度抑郁症患者，在被抑郁情绪控制时，他们不想见人，不想出门，更是没有主动向他人倾诉的欲望。轻度抑郁症患者虽然会向他人倾诉负面感受，却没办法真正听取对方的建议。所以，如果被确诊为抑郁症，就要听从医生的建议，不论是单纯药物治疗还是药物结合心理治疗，都务必要遵从医嘱。

抑郁症的真面目

抑郁症是一种常见的情感性精神障碍疾病，有人称它是心灵的"感冒"，但多喝水对它没什么作用。生理（如遗传、出现重大身体疾病等）、心理（如焦虑）与社会环境（如环境的改变、遭遇应激性事件等）等诸多因素共同参与了抑郁症的发病过程。

英国前首相温斯顿·丘吉尔曾把抑郁症比喻成"黑狗"，这十分生动贴切。抑郁症既具有来自动物本能中的攻击性，但又不会一次性置人于死地，它如影随形地跟在身后，在不经意间扑来。后来"黑狗"成了抑郁症的代名词。

抑郁症患者的感受

《庄子·秋水》篇曰，"子非鱼，安知鱼之乐？"往往，我们只看到抑郁症患者过分的悲伤，而无法切身体会他们的痛苦。旁人起初会表示理解和同情，渐渐地也会不耐烦："他现在是不是也应该振作一点了！"当正常人在外界条件严酷时会或多或少做出抗争等反应，而抑郁症患者在这种情况下通常只会不知所措。

接下来，就让我们尝试着走进抑郁症患者的世界。接受采访的抑郁症患者是这么描述自己的感受的（图 2.8）：

自己的感官像被隔了一层东西，有时候没有缘由地消沉。

不只是难过，而是非常难过，特别悲伤，即使自己想控制也控制不住。

不开心，总也高兴不起来，即使有时候好一些，却又突然被拉回去。

有时想躲到没人的地方大哭一场，有时候却压抑到根本哭不出来。

常常感到胸闷，有压迫感，容易疲劳，没胃口，睡不好觉。

对很多事都提不起兴趣，有时会很自责。心里很恐慌。

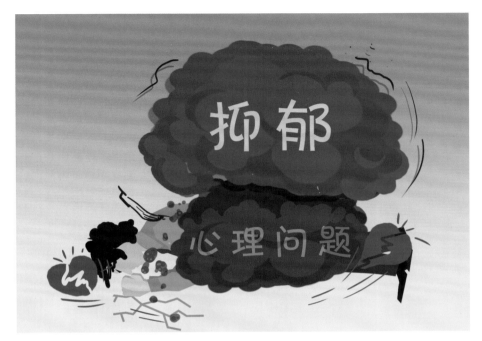

图 2.8   抑郁症患者的感受

抑郁症的症状

在临床上，抑郁症会产生情感、生理、心理和认知四个方面的症状。这些症状经常会互相影响，形成一个恶性循环（图 2.9）。

情感症状

持续显著的、与其处境不相称的情绪低落、悲伤或空虚，可以从闷闷不乐到悲痛欲绝，甚至发生木僵；对什么事都不感兴趣，体验不到生活的乐趣。

生理症状

行动迟缓、疲劳、无力，有些人会出现心慌、头痛、肌肉酸痛或者胃肠道不舒服；有时也会明显紧张、焦虑和运动性激越；食欲改变，可以是增加或减少；睡眠障碍，可能是失眠或嗜睡。

心理症状

会出现自我贬低、过于自责。4%～10%的严重抑郁症患者会有自杀倾向，会存在自杀、自伤行为。

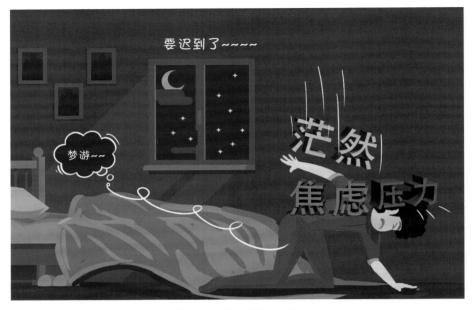

图 2.9　抑郁症的症状

认知症状

难以集中注意力、思考困难、下决定时常常犹豫不决，导致工作能力减退。

在精神科临床表现上，如果出现持续显著的心情低落、兴趣减退、精力体力下降这三条核心症状，且持续时间达到两周，则确诊为抑郁症。

抑郁症有生理基础吗

和其他身体疾病一样，抑郁症有一个完整的病理过程。抑郁症与遗传基因、神经系统、免疫系统等生物基础有关。

在早期，科学家把抑郁症病因的研究重点放在家族遗传上，期望通过修复基因达到治疗疾病的目的。目前已经找到了一些与抑郁症有关的易感基因，如发现某些与免疫、神经信号通路、突触密度、组蛋白相关的基因和抑郁症的发生具有相关性。但是在实验研究中发现，要么这些基因起的作用很弱，要么实验结果无法重复。从概率统计上来看，如果父母患抑郁症，孩子的患病风险是一般人群的 2 ～ 10 倍，但不意味着一定会发病。也有研究得出结论，抑郁症的遗传概率约为 37%，还有很多非遗传因素在抑郁症发病中发挥重要作用。

　　近年来，在抑郁症患者脑功能和神经系统的病理研究方面有很大的进展。人类能感受喜怒哀乐，靠的是化学递质在大脑内的传递。在正常人的大脑内，血清素（又称 5- 羟色胺，5-HT）负责传递情感信息，多巴胺负责产生兴奋感，去甲肾上腺素让人活跃。但抑郁症患者大脑内的这些激素分泌失调，使患者失去了感受快乐的能力，也没法感知和回应积极情绪。严重抑郁症患者的大脑结构可能会发生明显的病理性改变，如本来负责记忆生成的海马体可能会萎缩、前额叶皮质功能失调、杏仁核病变等（图 2.10）。

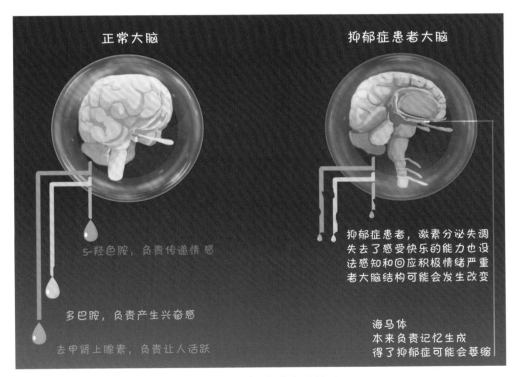

图 2.10　抑郁症的生理基础

　　磁共振功能成像研究显示，不同的抑郁症状与大脑不同系统的功能受损有关。在面对同样的刺激时，抑郁症患者大脑和健康者大脑的活跃度是不同的。有些患者大脑白质被破坏，神经通路受损，会引发如无故失眠、反应迟钝、易疲劳等症状。

免疫系统的异常，如免疫失调、慢性炎症、微生物群导致的肠 - 脑功能障碍等，也都被证实与抑郁症有关。

数说抑郁症

目前，全球至少有 3.5 亿抑郁症患者；在患病人群中，女性和男性的比例约为 2：1。中国的抑郁症患者数已经超过 1 亿，这意味着平均每 14 个人里可能就有 1 个抑郁症患者，还有更多的徘徊在抑郁症边缘的待治疗和疏导的人群。而且，随着社会的发展，人们工作、学习和生活压力不断增大，抑郁症的发病率还在不断增加。据世界卫生组织预计，到 2030 年，抑郁症将位列全球疾病负担之首。

女性、青少年、老年人、贫困者，以及社会压力大、作息不规律者是抑郁症的易感人群。女性在经期、产后、更年期，由于受激素、生活状态改变的影响，更易患上抑郁症。中国妇女产后出现抑郁症状的比例高达 50%～70%，超过 10% 的人会发展成严重的抑郁症。老年人由于所处社会环境发生变化或自身患上疾病，也易得抑郁症。同时，抑郁症正在年轻化。2019 年中，"大学生抑郁症发病率逐年攀升"的话题多次进入微博热搜榜。据世界卫生组织统计，约有 25% 的中国大学生表示有或有过抑郁症状。耶鲁大学调查发现，45% 的中国留学生称曾出现过抑郁症状。未经世事的儿童也有患抑郁症的风险，发生率为 0.4%～2.5%。

现如今，抑郁症已成为世界各地的首要致残原因。在全球每年自杀的将近 100 万人中，有近一半是抑郁症患者。尽管如此，全球只有不足一半的抑郁症患者接受有效治疗。2013 年有估计显示，2012 年美国约有 4380 万人患精神疾病，但其中只有 1960 万人获得了精神健康服务。在我国，抑郁症患者就诊率不足 10%。

抑郁症是能够治愈的

当我们面对抑郁症时，最常见的反应是劝解自己或别人，想开一点就好了。也有人担心自己得了抑郁症，进而导致恐慌害怕。而患者也会因为对抑郁症的误解，觉得是自己没用，感到羞耻和自责，不敢求助。这些处理方式都是不对的，会让情况变得更加糟糕。研究表明，抑郁症如不加以治疗，可能持续数月或者更久；治疗不当，则极有可能复发。

从 1995 年开始，围绕抑郁症预防性干预措施，科学家开展了大量的研究试验。认知行为疗法和人际关系疗法是最主要的两种方法。其中，认知行为疗法主要教人们利用思想、行为和情绪之间的自然关系，主动增加可以引导积极健康情绪的思想和行为，同时减少或改变可能引发悲伤、无助和绝望的思想行为。人际关系疗法则帮助人们更好地与他人交流，从而获得朋友和家人更多的支持。

21 世纪初期，美国科学家将 41 位被认定为抑郁风险较高或曾有过严重抑郁发作的孕妇分成研究组和对照组，邀请心理学家为研究组开展为期 12 周的认知行为课程，每周 1 次，每次 2 小时；对对照组未做任何干预。到了第 2 年，研究组抑郁发作的比例为 14%，而对照组为 25%。2014 年对孕妇、新手妈妈、脑卒中患者开展干预，将严重抑郁的发生率降低了 21%；通过预防性干预措施可将抑郁症的发生率降低 50% 及以上。2019 年，美国预防服务工作组评估了 50 项围产期抑郁症随机对照试验的预防干预效果，发现认知行为疗法可使严重抑郁发作的发生率降低 39%，人际关系疗法甚至可将发生率降低 50%。可见，干预措施对减轻甚至治愈抑郁症是有效的。

抑郁症并不可怕。目前已有多种心理、药物或物理治疗都能有效治疗抑郁症。即使它是"黑狗"，但只要我们如同对待真的狗一样，去拥抱它，去理解它，及时就医，调整心态，其最终是能够被制服的，抑郁症患者的人生可以再好起来（图2.11）。

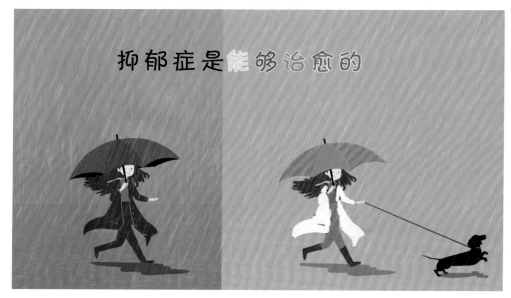

抑郁症是能够治愈的

图 2.11　抑郁症是能够治愈的

💡 扩展小测试 ｜ 抑郁程度自测表

　　当听到有人说"我得了抑郁症"时，你的反应是"他心情不好？""他压力太大？""他想得太多？"，还是"我也抑郁了？！"有的人会错把一时的抑郁情绪和抑郁症画上等号，把自己吓得不轻。怎么判断自己到底是一时情绪低落，还是患上了抑郁症呢？

　　以下测试是 1965 年由 William W. K. Zung 编制的自评抑郁量表（Self-Rating Depression Scale，SDS），用于衡量抑郁状态的轻重程度及其在治疗中的变化。根据自己一星期内的情绪体验来回答，不要花费太多的时间去思考，顺其自然，根据第一印象做出判断，选择一个与你的情况最相符的答案。回答"从不"得1分，"偶尔"得2分，"经常"得3分，"几乎每天"得4分。

（1）闷闷不乐，情绪低沉

（2）一天之中早晨最难过

（3）一阵阵哭出来或觉得想哭

（4）晚上睡眠不好

（5）吃得没有平常多了

（6）与异性密切接触时并不感到愉快

（7）发觉你的体重在下降

（8）有便秘的苦恼

（9）心跳比平时快

（10）无缘无故地感到疲乏

（11）头脑没有往常清楚

（12）经常做的事情都变得十分困难

（13）不安且平静不下来

（14）对未来不再抱有希望

（15）比平常容易生气、激动

（16）很难做出决定

（17）觉得自己是个没用的人，没人需要自己

（18）自己的生活过得没有意思

（19）认为如果自己死了，别人会生活得好些

（20）平常感兴趣的事，现在却提不起兴趣了

现在把各项分数相加，再乘以1.25，整数部分就是最终得分。如果得分在53分以下，一切正常；53～62分为轻度抑郁，63～72分为中度抑郁，72分以上为重度抑郁。

需要注意的是，抑郁症的临床诊断更为复杂，如疑似抑郁症，建议寻求医学帮助，积极配合治疗。可以确定的是，抑郁症是能够治愈的！

闲话气象与心理 / 伤害

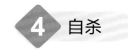

4 自杀

数说自杀

"生存还是毁灭，这是个问题"。当哈姆雷特面对悲惨命运和两重选择时，他陷入复杂的思索，痛苦的挣扎，也留下了这句经典独白。在那个年代，人们认为自杀意味着道德的堕落，自杀的冲动应该被恶狠狠地打压，而不是同情。哲学家大卫·休谟则给出相反的观点。他在《论自杀》中提出，自杀是对难以忍受的精神痛苦的理性回应。19世纪末法国社会学家埃米尔·杜尔凯姆认为，自杀并不是一种简单的个人行为，而是对正在解体的社会的反应。诚然，从表象上来看，自杀行为是一个人自由意志选择的结果，但往往是复杂的社会现象。而且每一起自杀都是波及家庭乃至社区的悲剧。

当前，自杀已成为严重的公共卫生问题，它的发生频率很高。全世界每年有近80万人死于自杀，也就是说，约每40秒就会有一个人因为自杀而丧生。高收入国家自杀率高于中低收入国家。在美国，每天大约有100人自杀，自杀成为导致个体死亡的第十大原因。我国每年的自杀人数多达30万人。据精神医学研究表明，自杀与人类精神疾病密切相关，抑郁症是其中最主要的原因；精神疾病者自杀概率达20%；约8%的酗酒者会选择自杀。

妇女、青少年是自杀的高发人群。

现代女性身兼多职，承受较大的压力，又容易受情绪影响，进而可能导致抑郁症并引发自杀。在发达国家，虽然女性的自杀率低于男性，但女性企图自杀者是男性的3倍。中国女性自杀率是9.5/10万，高于男性的7.7/10万。有人认为这种差异可能与女性获得社会心理支持的机会少，比较容易产生挫折感有关。

自杀已成为15～34岁人群的第二大死因。死于自杀的年轻人数量大于死于癌症、心脏病、艾滋病、先天性疾病、脑卒中、肺炎和肺癌的年轻人数量总和。主要原因在于他们所面对的社会压力比较大，而在学校和家庭都缺乏必要的挫折教育和心理素质教育，造成了他们心理素质不高，面对压力时缺乏相应的应对能力。

在国际上，通常采用伤残调整生命年（DALY）来间接评估自杀和自杀未遂所造成的损失。根据世界卫生组织的资料，我国 1998 年自杀及自伤造成 883.7 万 DALY，占全部疾病负担的 4.2%，自杀已经成为我国重要的公共卫生问题。

相比于其他国家，我国居民在自杀方面有一个明显的特点，即农村自杀率明显高于城市。2018 年，农村居民自杀死亡率为 7.19/10 万，远高于城市居民 4.22/10 万的自杀死亡率。我国是少数几个女性自杀率高于男性的国家之一。

在一般人群中，自杀未遂是最大的自杀风险因素，每年的自杀未遂人数是自杀死亡人数的许多倍。每出现 1 例成人自杀死亡，同时可能有超过 20 例自杀未遂。我国每年的自杀未遂人数为 200 万。

自杀还会给受害者的亲友造成严重的、持久的负面心理影响。研究发现，每出现 1 例自杀，至少对 6 个人产生严重的不良影响。通常，自杀死亡给他人造成的心理伤害可持续 10 年，自杀未遂给他人造成的心理伤害可持续 6 个月。在一些情况下，自杀死亡者的家人或好友患抑郁症或自杀的风险增加。

认识自杀

广义上的自杀，是指一个人在复杂心理活动作用下，蓄意或自愿采取各种手段伤害自己的行为。在很多人眼中，自杀是无法理解的。面对自杀事件，我们平时最常听到的一句话是"他（她）好好的，怎么就突然想不开了呢？"但要知道，自杀行为的形成相当复杂，生理、心理、环境、社会文化等都是导致自杀发生的危险因素。从科学研究结果来看，自杀主要的成因可分为失调型、宿命型、自我型、利他型和传染型这五类（图2.12）。

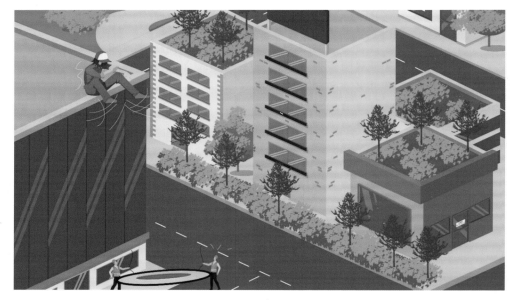

图 2.12　正确认识自杀

失调型

当与社会固有的关系被破坏时，有些人会因不知所措而选择自杀，如突然失去工作、亲人死亡、失恋等。

宿命型

由于种种原因，一个人受外界过分控制或指挥，感到命运完全非自己可以控制时，可能会自杀，如被困在密室中的监犯、为信仰而献身的宗教徒。

自我型

一个人由于失去社会的约束与联系，对身处的社会及群体毫不关心，感觉孤独而自杀，如常年寡居的人。

利他型

利他型自杀是指在社会习俗或群体压力下自杀，或为追求某种目标而自杀。常常是为了负责任，牺牲小我而完成大我，如屈原投江，以身殉国；疾病缠身的人不想连累家人或社会而自杀等。

传染型

该类型的自杀需要受到社会的重视。由于影视、广播等媒体会涉及一些自杀事件，给其他个体以自杀的模仿性和潜意识引导，会导致社会上自杀或企图自杀者增加。特别是当媒体对自杀事件的报道越多、内容越详细，甚至详细报道自杀方法或报道的自杀者知名度高、社会影响大时，这样更容易导致青少年自杀率上升。

自杀前兆的表现

自杀通常是可以通过及时干预来预防的。而且人们在试图结束自己生命之前，也有些蛛丝马迹可寻。例如，①睡眠模式受到干扰；②远离朋友和家人，觉得自己是他们的负担；③有过自杀的尝试；④极其厌恶自己，没有归属感；⑤绝望、愤怒、焦虑不安、精神萎靡；⑥大量饮酒或服用毒品；⑦放弃自己，对自己喜欢的事物丧失兴趣；⑧出现一些冒险行为；⑨产生自杀的念头、计划和行动；⑩突然的情绪变化。

需要注意的是，上述这些征兆和自杀行为也不是有必然关系，还需要进一步甄别。特别是当有人出现自杀性谈话，如透露出自己有自杀念头时，需要非常谨慎地对待，很有可能他正在将这种危险的想法付诸行动。这时候需要我们正确引导，聆听他的痛苦，让他感受到支持的力量；帮他寻找专业救助，将自杀行为扼杀在摇篮中。

5 创伤后应激障碍

不容轻视的创伤后应激障碍

2020 年年初，新型冠状病毒肺炎疫情肆虐全球，让我们每个人都感受到真实的痛楚。从因抢救失败而痛哭的医生，到痛悼亲人的幸存者；从被封锁多日的小区居民的呐喊，到上网课学生对回到学校的渴望；有的人陷入恐慌，有的人茫然无措。这些是紧急公共卫生事件后常见的心理震荡。往往，当人们遭遇异乎寻常的、突发性、威胁性的灾难性事件或处境时，如果在心理、生理上不能有效应对这些事情带来的重大影响，则会出现不同程度的心理反应，如深度恐惧感、恐怖感和无助感等。当这些感觉加深到一定程度的时候，还会导致患者一定社会功能的丧失，这在心理学上称为创伤后应激障碍（PTSD）。

PTSD 通常会有潜伏期，为精神创伤性事件发生后数天至半年。由于每个人的心理承受能力、受到灾害的直接或间接情况不同，病程有的持续较短，有的会至少持续 1 个月，也可长达数月或数年，个别甚至达数十年。

按照疾病的发病和持续时间，通常将 PTSD 分为三类。病期在 3 个月内的为急性 PTSD，在 3 个月以上的为慢性 PTSD，而症状在创伤事件后至少 6 个月才发生的则称为延迟性 PTSD。在 2008 年的"5·12"汶川地震后，有部分幸存者很快出现极度悲哀、痛哭流涕，然后呼吸急促，甚至短暂的意识丧失。但这些症状在之后 1 ～ 2 天开始减轻，一般持续时间不超过 3 天，一部分人在几天至几周内恢复。他们患上的是急性 PTSD。

据统计，有 50% 以上的人一生中至少有一次暴露于创伤事件，但不是所有的创伤幸存者都会发展成为 PTSD，PTSD 患病率为 7% ～ 12%。女性比男性更易发展为 PTSD，其患病率是男性的 2 倍。14% 的护士有 PTSD 的相关症状，重症监护病房（ICU）工作的护士患病比例更是高达 24%。

尤其是当公共应急事件发生后，PTSD 的患病率会上升。2003 年 SARS 事件结束两年后，10% 左右的受灾人群出现 PTSD；对事件中 90 名幸存者调查发现，其中 25% 的人饱受 PTSD 困扰，15.6% 的人有抑郁症状。2008 年"5·12"汶川地震 6 个月以后，青少年创伤后应激障碍发生率高达 9.7%。此外，在美国"9·11"事件中也有同样的情形。因此，在公共应急事件中及时地开展社会心理干预十分关键。

创伤后应激障碍的引发因素

"人非草木，孰能无情"。当经历或目睹灾难发生，人的情绪难免出现波动，甚至患上 PTSD。这不能说明我们脆弱、不坚强。重大创伤性事件是 PTSD 发生的基本条件，但 PTSD 发生与很多因素有关，主要包括生物因素、心理因素和社会因素。其中，生物因素包括遗传因素、神经内分泌因素等；心理因素指在个性上敏感多疑、易冲动等，或在童年时期遭遇过家庭暴力、父母离异的心理伤害等；社会因素包括遭遇突发的自然灾害，或在日常生活中突然经历了亲人去世、破产、失业等（图 2.13）。

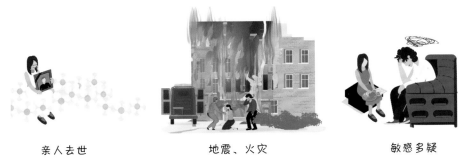

亲人去世   地震、火灾   敏感多疑

图 2.13   引发创伤后应激障碍的原因

虽说患 PTSD 的人多为直接接触创伤事件的幸存者（受害者）、目击者和救援者。但需要注意的是，不一定要亲身经历灾难才会有心理创伤。例如，在"5·12"汶川地震后，许多心理求助者既没有经历地震，也没有去过灾区，只是看了遇难者和救助伤亡人员的电视视频、照片后觉得很恐惧，眼前总是浮现惨烈的人体伤残、死亡的景象；有的人出现失眠，看到楼就害怕，有的人甚至不能上班。所以，在面对不幸事件时，要避免传播现场血腥视频或图片，特别是不要给孩子看类似的图片或视频画面。

闲话气象与心理 / 伤害

创伤后应激障碍的症状

在临床上，PTSD 有四大核心症状，分别是反复重现精神创伤体验、持续的警惕性增高、病理性回避，以及与创伤事件有关的认知及心境的消极改变（图 2.14）。但要确定是否患上了 PTSD，还需经过医生专业的临床诊断。

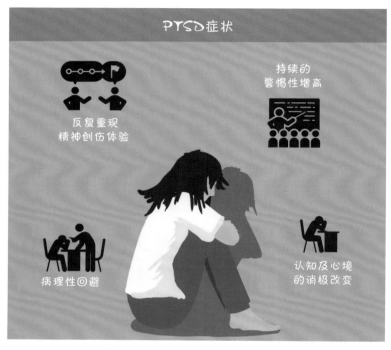

图 2.14　创伤后应激障碍的症状

反复重现精神创伤体验

这是该类疾病的基本症状。表现为在清醒或睡眠时，创伤记忆强行进入脑海，以大脑闪回或梦境的形式重现当时的事件场景，使人不断地重复体验当初的情绪和感觉，强烈程度也和实际体验相差不大。

持续的警惕性增高

如难以入睡或易醒、易激惹或发怒、注意力难以集中、过度警觉、惊跳反应过强。

病理性回避

这是关键性症状。个体努力避免对经历过的创伤的谈话、回忆、询问，努力不去接触与创伤事件有关的人、地点，出现遗忘事件细节的情况，和他人保持距离，不愿意参加社会活动。

认知及心境的消极改变

包括物质滥用成瘾，有攻击行为、自伤和自杀行为、抑郁情绪等。

患有 PTSD 的小孩会有不同于成人患者的一些症状。例如，会变得很胆小、爱黏人，很容易被吓到；可能会对以前喜欢的活动没有兴趣，变得容易分心，也很爱哭、爱发脾气、不听话。有的孩子反而会变得很乖很懂事，但是晚上却会做噩梦、睡不着或尿床。

第 3 章

情绪变化与天气的关系

　　在我们的生活环境中，气象因素扮演着重要的角色，不仅影响我们的生理健康，对心理情绪的影响也非常明显，进而影响我们的行为。当阳光灿烂、微风拂面时，我们通常会感到精神振奋、心情舒畅、干劲十足；如果连日阴雨，便会感到莫名的低落，工作效率下降，甚至会导致心理及精神病态和行为异常。心理学上将这种情绪变化称为"气象情绪反应"。

为了解天气因素给情绪造成的影响，科学家在加拿大埃德蒙顿与亚伯达开展了1个月的实地试验。他们招募了一批志愿者，每天反馈自己的情绪；同时在每天晚餐前完成一份此时此刻心境的量表，从专注度、合作、紧张、侵略性、沮丧、困倦、乐观、效能、怀疑及控制力共10个维度进行测量。试验结果发现，气温、阳光照射时间、降水量、湿度、风向、风速和气压等气象因素都对人的情绪、自我认知、生活态度等方面有一定的影响（图3.1）。

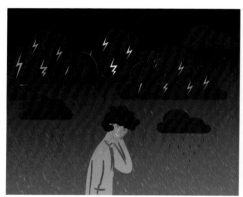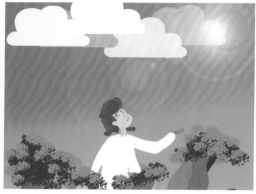

图 3.1 天气因素会影响情绪

1 心情烦躁可能是天气惹的祸

气温

高温

在适宜的气温环境条件下，心理状态也会较好，15～22℃时人们能保持良好的心理状态，人脑思维也最为敏捷。而当气温较高或气温回升时，人的精神状态则容易产生波动和异常，更容易导致情绪和认知行为的紊乱，情绪疾病发病率会有上升趋势（图3.2）。Vida等在魁北克的研究发现，心理疾病急诊就诊人次随着温度和湿度升高有所增加；Wang等在多伦多的研究发现，在高温环境7天内，心理疾病急诊就诊人次增加了29%；

精神病患者起床徘徊、无法入睡、叫喊骂人、摔打东西的情况也显著增加。

　　高温环境下，人的血浆容易增多，血液被稀释，血红蛋白相对减少，从而使人的情绪不稳，还会导致精神疾病发病率和自杀率、暴力事件和犯罪率上升。美国加州大学伯克利分校的人员分析了美国 60 项以往的研究发现，暴力犯罪、群际冲突的发生率，以及包括强奸和家暴在内的人际暴力在高温环境下的发生率都会增加。美国警方研究发现，亚特兰大的日犯罪事件总数是随气温的升高而递增的，其中最热的 6、7 月份犯罪率最高；在芝加哥，暴力犯罪特别是谋杀，大多发生在天气较热的春末。专业数据分析师 Charlie Ransford 指出，在冬季，枪击事件会减少，这段时间的枪击事件是夏季时的 50% 左右。这也可能是因为在夏天，更多人会来到街上，白天的时间也更长，所以有更多的犯罪机会。

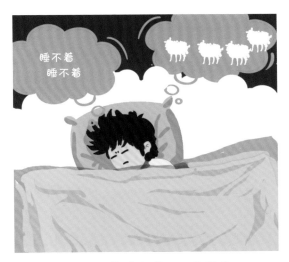

图 3.2　持续高温，心情烦躁

低温

　　当环境温度过低时，会抑制人的新陈代谢等生理功能，内分泌容易紊乱，易出现情绪低落、注意力不集中、心悸和失眠多梦等现象，甚至导致抑郁症。当室温降到 10℃ 以下时，人会感到沉闷，情绪低落；低于 4℃ 时，会严重影响思维效率，工作质量下降，易出差错（图 3.3）。对某些生理疾病（如冠心病、高血压、哮喘）患者，由于担心在寒冷天气下病情会越来越重，容易产生恐惧心理，以致情绪低落。

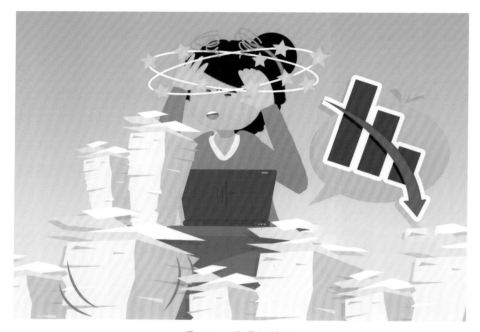

图 3.3　低温与情绪

气压

气压越高，血液溶解氧气的能力越大，人的新陈代谢就越好；反之，人体内血红蛋白结合氧气的能力就越低。如果气压变化过大过快，超过了某个阈值，就会使人出现心搏加快、呼吸急促等缺氧症状，可能会使人紧张烦躁、冲动易怒，甚至出现反常行为。

气压降低，常使人心情烦躁，自杀事件也会增多。受高压控制的地区，夜间人们能睡个好觉；而当高压移走，或低压移入加上暖气团来临时，人们的睡眠往往会受到干扰。加拿大科学家研究发现在气压下降的时候交通事故发生增多。在低气压区域内温度突然升高会导致暴力活动增多。

当出现气温升高、低压天气时，神经官能症患者情绪易波动、失眠；抑

郁症患者容易病情恶化，甚至出现冲动行为。此外，精神分裂症、躁狂症等
疾病与气压的相关性较高。

阴雨

"若夫淫雨霏霏，连月不开，阴风怒号，浊浪排空……则有去国怀乡，
忧谗畏讥，满目萧然，感极而悲者矣。"好天气总能带来好心情。而阴天下
雨的天气，阴暗、潮湿，比较敏感的人的各种小伤感、小犹豫都会"跑"出来，
就连范仲淹亦是如此。阴雨天时，除了情绪会受到影响，有的人还伴有头痛、
反胃等身体不适反应；人的思考力和思维敏捷度也会降低。抑郁症患者在此
时易发病或病情加重（图3.4）。

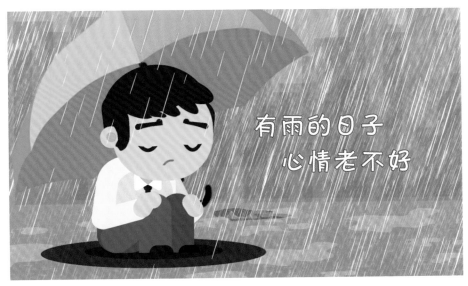

图 3.4　阴雨天气，情绪易波动

这是为什么呢？这就要说到由大脑松果体负责分泌的两种激素——褪黑素和
血清素。褪黑素的主要作用是促进睡眠、调节时差；血清素负责传递情感信息。
通常情况下，这两种激素的分泌处于动态的平衡状态。人体血液中褪黑素的浓度
从夜晚开始上升，凌晨2点达到高峰，早晨明显下降。但在阴雨天气时，光线较

弱，导致松果体分泌的褪黑素增多，血清素的分泌则会减少，所以我们在阴雨天里常常容易犯困，早上起不来；情绪也更容易波动，会烦躁、不开心，想要发火。对于抑郁症患者，原本体内的褪黑素分泌量较低，在阴雨天病情会加重。

沙尘暴

每年的春、秋两季是沙尘暴的多发季节。天空中大量的沙尘使得天气阴沉，低能见度情况会持续几个小时甚至十几个小时。这时，人们容易心情沉闷，工作、学习效率降低。沙尘暴可使人患上呼吸道及肠胃疾病，严重时可使本身患有情绪疾病的人病情加重，甚至因心情沉闷而导致自杀。

风

波兰学者研究发现，每当大风天气发生前，有的人会出现头痛、心慌、胸闷、四肢无力、旧病复发等症状，情绪也受到明显影响，许多人会坐立不安、心烦意乱，家庭纠纷和邻居摩擦的发生也会增多（图 3.5）。

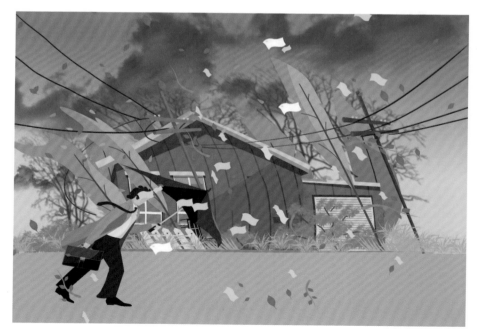

图 3.5　大风与情绪相关

美国、瑞士和以色列等国家的研究人员发现，干热的风会降低人们的办事效率，使人反应迟钝并容易发怒；会导致情绪疾病的患者增多。可能的原因是干热的风导致空气中的负离子减少，而负离子可以改善人的脑功能，提高情绪反应性。

空气质量

空气污染不仅会影响人们的身体健康，还影响着人们的情绪和行为。空气中直径小于 2.5μm 的细颗粒物（$PM_{2.5}$）与焦虑、注意力缺乏、记忆力下降等大脑相关疾病有关联，而且对儿童的影响更大（图 3.6）。

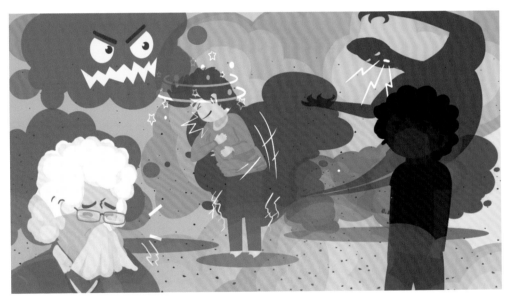

图 3.6　空气污染影响情绪和行为

空气污染会提高焦虑症的患病风险。研究人员对 145 名 12 岁儿童居住和活动环境的空气污染程度、焦虑症状和大脑磁共振扫描结果进行分析，为排除社会经济状况和种族等因素的影响，在分析中已考虑了人口统计学因素。分析结果表明，污染暴露程度较高的儿童所表现出的一般焦虑症状也更多，而在症状更严重的儿童大脑中，负责情绪处理的前扣带皮质中的肌醇含量较高，而肌醇水平异常往往与大脑病变有关。

空气中的微粒和有毒气体通过干扰大脑的正常功能，使人们更可能表现出攻击性，这也导致自杀率、暴力犯罪率的增加。在小鼠和犬身上进行的实验发现，暴露在高浓度细颗粒物（如柴油烟雾中的颗粒物）环境中的动物表现出更强的攻击性、领地意识和对即时奖励的偏好。在美国通过对 8600 万人长达 13 年的数据分析发现，当空气污染变得严重时，暴力犯罪增多。逐日细颗粒物浓度每增加 $10mg/m^3$，暴力犯罪就会增加 1.17%；逐日臭氧浓度每增加 10ppb，暴力犯罪增加 0.59%。

气候变化

概括来说，气候变化是指长时期内气候状态的变化。气候变化的幅度越大，气候状态越不稳定。当前，由于气候变化导致全球的极端天气越来越多见，洪水、台风和干旱等自然灾害增多，而遭受这些自然灾害的人们会出现更多心理问题。据美国《赫芬顿邮报》报道，居住在飓风、龙卷风、洪水和海啸等极端天气事件高发地区的人们，对于极端天气本身及在事后修复过程中承受的压力会更高。

全球变暖可能会对社会心理健康造成明显的影响，还可能导致一些过激行为的发生。心理学研究认为，随着风暴越来越强烈而干旱持续越来越久，会对人类心理产生严重的影响，包括气候引起的压力、焦虑、抑郁、药物滥用、自杀、创伤后应激障碍等（图 3.7）。

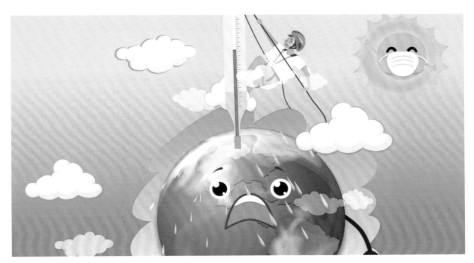

图 3.7 气候对情绪的影响

 "伤春悲秋"是有科学依据的

春也万物熙熙焉，感其生而悼其死。

夏也百草榛榛焉，见其盛而知其阑。

秋也严霜降兮，殷忧者为之不乐，

冬也阴气积兮，愁颜者为之鲜欢。

这是初唐诗人卢照邻的《释疾文·悲夫》。春天清风拂面，夏天骄阳似火，秋天硕果累累，冬天白雪皑皑。四季的交替，大自然展现了她不一样的美，让我们枯燥的生活变得五彩缤纷，我们的心情也随之起伏（图3.8）。

春季

春季（每年的3～5月），天气多变会导致人的情绪波动较频繁；而且气压比较低，空气中含氧量相对较低，容易引起人体激素分泌紊乱。另外，春季的低频风能损害人们的中枢神经系统，会导致人们注意力不集中、情绪低落、心烦意乱、不安躁动等种种不良反应。该时段是情绪疾病的高发期，占全年发病的将近一半，同时也是失眠症的高发季节。

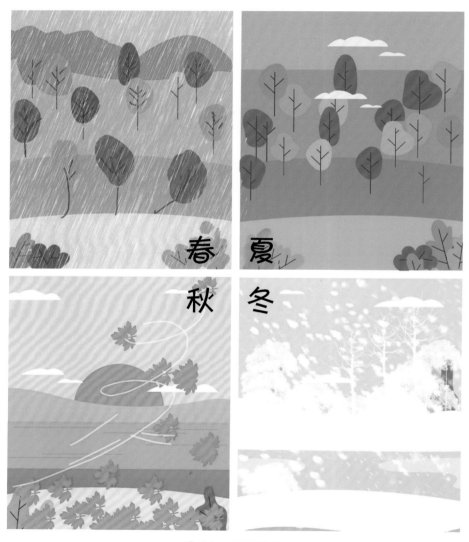

图 3.8　四季变化

夏季

每到夏天这个炎热的季节，尤其是当气温超过 35℃、日照超过 12 小时、相对湿度高于 80% 时，不少人会感到心情烦躁、思维紊乱，容易情绪失控，严重的会患上"夏季情感障碍综合征"，就是俗称的"情绪中暑"（图 3.9）。

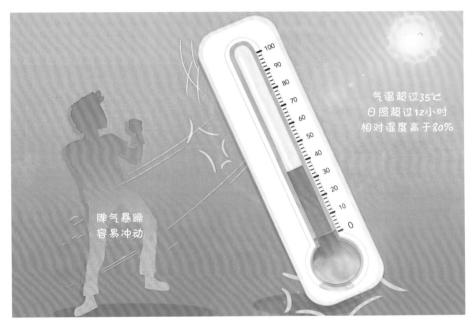

气温超过35℃
日照超过12小时
相对湿度高于80%

脾气暴躁
容易冲动

图 3.9　夏季情感障碍综合征

秋季

到了秋天，空气凉爽，让人觉得呼吸都顺畅起来了。但有人却会心情不爽，这在古诗词里叫"悲秋"，在心理学上叫"抑郁"！很多人认为，"悲秋"是文人骚客的无病呻吟！这么说有一定的道理，但是不全对。秋天时气温下降引起内分泌紊乱，日照时间变短从而使大脑褪黑素分泌增多，抑制了脑神经兴奋，导致心理上的抑郁；而且，周围环境的变化，如花木凋零散发出来的凄凉之感，容易引起人们的伤感情绪，如悲观、绝望、抑郁等。

有些人在秋冬季节会反复出现明显的情绪低落、心慌及对周围的事情失去了兴趣等抑郁症状，并伴有睡眠增多、食欲增强及体重增加等非典型抑郁症状；到了春夏季节，这些症状完全或部分缓解。这在医学上称为"季节性抑郁症"，又称为"季节性情绪障碍"。这种病在冬季持续时间长、常年阳光寡照的北欧地区患病率很高，而当患者移居低纬度地区或接受光照治疗后症状会缓解。

冬季

　　冬季是抑郁症的发病高峰，在该时段患抑郁症的人数比其他季节明显高出 10%。这是由于冬天昼短夜长、日照时间缩短，大脑中复合胺会泌失常，导致生理节律紊乱和内分泌失调，会让抑郁情绪加重，影响睡眠，进而形成恶性循环（图 3.10）。

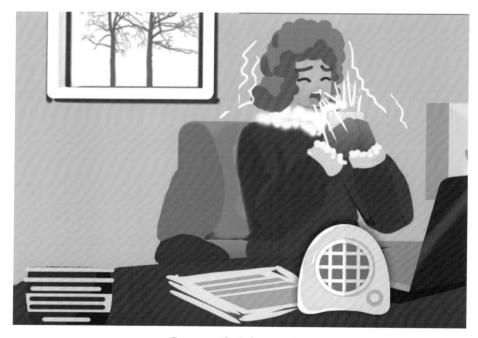

图 3.10　寒冷冬季与情绪

情绪疾病对这些天气更敏感

情绪疾病患者对天气变化的感受要比平常人敏感得多。当有不利的气象条件出现时，往往使患者病情复发或使症状恶化，出现躁动不安、攻击和暴怒；情绪疾病发病率明显增高，这时应用药物也不能很好地控制病情。当天气条件好转时，很多症状会自动缓解。

影响情绪疾病发病的主要气象因素包括气温、气压、日照、风速、降水量、云量等。有研究结果表明，情绪疾病患者的月入院量与日照、气压和气温的相关性显著，患病率与气温、相对湿度、降水量、云量基本上呈正相关，但与气压呈负相关。也就是说，当气温偏高时情绪疾病的发病率较气温偏低的时候多，而当气压偏低时情绪疾病的发病比气压偏高的时候多；另外，当云量增多或阴雨天气时，情绪疾病的发病率高，而晴好天气时发病率低。

气象因素对情绪类疾病的影响还存在性别和病种的差异。女性情绪疾病发作与日照、风速和气压显著相关，而男性的情绪疾病发作只与气压呈显著负相关。按病种分类，男性躁狂症的发作与气压存在显著负相关，而女性躁狂发作与上述气象因子相关性不显著。女性抑郁症发作与日照、风速显著相关，而男性抑郁症发作与上述气象因子相关性不明显。

进一步说，抑郁症的发病与气压和气温无明显直接的关系，而是与逐日的气压差和气温差有关。当 24 小时气压差为负值时，发病率较低；当 24 小时气压差为正值时，发病率较高。与日温差呈很好的正相关，即当日温差加大时，发病率增高，而当日温差减小时，发病率降低。

精神分裂症易发于气压下降、日温差小的天气情况下。当 24 小时气压差为负值，即气压下降时，发病率增高；而当 24 小时气压上升时，发病率降低；日温差最大时，发病率最低，而日温差的次低点则对应发病率的最高时段。此外，精神分裂症的发病率与空气相对湿度无明显相关性。

气温、气压、日照时间等都会增加自杀的可能性。究其原因，气温过高或过低都会影响人体棕色脂肪的活性，增加焦虑症状，从而加重抑郁；气压主要通过影响脑脊液中单胺代谢物水平来发挥作用；日照时间的长短主要影响人体接收到阳光的时长，从而影响血清素的神经递质传递系统。此外，暴雨雷电也会增加自杀的可能性，主要是因为低频率、低强度电磁脉冲可能会影响人类的情绪。

第4章

做情绪的主人，活出自己喜欢的样子

日本动漫《天气之子》的导演新海诚说过，"当一个人开始意识到自己的心情会随着外界的阴晴风雨一起一伏，并以全新的心态看待天气的转变时，日子一定会比漠然而视更加有趣"。

我们应该承认天气有可能会对我们的情绪产生影响，但在众多影响情绪的因素中，天气通常不是最主要的那个，其对人们心理的影响只是一个间接因素、一个变化因素。例如，天气使你身体产生不适或干扰了你的周末出行计划。有时人们在烦闷的同时，会将近期一段时间内积攒的情绪一并发作出来。无论境况多么糟糕，试试用下面的方法努力去调节情绪，把自己从黑暗中拯救出来吧（图4.1）。

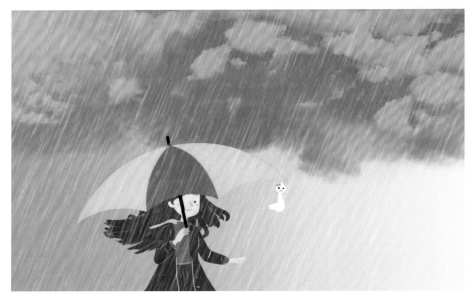

图 4.1　学会调节自己，和坏情绪做"朋友"

来点阳光就灿烂

找个晴空万里的天气，没事儿晒晒太阳，是很棒的选择！阳光有利于我们的身心健康，对疲劳的调节有着积极的作用，能令人摆脱困倦，充满活力，变得更加愉悦。这是由于大脑中的血清素在悄悄起着作用，使人产生放松感和快感。明朗的阳光下（光照度在 2000 ～ 10 000lux），有利于人体产生维生素 D_3，促使大脑生成更多的血清素，从而令人感到轻松、愉悦。如果让自闭症患者在光线较充足的地方生活，有利于减轻其自闭行为，并且还有利于恢复其积极参与互动的行为。

身体动一动，生活有彩虹

适量运动是缓解坏情绪最有效的方法之一，能促进血液循环，让身体分泌能带来快乐的物质内啡肽和多巴胺，可以帮助人排遣压力和不快，感觉欢愉和满足；还可以预防、缓解焦虑或抑郁症状。适当进行身体锻炼，如定期行走，虽然不是严格意义上的运动，但也有助于改善情绪。选择自己比较喜欢的有氧运动项目，如跑步、打球、骑车、游泳等有氧运动都是绝佳的选择。让自己积极投入其中，在这个过程中，会得到一种非常美妙的快感和心理上的满足，从而增强自信心和自豪感，养成一种乐观的心态（图4.2）。

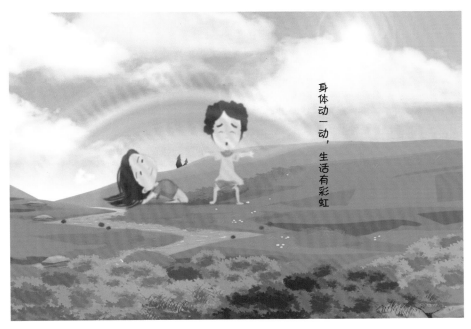

图 4.2 适量运动有益身心健康

根据年龄、病情、兴趣爱好和身体状况选择适宜的运动项目，并保持一定的运动强度、持续时间和频率。建议运动频率为每周锻炼 3 ～ 4 次，每次至少持续 20 ～ 30 分钟。

睡眠充沛，精神百倍

睡眠不足容易让人头脑不清醒，不仅如此，还会影响一个人的心理健康，自控力、注意力和记忆力也都会降低。而充足的睡眠能有效缓解疲劳，降低坏情绪对人体的影响。当你处于睡眠状态时，大脑相当于处在"充电"状态，它会整理全天的记忆，存储或放弃其中的部分内容，由此引发做梦。越来越多的研究表明，做梦对缓解情绪障碍有着不可忽视的作用，无论这些梦在你醒来后是否记得。所以，当有充足的睡眠时，醒后便会感觉头脑清醒（图4.3）。

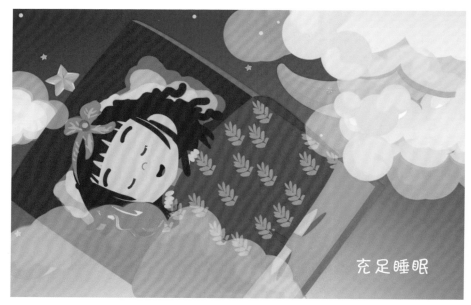

图 4.3　睡眠充足，精神百倍

倾诉，给坏情绪一个出口

不喜欢负面情绪？实际上，并没有什么所谓真正的负面情绪。每一个情绪都是一种语言，负面情绪也包含着非常多的重要信息。就像我们定期给身体洗澡一样，心灵也需要定期"洗澡"。给负面情绪一个出口，正视它们，才能真正了解自己。

当感受到沮丧、气愤等各种负面情绪时，可以找家人、朋友做一场话疗，这是有效的；或者找个"树洞"把秘密放在里面，或者把秘密说给日记本或身边的宠物、玩偶听听，也可以进行自我对话，内心会变得畅快一些（图4.4）。但是如果怀疑自己患上情绪疾病，请一定要寻求专业人士的帮助，他们也是释放内心苦闷的好去处！

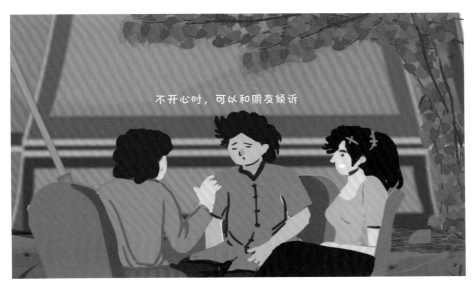

图 4.4   倾诉，给坏情绪一个"出口"

电视剧《武林外传》中，当郭芙蓉意识到自己产生了负面情绪时，她就会闭眼深呼吸，说出那句经典台词："世界如此美妙，我却如此暴躁。这样不好，不好。"情绪对一个人的影响是十分重要而明显的。情绪失控只会让人失去理智，从而输掉自己。

任何时候，一个人都不应该做自己情绪的奴隶，不应该使一切行动都受制于自己的情绪，而是应该反过来控制情绪，这才是一个人最大的优点。只有控制情绪，才能控制局势。积极去生活吧，更多地参加户外活动、接收更多的阳光，并保持良好的起居习惯，学会和坏情绪做朋友，用生活中的小美好治愈自己的坏心情，把生活过成自己想要的样子！

伤害篇

第 5 章

伤害是一种病

　　说起伤害，很少有人会将它与疾病联系在一起，但有时伤害确实是一种病，目前国际疾病分类已单列出意外伤害这一类疾病，如交通事故、窒息、溺水、触电、中毒、暴力等都属于意外伤害。

闲话气象与心理 / 伤害

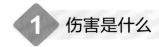

① 伤害是什么

科学地讲，伤害是由机械能、热能、电能、化学能及电离辐射等物质以超过机体耐受总程度的量或速率急性作用于机体导致的。在某些情况下（如溺水和冻伤），伤害也是由氧气或热能等生命体需要的基本物质的急性缺乏导致的。通俗地讲，伤害是指突然发生的各种事件对人体造成的损伤。这里的损伤不单单指身体上，同时也包括心理上或精神上。

② 伤害有哪些

根据伤害发生的起因可分为非故意伤害和故意伤害两类。

非故意伤害，是指无目的性、无意识造成的伤害。主要包括道路交通伤害、跌倒、溺水、动物伤、中毒、产品伤害、职业伤害等。

故意伤害，是指有目的有计划地自害或加于他人的伤害。包括自杀或自害、他杀或加害、虐待、疏忽、歧视、性侵、霸凌等。

③ 伤害多可怕，数据要说话

伤害是人类的主要死因之一，其威胁劳动力人口的健康与生命安全。它具有常见、多发、死亡率高、致残率高的特点，造成的经济损失也相当可观。

全球平均每天有 1.4 万人、每年有 500 多万人死于伤害，占全球死亡总数的 9%，是因艾滋病、结核和疟疾死亡总人数的 1.7 倍。从伤害死因来看，近 1/4 是由道路交通事故引发，其他原因还包括跌倒、溺水、烧烫伤、中毒和战争等。从伤害死亡的主要发生国家来看，约90%分布在中低收入国家。从性别上来看，男性伤害死亡率是女性的 2 倍。

我国人群伤害死亡率为 39.18/10 万，占全部疾病死亡数的 7.45%，居死因顺位第五位，居我国儿童、青少年和劳动力人口死因第一位。从伤害死因来看，道路交通伤害位居我国人群伤害第一位，占 37%，其次是自杀、跌倒和溺水（图 5.1）。其中，溺水是我国 1 ～ 14 岁儿童意外伤害中的第一位死因，跌倒则是我国 65 岁以上老年人意外伤害中的第一位死因。较低的经济条件对伤害死亡也有一定的影响，我国农村伤害死亡率明显高于城市，我国东部、中部、西部的伤害死亡率依次递增。性别上男性伤害死亡率是女性的 2 倍多。

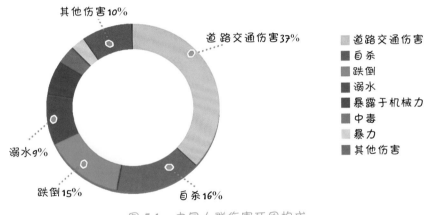

图 5.1 中国人群伤害死因构成

在我国非致死性伤害原因中，排在第一位的是跌倒，其次是道路交通伤害、钝器伤、刀 / 锐器伤、动物伤（图 5.2）。可见，不管是致死性伤害还是非致死性伤害，道路交通伤害和跌倒都是对人体影响最严重的两类伤害。并且，近年来我国的伤害致残率也在逐年增加，由 1987 年的 9% 增加到 2006 年的 16%。

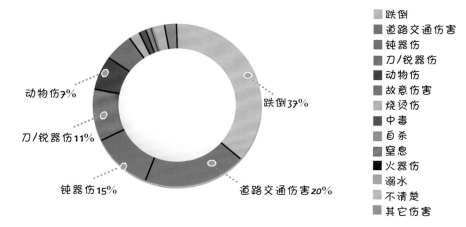

图5.2　中国人群非致死性伤害主要原因构成

4　这些伤害早知道

近年来，人民生活水平显著提高，道路交通工具数量成倍增长，出行更加便利，发生道路交通安全事故的风险也随之增大。同时，随着我国老龄化人口的不断增加，全面三孩政策的实施，跌倒、溺水等对老年人、儿童造成的伤害事件也日益增多。可以预见，在未来伤害将严重影响人们的健康生活，需要引起社会和个人的重视，进而采取有效的预防和干预措施减少伤害的发生。

道路交通伤害

据世界卫生组织统计，每年全球大约有135万人的生命因道路交通事故而终止，还有2000万～5000万人遭受到非致死性伤害，甚至导致残疾。全球道路死亡中有93%发生在低收入和中等收入国家，而这些国家的车辆不足全世界总量的60%。

道路交通伤害给个人、家庭和整个国家都带来较大的经济损失，这些损失不仅包括死伤者的治疗费用，也包括死者、因伤残疾者及需要占用工作或学习时间照顾伤者的家人所造成的损失，这些损失占大多数国家国内生产总值的 3%。行人、骑自行车者、两轮和三轮机动车及乘坐者统称为"弱势道路使用者"，他们占全球道路交通死亡人数的一半，而且低收入国家的弱势道路使用者的死亡比例高于高收入国家。同时，道路交通伤害还是 5 ～ 29 岁人群意外伤害的主要死因。从年龄很小起，男性就比女性更可能卷入道路交通事故，全球道路交通死亡者中，约 3/4 为 25 岁以下的年轻男性，他们死于道路交通事故的可能性约为年轻女性的 3 倍。

道路交通伤害的发生是人、车、环境三者交互作用的结果，因此影响道路交通安全的风险因素便也来自这三方面，具体如下。

超速

车辆行驶平均速度每提高 1%，致命的碰撞风险就会增加 4%，导致伤害的事故风险会增加 3%。随着速度提高，遭到车头撞击的行人死亡风险也会大大上升。例如，从 50km/h 提高到 65km/h，碰撞中行人死亡风险会升高 3.5 倍，同时车内乘客的死亡风险也会达到 85%。

在酒精（乙醇）和其他精神活性物质影响下驾驶

当驾驶员血液酒精浓度很低时即可产生道路交通碰撞风险，而当血液酒精浓度 ≥ 0.04g/dl 时，风险将显著增加。如果药驾，发生道路交通碰撞事故的风险增加程度与所用精神活性物质有关。例如，使用苯丙胺者发生致命碰撞的风险约为未使用该药者的 5 倍。

不使用摩托车头盔、安全带和儿童约束装置

正确使用头盔可使致命伤风险降低 42%，头部受伤风险降低 69%。系上安全带可使驾驶员和前座乘员的死亡风险降低 45% ～ 50%，后座乘员死亡和重伤的风险降低 25%。使用儿童约束装置可使死亡率降低 60%。

分心驾驶

开车使用手机的驾驶员发生碰撞的风险将增大 3 倍。驾驶时使用手机会使驾驶员反应变慢(主要影响刹车反应, 也会影响对交通信号的反应)，难以保持在正确车道内行驶，且难以保持正确的跟车距离。同时，使用免提电话并不会比手持电话安全，发短信更会使碰撞风险进一步增大。

不安全的车辆

安全的车辆在避免碰撞和减少重伤可能性方面可以发挥关键作用。目前已经有一些关于道路安全的法规规定了适用于各国的车辆制造和生产标准，这将有可能挽救更多生命。

不安全的道路基础设施

道路设计可能对安全性有显著影响。便道、自行车道、人行横道及其他减缓车速的实施措施在减少这些道路使用者受伤风险方面发挥着关键作用。

当上述风险存在时，恶劣天气的发生将会进一步增大道路交通事故发生的概率，成为道路交通事故发生的重要诱因。据统计，60% 以上的交通事故是由恶劣天气引起的。气象条件对道路交通的影响表现在很多方面，可以通过影响车流量、车速、道路状况及人的精神心理状态、视觉、反应时间等对道路交通事故的发生及其严重程度产生影响（图 5.3）。

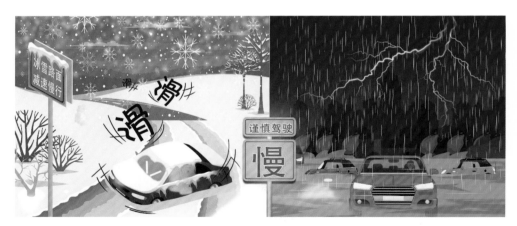

图 5.3 恶劣天气下的道路交通

跌倒

25% 的致命性跌倒发生在高收入国家，约 60% 的跌落死亡发生在欧洲和西太平洋地区。跌倒主要的影响人群是老年人，全球每年有 30 多万人死于跌倒，其中超过一半为 60 岁以上的老年人。

跌倒是我国老年人伤害死亡的首要原因。跌倒发生后，往往会导致骨折等严重并发症，它不仅会使老年人长期卧病在床，生活不能自理，生活质量下降，导致严重的心理障碍，而且会给家庭带来沉重的经济负担。65 岁以上老年人平均每 10 人中就有 3 ～ 4 人有过跌倒的经历，平均每 10 次跌倒中就会有 1 次造成严重伤害，并且跌倒发生率随着年龄的增长而升高。老年女性跌倒风险是老年男性的 2 倍，且老年人骨折中的 90% 与跌倒有关。

老年人发生跌倒的风险因素主要来自个人和周边环境，具体如下。

生理因素

随着年龄增长，人体的生理功能在逐渐退化，进而增加了老年人跌倒的风险。首先，由于平衡功能、感觉系统、中枢神经系统及视力的减退，老年人感官迟钝，反应变慢。其次，骨骼肌肉系统结构异常或功能退化，也使得老年人步态不稳和肌肉功能失常。此外，还包括腰椎的劳损蜕变使脊柱对下肢的新陈代谢能力下降、足部退行性疾病可能提供错误的下肢本体感觉信息，以及骨质疏松等增加的骨折风险。

疾病因素

老年人健康状况逐渐下降，疾病及其伴随症状会使跌伤的危险进一步增加。老年人多患有白内障、青光眼等眼部疾病，视力相对较弱。患有神经系统疾病、心脑血管疾病的老年人可能由于动脉供血不足而发生短暂性大脑缺氧，从而出现意识障碍。

药物因素

部分老年人患有慢性病，长期服用药物也增加了跌倒的风险。降压药服用过量会出现"降压供血不良综合征"，降血糖药服用不当会出现低血糖，长期服用催眠药会出现头晕，镇静催眠药、抗焦虑药、扩血管药可以影响患者的精神、视觉、步态和平衡功能等，进而增加了老年人跌倒的概率。

心理因素

沮丧、抑郁、焦虑及不佳的心理状态均对跌倒有一定影响。

环境因素

昏暗的灯光，湿滑、不平坦的道路，步行途中的障碍物，家具高度和摆放位置不恰当，楼梯台阶不醒目，楼梯和卫生间没有扶手，不合适的鞋和行走辅助工具均与老年人跌倒有关。

社会因素

老年人受教育程度、收入水平、享受卫生保健服务水平、卫生服务途径、室外环境安全设计，以及老年人是否独居、与社会交往和联系程度等都会影响老年人跌倒的发生概率。

当出现雨雪天气道路湿滑、寒冷天气路面结冰、大风、高温、高湿等恶劣天气时，老年人跌倒的风险也将进一步增大（图5.4）。

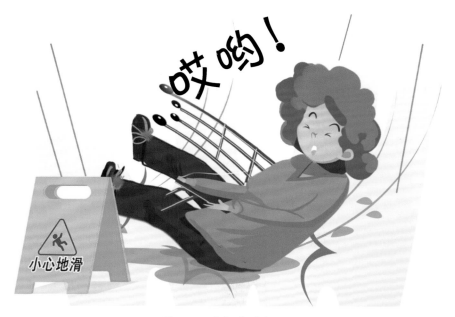

图 5.4　老年人跌倒

溺水

溺水是我国 1 ～ 14 岁儿童意外伤害第一位的死亡原因。常见的溺水高
发场景：野外或非正规场所游泳、水边活动时家长看护不利、水中活动时肌
肉痉挛、非法捕鱼或打捞物品等。夏季是儿童溺水伤亡的高发时段，水面温
度低、风力大、龙卷风等灾害性天气会增加溺水发生风险（图 5.5）。

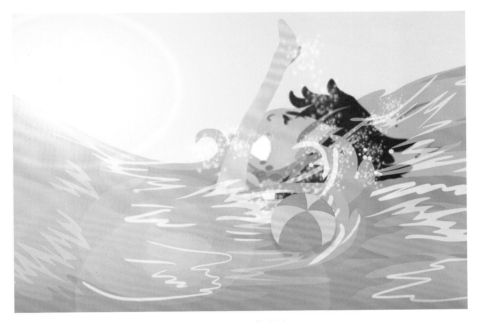

图 5.5　儿童溺水

动物伤

猫、犬咬伤是常见的动物伤，患者被咬伤后局部出现咬伤瘀点，周围红
肿疼痛，甚至烦躁、怕风、恐水、畏光、痉挛、抽搐，重至瘫痪或危及生命
的一种伤害类疾病。猫、犬是与人类最为亲密的动物，许多人们喜欢将其养
为宠物或用于看家护院，进而也增加了猫、犬伤人的可能性。同时猫、犬咬
伤也是对气象极其敏感的一种伤害类疾病（图 5.6）。

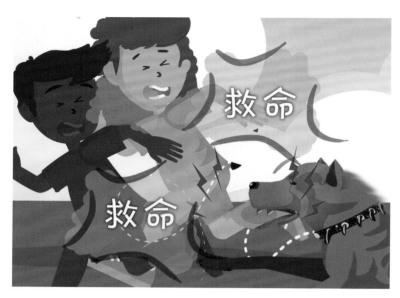

图 5.6　犬咬伤

第6章

哪些天气会伤害到我们

　　恶劣天气是道路交通事故发生的重要诱因。气象条件通过改变路面物理性质、驾驶员观察视线、车辆自身性能等影响道路交通安全，其中，可产生影响的主要天气包括雾、降雨、降雪、结冰、高温、大风等。不同气象条件对交通的影响程度和作用机制也有所不同。

恶劣天气影响出行，可能危及生命

雾

在所有不利气象条件中，大雾对高速公路运行所产生的危害最大，被称为"第一马路杀手"。尤其是团雾，它造成人的视力范围只有数十米到几百米，团雾外视线良好，团雾内四顾朦胧。驶入团雾中，就像是飞机进入了云层，能见度瞬间降低。

雾对交通伤害的影响到底有多大，我们用几条数据来回答！在我国，近年来高速公路上出现的死伤 3 人以上的交通事故中，1/3 与大雾有关。在美国，1975 年由大雾引发了世界上非常严重的一起道路交通事故，300 多辆车连环相撞、死伤 1000 多人。在法国，1986 年有 1200 起因雾引起的交通事故（不含市区内），造成 182 人死亡，175 人受伤，1352 人轻伤，虽然高速公路上因雾产生的事故率仅为该年的 4%，但死亡率却高达 7% ～ 8%。

那么，雾又是怎样影响交通的呢？首先，大雾天气使行车途中能见度下降。由于雾使光线发生散射，驾驶员看物体的亮度有所降低，从而影响观测视线，致使驾驶员对车距、车速估计不足，对交通标志、路面设施和行人识别产生困难（图 6.1）。同时，雾气朦胧也容易给驾驶员心理造成紧张感。有研究表明，70% 左右的驾驶员在进入雾区时心理过度紧张，85% 的驾驶员在雾天开车感到疲劳，87.5% 的驾驶员驾驶姿势会发生变化，一有意外，容易惊慌失措而引发交通事故。此外，由于雾水与积灰、尘土混合，导致轮胎与路面的附着系数减小，特别是在高原及北方的冬季，雾会在道路表面形成薄冰，轮胎附着系数明显下降，从而发生制动距离延长、行驶打滑、制动跑偏等险象。

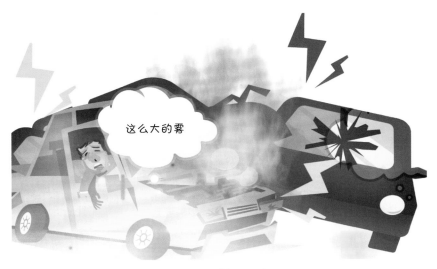

这么大的雾

图 6.1　"雾"必小心

降雨

　　降雨天气是影响公路路况最频繁的气象因素。英国所有公路致伤事故中，由制动引起的约占 20%，其中多数事故发生在雨天。

　　降雨对交通的影响表现在四个方面。一是降雨可以引起路面湿滑，使得路面摩擦系数减小到干燥路面的一半以下，车轮容易打滑。在干燥路面上，车辆加速，附着系数几乎没有变化，而在潮湿路面上，摩擦系数随速度增加而迅速减小，从而导致汽车制动距离逐渐增大，增加了司机掌控车辆运行的难度，极其容易发生车辆侧滑和控制失灵。二是降雨使周围环境的能见度降低，司机视物模糊，导致驾驶失误。三是较大降雨发生时，因轮胎与路面间的积水不能排除水的阻力，使得轮胎上浮，严重时将影响车辆的制动性能，增加事故发生的可能性。四是在冰雹天气下行驶不仅影响驾驶员视线，还会对车辆自身造成损伤如砸破挡风玻璃等，特大冰雹还可能改变路面状态，破坏轮胎与路面的正常接触（图 6.2）。

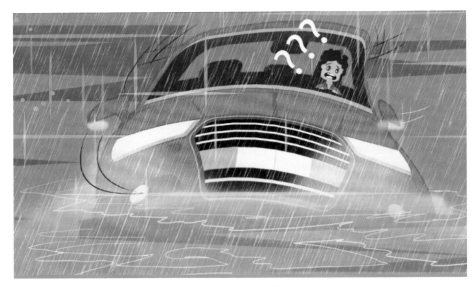

图 6.2　"风雨无情"要谨慎

降雪、结冰

雪对公路路况的破坏是气象条件中最为明显的。冬季降雪天气中，50%以上的交通事故直接或间接与降雪天气有关。

冰雪天气下，路面状态恶化，轮胎与道路的附着系数减小，这时的路面比晴天和雨天更滑，驾驶车辆在因冰雪而打滑的路面上行驶，车轮各部分作用力稍不平衡即可造成整车失去平衡，导致侧滑、失控。尤其是在加速、转弯或紧急制动时，更应该特别小心，因为这时候车辆极易发生侧滑、空转等现象（图 6.3）。另外，降雪与降雨一样，漫天飞舞的大雪同样也会使能见度降低，影响驾驶员视线，增加事故发生的可能性。

当雪后天晴时，由于积雪对阳光的强烈反射作用，会产生眩光，即雪盲现象，也会使驾驶员视物能力受到影响，这也是行车的潜在危险。

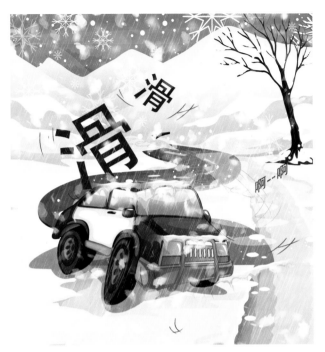

图 6.3　雪天开车要小心，不要被雪景"迷惑"

高温

高温天气下车辆自身的故障率明显上升，可能发生汽车发动机混合自燃、自爆等现象，从而引发重大的交通事故。同时受吸热、摩擦及汽车尾气等的影响，高速公路路面温度比气温高得多，有时高达六七十摄氏度以上，汽车轮胎因此受热，胎内气压升高，长途行驶极易引起爆胎。另外，高温直接影响司机的生理和精神状态，无空调车更易使人疲劳，注意力不集中甚至中暑（图6.4）。并且，高温天气还会导致路面变形、膨胀扭曲，极易引起交通事故。

夏季是交通事故的多发季节。根据医疗部门的有关统计，高温闷热天气时车祸急救量大概是平时的2倍。这主要是因为天气闷热容易让人产生疲劳，心理急躁，注意力下降，反应比平时慢，容易发生撞车或追尾事故。

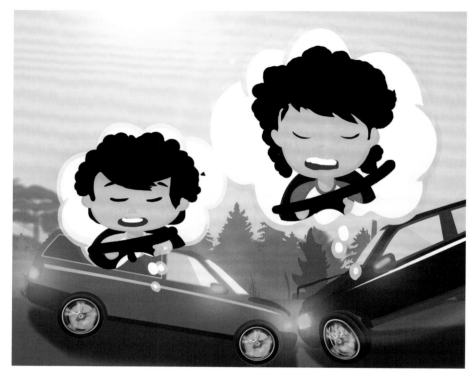

图 6.4　高温下开车切莫会"周公"

大风

大风易使路边树木、电线杆类等折断而阻塞交通；易使塑料薄膜类、草类、丝状物类等飘移到路面上引起车辆打滑、失控；易产生扬尘、扬沙等现象，影响行车视线（图 6.5）。在植被覆盖率较低的地区，尤其是春、冬两季，

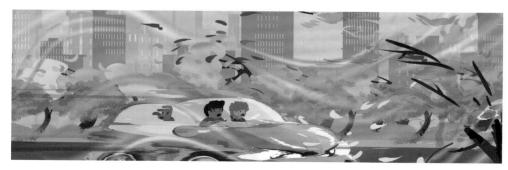

图 6.5　"风起云涌"时开车要当心

大风往往会导致沙尘天气出现频繁，强度大，影响范围广，严重影响公路交通安全。此外，大风对于车辆行驶阻力、能耗、抗侧向倾翻及抗滑移性能都有很大影响，特别是侧向大风对厢式货车的行驶影响尤甚。

2　寒冷冬季，当心跌倒

冬季是老年人最容易跌倒摔伤的季节。老年人骨折的发生率在冬季比其他季节要高出 24%。这主要有两方面的原因：一是天气渐冷，大风和雨雪天气常现，老年人外出容易被大风吹得重心失衡，或者由于地面湿滑而导致摔倒；二是冬季老年人衣着比较厚，行动不太方便，天气寒冷容易导致肢体僵硬，活动反应能力下降，这也增加了摔倒的风险（图 6.6）。

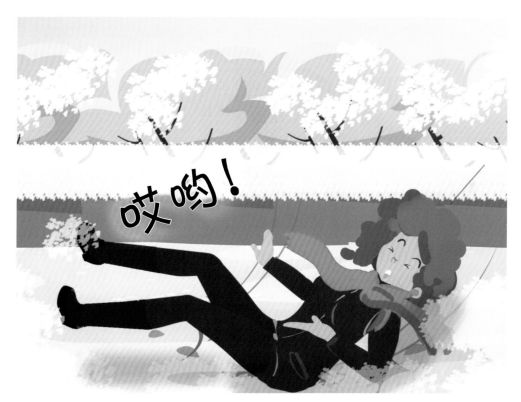

图 6.6　老年人冬季出行谨防摔倒

夏季到了，室外游泳要避开低温和风浪

　　夏季到了，人们为了躲避酷暑高温，不同年龄段的人都喜欢选择水上运动，这也无形中增加了溺水发生的风险。溺水的发生除了与人为因素和场地因素有关，还与气象环境有很大关系。例如，水温过低可能导致在游泳过程中突然发生肌肉痉挛、浑身发冷等现象，从而引发溺水。此外，游泳中突遇风浪也有可能发生溺水。下面具体讲解气象环境如何作用于水温和风浪。

气温和水温

　　过低的水温会使身体热量快速散发，容易引起肌肉痉挛，从而带来安全隐患。如果人裸体处在 28～32℃的环境温度中，机体的产热不发生变化，只是通过血管的运动调节散热就可以维持体温的平衡，这一温度范围称为适宜温度区。当环境温度低于这一范围时，只通过血管收缩抑制散热已经不能保持体温的恒定，这就要通过体内化学调节增加产热。当环境温度非常低时，即使机体增加产热也不能够维持体温，即达到了机体适应环境温度的下限。

　　据研究，人体在 19.4℃左右的水中浸泡 20 分钟，体表温度就会与水温非常接近；浸泡 2 小时左右，体内热量亏损即可达到极值。当体内温度降到 35℃以下时，人体即为低温症状态，表现为皮肤苍白、四肢冰冷、颤抖、言语含糊不清、脉搏变慢、失去意识等。患者进入失温状态后，可能在数小时内死亡。事实上，在低温症状态出现以前，四肢就会由持续的温度降低而导致关节和肌肉僵硬及颤抖，从而降低运动活力，并导致溺水冷休克或身亡。这种冷休克反应包括呼吸反应——短时间强迫性急促呼吸，其结果是削弱憋气能力，导致吸入水而溺水；心脏血管反应——人体表层血管突然收缩，心率加快，血压骤升，这些因素可能导致心血管疾病，如心脏病等的发作。即使能克服冷休克侥幸存活，人的游泳能力也会大大削弱。在相对水温较低的国家，许多溺水身亡者的位置都距离安全地带不远。在英国天然水体中，55% 的溺水死亡者距离安全地带 3 米，42% 的溺水死亡者距离安全地带 2 米。据 1991 ～ 2001 年加拿大的资料显示，由于翻船而溺水身亡者中，41% 距离岸边在 10 米以内，22% 距离岸边 10 ～ 15 米。因此，在冷水中"会游泳是有用的，但仅仅给你以心理上的激励"。

空气的温度与水温并不成绝对的正比关系。水温变化有滞后的效应，也就是说水温的升降幅度不如气温明显，今天的水温很大程度上是由昨天乃至前天的气温决定的。一般情况下，当天的气温与水温相差 10℃左右，不能拿当天的气温代表水温。水温 21 ～ 27℃是合适的游泳温度；28 ～ 32℃是最佳的游泳温度；17 ～ 21℃是人体仅可以短时间耐受的寒冷温度，低于 17℃时已经不适合与水密切接触。而南方人与北方人、成人与儿童之间约有 5℃的耐受低温差异。

大风和风浪

风与浪是海滨浴场造成溺水而致人身伤亡和伤害事故的重要因素之一。风及风形成的沿岸流会把漂浮在器械上或正在游泳的人拽离出发地或驱向深水区，使他们很难返回。而且当风与低温结合时，身体损失热量的速度加快，气温 20℃时，大于 5m/s 的风速就会使人感到寒冷；在气温 10℃时，大于 10m/s 的风速会使人感到极度寒冷，并可能出现低温症（图 6.7）。

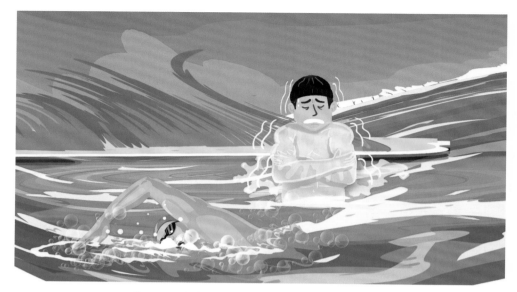

图 6.7　低温和大风天气户外游泳应谨防溺水

4　闷热的天气里猫、犬也会烦躁

　　猫、犬伤人的原因复杂，包括动物自身情绪与身体状态（保护幼崽、护食、发情等），自然因素的外界刺激（风雨、雷暴等）和人类行为（过分激惹、挑逗等），闷热的气象环境将在上述原因的基础之上"添油加醋"，会进一步激怒它们（图 6.8）。

　　猫、犬伤人与气象要素的关系主要是基于天气、气候对动物舒适性的影响，进而影响情绪控制。气温、湿度等要素通过影响动物体感温度而起间接作用。日照时间长、气温高、气压低、湿度大的气象要素组合下的闷热天是猫、犬伤人风险最大的时候。

气温

　　犬伤人次数与气温的关系最为密切，日均犬伤人次数与日平均气温呈明

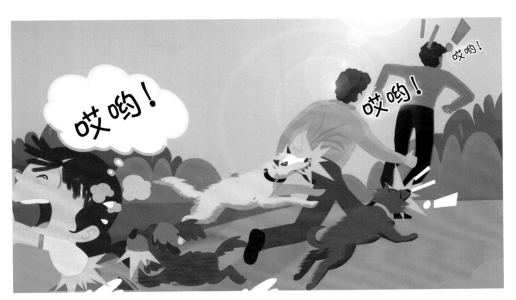

图 6.8　闷热天气谨防猫、犬咬伤

显的线性相关，日平均气温越高，日均犬伤人次数越多；犬伤人总次数在 2～20℃时随气温上升而缓慢波动上升，20～28℃时总次数较多，25℃时达到峰值，高于 28℃和低于 -4℃时犬伤人事件发生较少。从季节分布上也能发现，犬伤人次数夏季（6～8 月）最高，春季（3～5 月）和秋季（9～11 月）次之，冬季（12～次年 2 月）最低。12 月至次年 4 月犬伤人次数基本保持在较低水平，4～7 月明显上升，7 月后开始缓慢下降。

　　温度对猫伤人的影响较小，可能是因为犬与猫的散热方式不同，犬的汗腺分布在舌头上，天气炎热时通过舌头散热，而猫的汗腺在皮肤上分布较少，主要分布在脚爪的肉垫上，天气炎热时猫会将肉垫紧贴地面来降温，且在高温时猫的活动量减少，降低了伤人的概率。

湿度

　　湿度对猫、犬伤人（咬伤 / 抓伤）有一定影响。与犬类似，猫的皮肤汗腺不发达，也是通过皮肤热辐射和呼吸、蒸发散热。猫伤人与湿度的正相关关系除了由于高湿造成体感温度增加外，猫本身对湿度也很敏感，如湿度增大会使跳蚤等寄生虫活跃，从而造成猫的不适。夏季气温高，犬类皮肤的辐射散热作用减弱，较高湿度会阻碍汗液蒸发带走热量，从而易冲动发怒而伤人。

日照

日照时间的长短对猫、犬伤人都会产生影响。动物对光照比人更敏感，而猫比犬对光照又更加敏感，日照时间与温度有很强的相关性，日照时间长通常伴随温度升高，猫、犬伤人发生的可能性增加。并且日照时间长，说明天气状况较好，人类会增加在户外的活动，猫、犬的活动空间也随之增大，这可能也是引起猫、犬伤人概率增大的原因。

💡 小贴士 ｜ 高速公路交通气象条件等级（表 6.1 ～ 表 6.4）

表 6.1　雾对高速公路影响的等级

等级	划分标准	对高速公路交通运行的影响
1	大雾（200m＜能见度≤500m）	稍有影响
2	浓雾（100m＜能见度≤200m）	有一定影响
3	强浓雾（50m＜能见度≤100m）	有较大影响
4	特强浓雾（能见度≤50m）	有严重影响

表 6.2　降雨对高速公路影响的等级

等级	划分标准	对高速公路交通运行的影响
1	10mm≤每小时降雨量＜15mm	稍有影响
2	15mm≤每小时降雨量＜30mm	有一定影响
3	30mm≤每小时降雨量＜50mm	有较大影响
4	50mm≤每小时降雨量	有严重影响

表 6.3　降雪对高速公路影响的等级

等级	划分标准	对高速公路交通运行的影响
1	小雪或雨夹雪	稍有影响
2	中雪	有一定影响
3	大雪	有较大影响
4	暴雪	有严重影响

表 6.4　风力对高速公路影响的等级

等级	划分标准	对高速公路交通运行的影响
1	平均风力 5～6 级（8.0～13.8m/s）	稍有影响
2	平均风力 7 级（13.9～17.1m/s）	有一定影响
3	平均风力 8 级（17.2～20.7m/s）	有较大影响
4	平均风力 9 级及以上（≥20.8m/s）	有严重影响

第 7 章

你不能左右天气，但能够管好自己

小心才能驶得"万年船"

做文明驾驶员

遵守交通规则

交通法规是每个驾驶员行车必须要遵守的准则。很多事故的发生都是由于驾驶员不清楚、不了解交通法规，甚至有时故意违反交通规则而造成的。例如，在高速公路上由于错过出口而选择掉头行驶、超速行驶、走应急车道、酒后驾车等。

良好的驾驶习惯

良好的驾驶习惯是安全行车的保障，包括保持有效行车距离、不随意变更车道、转弯变道提前打转向灯、会车主动切换近光灯、礼让斑马线、右转车道礼让行人等。一些不好的驾驶习惯如开车抽烟、打电话、聊天等会分散开车人的注意力，遇到突发紧急情况来不及反应。此外，变道不打转向灯、强行变道、强行超车、疲劳驾驶、城市内驾驶打远光灯等也都是驾驶员的陋习，容易引起交通事故（图7.1）。

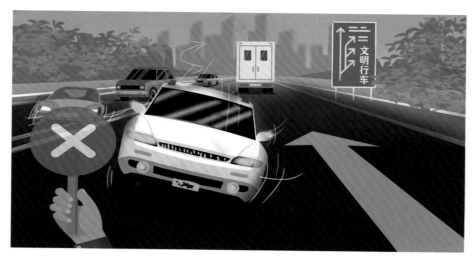

图 7.1 　做文明驾驶员

良好的应急处置能力

良好的应急处置能力可以减少事故的发生或者减轻事故所带来的伤害。很多驾驶员往往会在紧要关头不知所措，乱打方向盘，从而造成不可估量的后果。

良好的驾驶心态

驾驶员开车要有耐心，对熄火或因其他原因而停下来的车辆，不要狂按喇叭催促，换位思考，相互体谅。切记不要为了斗气，故意加速超车，强行变道，否则会有很大的安全隐患，容易引起不必要的安全事故。

交通规则行人要遵守

行人作为道路伤害的弱势群体，必须学会自我防护，尽量避免因个人原因造成的交通事故（图 7.2）。除了走人行横道、遵守红绿灯交通规则外，还要注意避让车辆，不要在车辆邻近时突然横穿马路，不要翻越护栏，更不要穿越铁道护栏或与火车争道抢行，绝对不准在道路上扒车、追车、强行拦车和抛物击车。过马路时要集中注意力，不要边走边看手机、打电话，不在马路上追跑、打闹。

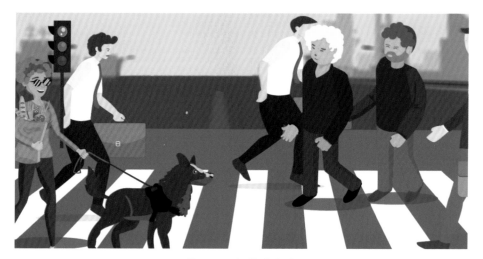

图 7.2　文明过马路

在恶劣天气中行驶的注意事项

雾天行车"慢"字当先

车速和可视距离不可小觑。大雾天气下，能见度较低，所以要放慢车速，严格遵守交通规则限速行驶，千万不可开快车。可视距离越短，车速必须越慢。当无法分辨车距时，千万不要猛踩刹车，尽量提前判断，连续轻踩刹车，逐渐放慢车速。

合理使用大灯和雾灯，雾很浓时可打开双闪灯行进（图7.3）。但是雾天千万不要开远光灯，远光灯很容易遮住雾灯而进入其他驾驶者的视线中，造成其他驾驶者视线受阻，车前白茫茫一片，开车时反而什么都看不见了。

图 7.3　雾天行驶打开雾灯、放慢车速

勤按车喇叭，表明自己的位置。喇叭声在空气中的穿透力很强，声音代表前方有车，而且也可以提醒路上的行人，注意避让。

牢记"双车道走内侧，三条车道走中间"的原则。雾天能见度较低，道路两边如果出现什么情况，走外侧车道驾驶员容易反应不及，从而造成事故。

及时清理车窗上的气雾，必要时开启车窗，临时开冷风或暖风除雾，或者使用毛巾擦除。最好的方法是在驾驶前提前开冷风或暖风进行除雾。

雨中行车"稳"字当头

暴风雨天气，路面湿滑，摩擦系数降低，行车时一定要减慢车速，随时保持与前后车辆的距离，提前做好采取各种应急措施的心理准备。雨天特别是暴雨天会严重影响驾驶员视线，所以雨天开车除了要谨慎驾驶、保证车辆机械正常工作外，还要保持良好的行车视线。当能见度小于 100 米时，应开启近光灯、示廓灯、前后位灯和危险报警闪光灯，车速不得超过每小时 40 千米，与同车道前车保持 50 米以上的距离；当能见度小于 50 米时，则应开启近光灯、示廓灯、前后位灯和危险报警闪光灯，并马上找安全处掩避，不得强行驾驶。

此外，紧急情况不可大力刹车，以免发生侧翻。雨天行车时若遇到前方有突发事件，应采取点刹制动或顺序降挡的方式来控制车速，切不可大力刹车或急打方向盘，这样会增加车辆发生侧滑的危险。同时，雨水与轮胎之间形成的水膜会使汽车的制动性能降低，同样容易产生侧滑（图 7.4）。

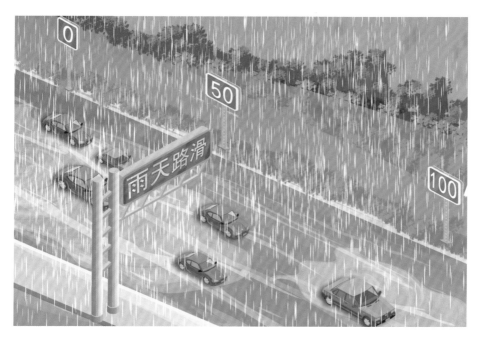

图 7.4　雨天行驶保持车距、减速慢行

雪天行车"谨慎"放心间

驾驶员若在雪天长时间地驾驶汽车，最好佩戴有色眼镜来避免眩目，减少由视物不清导致的行车安全隐患。傍山险路降雪结冰后一定要停车勘察，切勿冒险前行，行进中一定要安装汽车防滑链，并在通过冰雪路段后及时拆除汽车防滑链，避免对路过的道路路面和汽车轮胎造成损耗（图7.5）。当需要在冰雪路面长时间地停车时，一定要选择适当地点并在轮胎下面垫上木板、树枝及柴草等，以防止车辆侧滑。

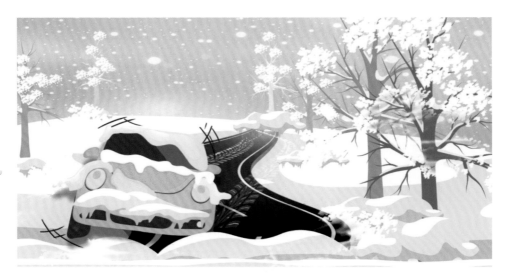

图 7.5　雪天行驶应安装防滑链，停车需小心

使用气压制动的车辆一定要提前做好防冰处理，尤其是出气筒控制阀与制动管路等汽车部位，一旦结冰就会出现汽车制动失效的情况。双轮驱动车辆若在行驶途中出现轮胎损坏，最好不要使用单胎来继续行驶，否则会使得汽车轮胎的附着面积不一致而导致车辆侧滑。

远离跌倒，笑做"不倒翁"

预防跌倒

加强运动锻炼，降低跌倒及骨折的风险

随着年龄的增加，老年人的身体功能衰退，平衡能力下降，肌肉力量减弱，韧带及关节的坚固度也在下降。科学运动锻炼对于提高老年人平衡能力，保持或增加肌肉力量，增强骨骼关节及韧带的坚固度，减缓因衰老引起的关节僵硬等都有积极作用，并且老年人的锻炼强度应因人而异，量力而行，循序渐进。

老年人应尽量保持身体活动，尽可能增加力所能及的日常活动，减少久坐等静态行为。每周应保持至少 150 分钟的中等强度的身体活动，如散步、骑自行车、做健身操等，或根据身体情况进行适当的体育锻炼，至少有 2 天进行肌肉力量练习，如靠墙蹲马步、弹力带练习等，至少有 3 天进行增强平衡能力、柔韧性的练习，如太极拳、八段锦、平衡操、舞蹈、单脚站立等（图 7.6）。

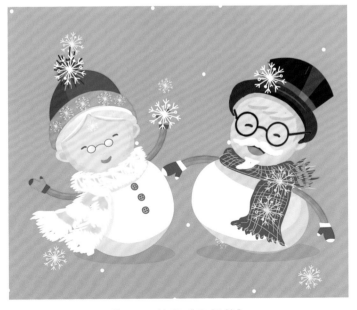

图 7.6　笑做"不倒翁"

形成良好生活习惯，避免意外跌倒

走路、起身要缓慢，慢速行走，多用扶手。饮食要均衡，多补钙，勤晒太阳也是很好的补钙方式。保持心情舒畅，多与人交流。洗浴时尽量使用防滑垫、淋浴凳、扶手等防滑物品。手杖、眼镜等常用物品随时放在伸手可及的地方。作息要规律，养成定时睡觉的习惯，白天少睡，尽量避免服用催眠药。

合理用药

老年人同时服用 4 种以上药物会显著增加跌倒的风险。服用镇静催眠药、抗过敏药、利尿剂、泻药、抗心律失常药、降压药、降糖药、抗精神病药、抗抑郁药、麻醉剂及镇痛药、抗癫痫药等，容易导致犯困、眩晕，进而引发跌倒。老年人服药应注意：①若需服多种药物，则尽量间隔服用；②定时服药，避免重复用药，自己管理药物的老年人可在药盒上进行标注以作为提醒；③用药后要减少活动，特别是 1 小时内应避免运动；④首次用某种药、调整剂量时均应减少运动；⑤不随意增加用量；⑥不服用别人给的和过期的药物。

重视防跌环境

重视居家适老化改造，防范室内跌倒

家中是老年人跌倒发生最多的地方，进行适老化的环境改造可以有效降低老年人在家中发生跌倒的概率。居家适老化改造通常包括：在楼梯、走廊等地方安置扶手；消除门槛及地面高度差；增设高度适合并带有扶手的换鞋凳；将易湿滑的地面更换成防滑地面；选用安全稳定的洗澡椅，并采用坐姿沐浴；在淋浴区和坐便器附近增设扶手；在卧室通往卫生间等的常用走廊处添加感应灯；选择高度适宜的床，并在床边设置易伸手摸到的台灯等。

恶劣天气慎出行，防范室外跌倒

雨雪、大风、低温等天气都是老年人跌倒的高发天气环境。老年人应尽

量减少外出，若必须外出，也需要做好防护，带好防跌用具，如手杖等。在自动扶梯、公交站台、台阶、菜市场等比较容易跌倒的地方，要更加小心脚下，缓慢行走，抓紧扶手。

如果跌倒怎么办

老年人跌倒后应当在确保环境安全的情况下，先通过自身感觉和轻微活动身体判断损伤程度，通过自身判断尝试能否站起来。若跌倒后损伤较为严重，应尽可能保持原有体位，向周边人求助或拨打急救电话等待救助。

对于救助人员来说，老年人跌倒后不要急着扶起，因为老年人大多骨质疏松严重，跌倒后很容易出现骨折。如果老年人摔倒后出现局部疼痛和肢体活动障碍，有可能已经发生骨折。如若将老年人匆忙扶起，可能会加重损伤，导致骨骼错位，若是伤到脊柱，甚至可能会损及脊髓。老年人跌倒后，要分情况处理。

意识清醒

如果老年人没有剧痛、肢体不能活动等情况，可能伤得不重，可以试着把他扶起来，但是动作一定要慢，也不要用蛮力。

如果老年人身上有特别疼痛的地方，或者觉得自己的身体活动有障碍，那可能是伤及骨骼或者神经，这时随意搬动可能会造成更大的损伤，应该小心处理。例如，老年人跌伤了手臂，可能发生桡骨骨折或者尺骨骨折，老年人会感到手掌发麻、手臂疼痛，骨折处还会肿胀、变形等。

如果看得到伤口，有出血，要先用干净的衣物、毛巾、手绢等进行止血包扎。

如果摔伤了脊椎，特别是颈椎，盲目搬动老年人可能会造成脊髓的损伤，轻则几个月才能恢复，重则造成瘫痪。这种情况下不可随意移动老年人，而应立即呼叫救护车，或找专业急救人员进行处理和转运。

意识不清

遇到意识不清的倒地老年人，可以先试图叫醒他，并且同时试探一下老年人的呼吸、脉搏是否存在。如果老年人的呼吸、脉搏中止，要立即开始进行心肺复苏（包括胸外按压、人工呼吸等），并且及时拨打120，呼叫救护车。

如果老年人摔倒后还有呕吐等症状，那一定要把老年人的头偏向一侧，以防止呕吐物被误吸引发窒息，也可以用手或身边的工具掏出老年人口中的呕吐物。

如果老年人摔倒后还有抽搐等问题，可以用硬物放在其上下牙齿之间，防止其咬舌，并要及时呼救，找专业人员处理，千万不要试图用蛮力固定老年人抽搐的肢体，以防止发生二次损伤。

家中的老年人如果有心脏病病史，老年人突然倒地并失去意识很可能发生了心肌梗死，这时也不应随便搬动处理，要立刻拨打急救电话，送医院进行救援。

❸　平安童年，远离溺水

夏季尤其是暑假期间，天气炎热，很多儿童喜欢选择嬉水作为消暑的最佳活动，甚至在不告知家长的情况下，和小伙伴一起去河边、水塘等不安全的地方游泳，这也进一步增加了安全隐患。造成溺水的原因也是多方面的，如监护人监管力度不够、相关部门宣传力度不够及儿童生活环境危险性大等。掌握溺水相关预防知识和救助技能，能够有效预防溺水，确保儿童平安快乐地在水中玩耍。

溺水识别

游泳者出现以下症状时，要警惕可能溺水（图 7.7）。

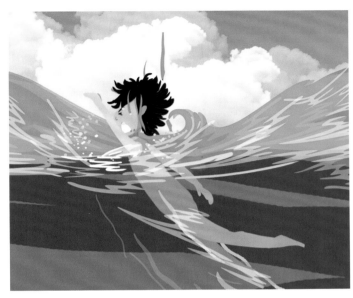

图 7.7　溺水识别很关键

✓ 溺水者不能呼救。在溺水时，溺水者嘴巴会交替没入水中再浮出水面，中间过程会遭遇呛水，并没有时间呼气和吸气，更无法进行呼救。

✓ 溺水者无法挥手求救。溺水者会本能地将双臂伸到两侧，向下压，全身奋力向上，好让嘴巴浮出水面，小孩则可能将手臂向前伸。总之，溺水者无法划水朝救援者移动或把手伸向救援设备。

✓ 溺水者在水中是直立的，没有踢腿的动作，他们只能挣扎 20 ～ 30 秒，之后就会沉下去。

✓ 溺水者通常眼神呆滞，无法专注或闭上眼睛，头发可能盖在额头或眼睛上。

✓ 溺水者有可能头在水中，嘴巴在水面上；可能头后仰，嘴巴张开。小孩的头则可能前倾，小孩在戏水时会发出很多声音，当发现孩子安静无声时，要提高警惕。

✓ 溺水最重要的迹象是看起来不像溺水，他们看起来可能只是在抬头看天空、岸边、泳池边或码头。这个时候要及时跟他说话并观察对方眼神是否涣散。

正确预防和处理肌肉痉挛

在水温过低或室外温度过低的情况下游泳极易引发肌肉痉挛，从而导致溺水的发生。除环境因素外，游泳前准备活动不足、水中停留时间过长、在过度疲劳状态下游泳都有可能引起肌肉痉挛（图7.8）。当发生肌肉痉挛时，要学会采用正确的方式进行处理。

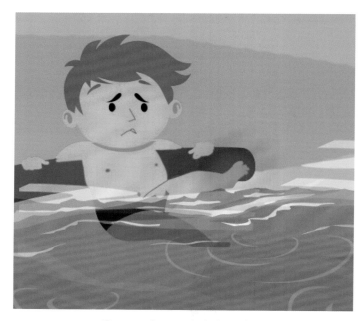

图 7.8　水下肌肉痉挛很危险

✓　游泳中发生肌肉痉挛时务必保持镇静，否则会呛水致使肌肉痉挛加剧。

✓　发生肌肉痉挛时应大声呼救并与前来救援的人主动配合，绝不能紧抱救援者不放而导致双双发生险情。

✓　游泳时发生肌肉痉挛应主动进行自救，身体放松，根据痉挛的不同部位，采用反向牵拉法，当痉挛的肌肉被牵拉伸长到一定程度后一般可解除痉挛。肌肉痉挛缓解后不要再继续游泳，应立即上岸及时擦干身体后休息，注意保暖，对仍觉得疼痛的部位可做适当的按摩进一步缓解。

科学预防儿童溺水

"有效看护"要做到

缺少有效看护是造成儿童溺水的主要原因之一。要成为防溺水的合格家长，必须做到以下几点。

家长应做到言传身教，教授学龄儿童基本的游泳和水上安全技能，带儿童去安全的场所游泳或戏水，划船时为孩子佩戴安全装备，从小培养儿童防溺水的知识和意识。另外，还应叮嘱孩子，如果发现他人溺水，绝不能擅自下水救人，应积极呼救。

当儿童在水中或者水周围时，无论是在泳池中、澡盆里，还是在开放性的浴场中，家长都应专心看护儿童，不要分心做其他事情。因为溺水发生的过程十分迅速，并且随时可能发生，一旦发生，就可能会致命。家长要与孩子保持一臂之内的距离，这样在发生危险的时候能够"伸手可及"。此外，家长不能将低龄儿童单独留在卫生间、浴室，或者泳池、开放的水源边。

儿童自救能力要提高

当发生溺水时，溺水者首先应保持镇静，千万不要手脚乱蹬，这样人体在水中就不会失去平衡，而且会节省体力，身体也不会下沉得很快。

除呼救外，落水后应立即屏住呼吸，踢掉鞋子，放松肢体，当感觉开始上浮时，尽可能地保持仰立，使头部后仰，使鼻部可露出水面呼吸，千万不要试图将整个头部伸出水面。

当救助者出现时，落水者绝不可惊慌失措地去抓、抱救助者的手、腿、腰等部位，一定要听从救助者的指挥，让救助者带着游上岸。

科学施救很重要

儿童遇到有人溺水时，不能慌张，第一时间大声呼救，并拨打 110 报警，千万不能直接跳下水施救。如果有多个同伴在场，要派出一人去寻求大人帮助。

救助者可以寻找身边的漂浮物抛向溺水者，如救生圈、木板、泡沫、竹竿、树枝等，同时趴在地上降低重心，以免被溺水者拉入水中，切记不能直接将手伸给溺水者，或手拉手以"人链"方法救援。

自觉做到"二要、八不要"

二要

游泳要有大人陪同，在大人视线范围内游泳。

下水游泳要带安全浮具。

八不要（图 7.9）

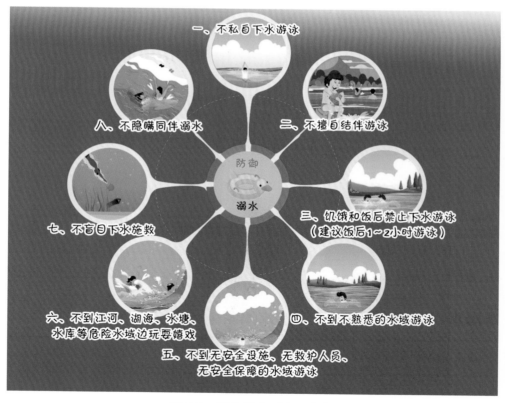

图 7.9   预防溺水"八不要"

不私自下水游泳。

不擅自结伴游泳。

饥饿和饭后禁止下水游泳（建议饭后 1 ～ 2 小时游泳）。

不到不熟悉的水域游泳。

不到无安全设施、无救护人员、无安全保障的水域游泳。

不到江河、湖海、水塘、水库等危险水域边玩耍嬉戏。

不盲目下水施救。

不隐瞒同伴溺水。

 猫、犬虽好，可不要太亲密

每当春夏季节气温升高时，或者在动物交配期，宠物猫、犬情绪变化大，容易激怒，一不小心就会出现攻击行为。再加上人们穿衣单薄，被宠物咬伤、抓伤后伤情也会相对严重。如不注意防护，即便是宠物熟悉的人也会受到攻击。此外，随着养宠物的人越来越多，流浪猫、流浪犬也在日渐增多。因此，我们在外出时要加强防护，以防被动物意外伤到。

如何防止被猫、犬咬伤或抓伤

一是尽量避免与猫、犬近距离密切接触，尤其是流浪猫和流浪犬，不要因为喜欢动物就收养来历不明的流浪猫、流浪犬等动物。

二是家有宠物的人，与宠物在一起时，尽量穿长裤，不要穿短裤、短裙，避免不小心被抓伤、划伤皮肤。

三是尽量不要到养犬的人家里去，因为犬有欺生的习惯，尤其个别人因害怕，一见到犬就跑，这样会更危险。

四是儿童被猫、犬咬伤或抓伤的机会更多。主要原因：一是这个年龄段孩子的认知发育还不完善，他们无法判断情境是否安全。二是儿童的体型小，自我保护能力较弱，被猫、犬咬伤和抓伤的机会多，而且容易咬伤头面部、颈部等要害部位，也给狂犬病的发生带来隐患。因此家长要告诉孩子，被猫、犬咬伤或抓伤后要及时告诉家长，不能耽误接种疫苗的时机。

万一被咬伤怎么办

一旦被猫、犬咬伤或抓伤，应立即处理伤口，进行消毒，并及时接种狂犬病疫苗。如果伤情严重，还要在伤口周围的肌肉内浸润注射狂犬病免疫球蛋白，以中和狂犬病毒（图7.10）。

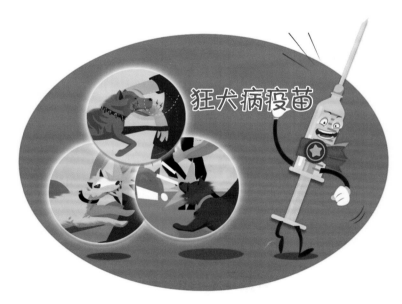

图 7.10　"狂犬病疫苗"不能少

💡 小贴士 ┃ 驾驶员的"十要、十不要"

一要自觉遵守交通法规，不开违章车；

二要经常做好车辆保养，不开带病车；

三要注意劳逸结合，不开疲劳车；

你不能左右天气，但能够管好自己

四要做到安全装载，不开超载车；

五要按规定车道行驶，不开急躁车；

六要做到文明礼让，不开赌气车；

七要按照规定车速，不开英雄车；

八要超车注意迎面来车，不开莽撞车；

九要掌握行车规律，不开盲目车；

十要以检车预防为主，不开冒险车。

参 考 文 献

卞光辉，袁成松，周曾奎，等，2010. 高速公路交通气象条件等级（QX/T111—2010）. 北京：气象出版社.

陈天娇，季成叶，星一，等，2007. 中国18省市中学生溺水相关危险行为现状分析. 中国公共卫生，23（2）：129-131.

丁志宏，杜书然，王明鑫，2018. 我国城市老年人跌倒状况及其影响因素研究. 人口与发展，24（4）：120-128.

阚海东，姜宜萱，陈仁杰，2018. 气象因素与人群健康研究的前沿进展. 山东大学学报（医学版），56（8）：7-13.

李亚丹，黄晖，杨文静，等，2016. "基因 - 脑 - 环境 - 行为"框架下创造力与精神疾病的关系及大数据背景下的研究展望. 科学通报，61（11）：1233-1249.

马盼，张志薇，褚金花，等，2014. 犬猫伤人次数与气象要素关系初步研究. 环境与健康杂志，31（1）：37-40.

施琪嘉，2013. 创伤心理学. 北京：人民卫生出版社.

孙洪运，杨金顺，李林波，等，2012. 恶劣天气事件对道路交通系统影响的研究综述. 交通信息与安全，30（6）：26-32.

王声湧，2004. 道路交通安全——全球共同关注的公共卫生问题. 中华预防医学杂志，38（3）：147-148.

Crespi B，Badcock C，2008. Psychosis and autism as diametrical disorders of the social brain. Behav Brain Sci，31（3），241-261.

Kim Y，Kim H，Honda Y，et al，2016. Suicide and ambient temperature in East Asian countries: a time-stratified case-crossover analysis. Environ Health Persp，124（1）：75-80.

Lim YH，Kim H，Kim JH，et al，2012. Air pollution and symptoms of depression in elderly adults. Environ Health Persp，120（7）：1023-1028.

Tong L，Li K，Zhou QX，2016. Season，sex and age as modifiers in the association of psychosis morbidity with air pollutants: a rising problem in a Chinese metropolis. Sci Total Environ，541：928-933.